HANS LAUBER
Ratgeber: Prof. Dr. Hubert Kolb

Schlemmen
WIE EIN DIABETIKER

mit

NATURAL FUNCTIONAL FOOD

15 natürliche Zuckersenker:
von Aloe bis Zimt
100 genußstarke Lebens-Mittel
50 saisonale Rezepte

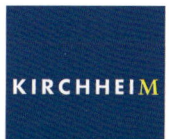

Die Autoren

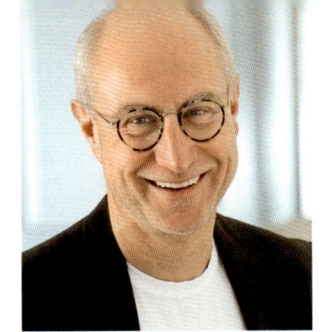
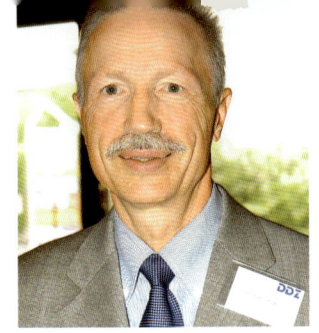

Hans Lauber

Einen manifesten Typ-2-Diabetes, den er mit Tabletten bekämpfte, hatte Hans Lauber im Jahr 1999. Als er Insulin spritzen sollte, stellte er sein Leben radikal um: Er maß regelmäßig seinen Blutzucker, aß nur noch gute Lebens-Mittel und wurde zum lustvollen Läufer. Mit Messen, Essen, Laufen besiegte er ohne Spritzen und Pillen seine Stoffwechselstörung, die er Lebensstil-Diabetes nennt.

Aufgeschrieben hat er seine medikamentenfreie Methode in dem Buch „Fit wie ein Diabetiker". Der 1948 im badischen Weinparadies Markgräflerland Geborene war zwölf Jahre Ressortleiter Technologie bei Capital/ impulse und sieben Jahre Marketing-Direktor bei ProSieben. Der bekennende Genießer und Publizist leitet im Deutschen Wellness Verband den Bereich „Gesund leben" und er ist Beiratsmitglied der Deutschen Diabetes-Stiftung.

Hubert Kolb

Als Immunbiologe kam Hubert Kolb 1977 an das Diabetes-Forschungsinstitut (heute Deutsches Diabetes-Zentrum) in Düsseldorf, wo er auch als Professor an der Universität lehrt. Seither interessiert ihn die Rolle des Immunsystems und der Entzündung als eine Ursache des Typ-1- und des Typ-2-Diabetes. Dabei beschäftigt er sich zunehmend mit der Auswirkung von Umweltfaktoren, insbesondere der Ernährung, auf Regelprozesse im Körper. Seit kurzem verfolgt er diese Lifestyle-Forschung auch mit dem von ihm gegründeten evalomed Institut für Gesundheitsforschung.

Mit seinen Forschungsarbeiten hat er internationale Anerkennung gewonnen und er wurde mit verschiedenen Preisen ausgezeichnet. Er wirkt in nationalen und internationalen Fachgesellschaften, Gremien und Forschungsprogrammen mit.

Impressum

Bibliografische Information Der Deutschen Bibliothek
Die Deutsche Bibliothek verzeichnet diese Publikation in der Deutschen Nationalbibliografie; detaillierte bibliografische Daten sind im Internet über <http://dnb.ddb.de> abrufbar.
ISBN 978-3-87409-463-4

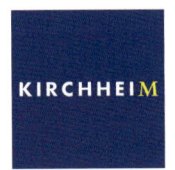

2. Auflage 2009
Gestaltung: Hayo Eisentraut
Alle Rechte vorbehalten
© Verlag Kirchheim + Co GmbH
Postfach 2524, 55015 Mainz

Wichtiger Hinweis: Alle Angaben in diesem Buch wurden sorgfältig geprüft. Trotzdem erfolgen alle Angaben, Hinweise und Empfehlungen ohne Gewähr. Verlag und Autoren können keine Haftung für etwaige Schäden oder Nachteile übernehmen. Die Autoren nehmen gerne Hinweise auf mißverständliche oder nicht zutreffende Angaben entgegen und werden diese in weiteren Auflagen des Buches berücksichtigen.

Bildnachweis: *Fotolia:* S. 36, 79, 113 • *iStockphoto:* S. 5 • *Hans Lauber:* S. 25, 27, 28, 30, 34, 35, 39, 41, 49, 51-54, 56, 57, 61, 63-65, 74, 78, 87, 89, 100 • *Mauritius images:* S. 85 • *Henrik Morlock:* Titelbild, S. 31, 35, 60, 68, 69, 71-73, 75, 83, 90–133, 141, 141 • *Stockfood:* S. 66, 68, 70, 76-77, 80-81, 114-116, 124, 128-129, 136

Den Diabetes „genießen"

Voilà, es ist angerichtet! Lassen Sie sich entführen in das Genußland Diabetes. Ja, Genuß. Denn vorbei sind die Zeiten, wo die Diagnose Diabetes automatisch die Diät Askese diktierte.

„Schlemmen wie ein Diabetiker" ist ein Buch für alle, die den Lebensstil-Diabetes (so nenne ich den Typ-2-Diabetes; früher habe ich von „Lifestyle-Diabetes" gesprochen. Aber dieser Begriff paßt nicht mehr in die Zeit.) haben oder bekommen könnten. Und es ist ein Buch für alle, die gern gut essen – und dabei keine überflüssigen Pfunde bekommen wollen.

Vermissen werden die insulinspritzenden Lebensstil-Diabetiker und die Typ-1-Diabetiker in den Rezepten die Broteinheiten, die Nährwertangaben. Die sind nicht vergessen, das ist gewollt! Denn „Schlemmen wie ein Diabetiker" ist kein Diätbuch. Es ist vielmehr eine Einübung in einen genußorientierten Essensstil. Auch wenn die Typ-1-Diabetiker Kohlenhydrate abschätzen müssen, um die richtige Insulindosis spritzen zu können, empfehle ich das Messen des Zuckers als aktives Biofeedback. Aber ich kann mir gut vorstellen, daß auch die „Insuliner" feststellen, daß sie nach dem „Genuß des Buches" plötzlich weniger von dem Hormon brauchen. Warum?

Der Stoffwechselforscher Professor Dr. Hubert Kolb und ich, ein „gesundeter" Lebensstil-Diabetiker, haben einfach geschaut, wie läßt sich der sensible Stoffwechsel des Diabetikers ausbalancieren. Danach habe ich 100 Lebens-Mittel ausgesucht, die voller Vitalkraft sind, den Zucker sanft steigen lassen, das Insulin besser wirken lassen. Professor Kolb hat dazu 15 natürliche Zuckersenker von Aloe bis Zimt analysiert, die wie ein Turbo die Wirkung der Lebens-Mittel verstärken.

100 Produkte plus die in dieser Form **erstmalige und exklusive Analyse** der natürlichen Zuckersenker bilden die Basis für Natural Functional Food, eine aus sich heraus zuckersenkende Küche für Diabetiker und alle Liebhaber der schlanken Linie.

Basierend auf diesem völlig neuen Ansatz habe ich dann saisonale Rezepte kreiert, bei denen ich gezielt die natürlichen Senker wie Bittergurke und Zimt integriert habe. Wobei ich großzügig unterstützt wurde von klugen Köchen wie Dieter Müller, Joachim Wissler und sensiblen Küchenmeistern wie dem Gewürzgenie Andree Köthe.

Nicht immer einer Meinung waren Professor Kolb und ich – kein Wunder, ist die Ernährung doch eines der heißdiskutiertesten Felder. Wo dem exakten Wissenschaftler Kolb der Lauber zu subjektiv, zu stark „eigenerfahrerisch" wurde, kommentierte er es einfach kritisch. Lassen Sie sich also von einem **„Kolb-Lauber-Dialog"** innerhalb des Buches überraschen.

Aber in einem Punkt stimmen der Düsseldorfer Hubert Kolb und der Kölner Hans Lauber immer überein: Es muß schmecken! Guten Appetit wünschen

Inhaltsverzeichnis

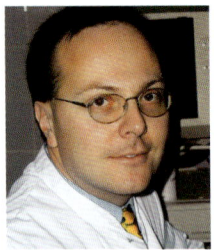

*Messen wirkt:
Prof. Dr. Stephan Martin
Seite 7*

MESSEN! ESSEN! LAUFEN! – DIE LAUBER-METHODE

SÄULE 1: MOTIVIEREND MESSEN	SEITE 6
INTERVIEW MIT PROF. DR. MED. STEPHAN MARTIN	SEITE 7
SÄULE 2: ECHT ESSEN	SEITE 8
SÄULE 3: LUSTVOLL LAUFEN	SEITE 8
EINE MUTMACH-METHODE	SEITE 9

GENIESSEND ESSEN: DIE BESTEN PRODUKTE

MIT KOMMENTAREN UND ANALYSEN VON PROF. DR. HUBERT KOLB

IHRE EINKAUFSMAXIME: SAISONAL! REGIONAL! BIOVITAL!	SEITE 10
IHRE KOCHMAXIME: PURISSIMO. SELBST. SOFT.	SEITE 13

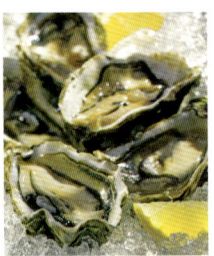

*Lebens-Mittel:
Zinkwunder Auster
Seite 51*

NATURAL FUNCTIONAL FOOD: MEINE 100 BESTEN LEBENS-MITTEL	SEITE 14
GEMÜSE: VON ARTISCHOCKE BIS ZUCCHINI	SEITE 15
OBST: VON APFEL BIS ZITRONE	SEITE 38
GETREIDE/BROT: VON DINKEL BIS KAMUT	SEITE 48
FISCH/FLEISCH: VON AUSTERN BIS WILD	SEITE 50
MILCHPRODUKTE: VON QUARK BIS ZIEGENKÄSE	SEITE 55
ÖL: VON OLIVENÖL BIS RAPSÖL	SEITE 58
GEWÜRZE: VON SALZ BIS THYMIAN	SEITE 60
GETRÄNKE: VON AQUA SANTA BIS WEIN	SEITE 62

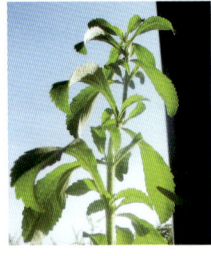

*„Zucker" senkt Zucker:
Süßkraut Stevia
Seite 70*

MAGISCHE KRÄFTE: 15 ZUCKERBALANCIERER VON ALOE VERA BIS ZIMT	SEITE 65
KLETTERREBE: EINE 2000 JAHRE ALTE HEILPFLANZE	SEITE 67
BOCKSHORNKLEE: MACHT DEN CURRY SCHARF	SEITE 68
BRENNESSEL: RENAISSANCE EINES HEILKLASSIKERS	SEITE 69
STEVIA: „ZUCKER", DER DEN ZUCKER SENKT	SEITE 70
ALOE VERA: AUCH GUT GEGEN DIABETES	SEITE 71
BITTERGURKE: ASIEN HAT ES BESSER	SEITE 72
KAKTUSFEIGEN: DIE WÜSTE RUFT, DER ZUCKER SINKT	SEITE 73
GRÜNTEE: EINER, DER DEM ZUCKER NICHT „GRÜN" IST	SEITE 74
KNOBLAUCH: WIRKT, WEIL ER STINKT	SEITE 75
ZIMT: „ZUCKER" NIMMT ZIMT	SEITE 76

INHALT

KAKAO/BITTERSCHOKOLADE: TRAU KEINER UNTER 80	SEITE	77
ERDMANDEL: BALLAST, DER DAS LEBEN LEICHTER MACHT	SEITE	78
LÖWENZAHN: ZÄHMT DEN ZUCKER	SEITE	79
SAUERKRAUT: STOLZ, EIN „KRAUT" ZU SEIN	SEITE	80
ESSIG: SAUER SENKT ZUCKER	SEITE	81
PLUS SPEZIALBALANCIERER: WEIN — BALANCIERT DAS DIABETES-RISIKO	SEITE	82
CHROM, MAGNESIUM, ZINK: WO IST AM MEISTEN DRIN?	SEITE	84
TABUS: DIE SIEBEN TODSÜNDEN	SEITE	86
DIE DEUTSCHE SCHICKSALSFRAGE: ZU TEUER?	SEITE	89

GENIESSEND ESSEN: DIE SCHÖNSTEN REZEPTE

FRÜHLING: WILDE KRÄUTER — TIEFE WERTE	SEITE	90
MIT WILDKRÄUTERFESTIVAL	SEITE	98
SOMMER: REIFE GEMÜSE — TIEFE WERTE	SEITE	102
MIT BITTERGURKENFESTIVAL	SEITE	112
HERBST: WILDES WILD — TIEFE WERTE	SEITE	116
MIT ZIMTFESTIVAL PLUS „HANSWURST" ZUM BESTELLEN	SEITE	124
WINTER: ALTE WERTE — TIEFE WERTE	SEITE	128
MIT SAUERKRAUTFESTIVAL	SEITE	136
DAY TRIPPER: WIE SIE DEN TAG GESTALTEN	SEITE	140
FÜNFMAL. FRÜHSTÜCK: MIGHTY MUESSLI. MITTAG. ABENDESSEN. UNTERWEGS	SEITE	141

GEMESSEN ESSEN: SCHLEMMEN NACH MASS

WIE ICH MESSE: INTENSIV SITUATIV	SEITE	143

FUTURE: NOUVELLE CUISINE DIABÈTE

	SEITE	144

Informationen: unter www.lauber-methode.de

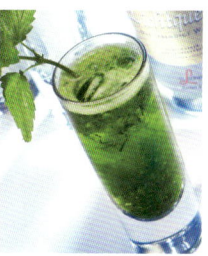

Frühlingsfit mit Schwarzwald-Viagra
Seite 92

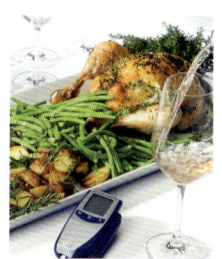

„Freilaufendes Fest":
Poularde mit Bohnen
Seite 105

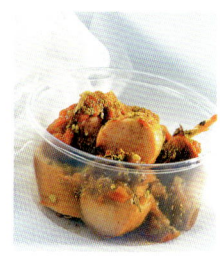

Können Sie bestellen:
„Hanswurst"
Seite 126

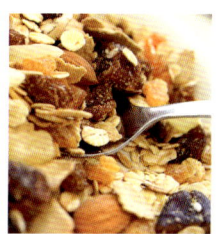

Macht munter:
Muessli
Seite 141

Messen! Essen! Laufen! – die Lauber-Methode

Läßt sich der Lebensstil-Diabetes besiegen?

Wer von meiner medikamentenfreien Methode aus Messen Essen Laufen profitieren kann

Spritzen oder nicht spritzen? Vor dieser Schicksalsfrage stand ich 1999. Mein Lebensstil-Diabetes (den Ärzte Typ2 nennen) war massiv ausgebrochen, die verordneten Tabletten wirkten nicht mehr richtig, das Spritzen von Insulin stand im Raum. Da zog ich die Notbremse, verzichtete auf den gut dotierten Job als Marketing-Direktor bei ProSieben, machte mich mit Anfang 50 als Publizist selbständig, las alles über Diabetes. Mit einer regelmäßigen Messung des Blutzuckers, saisonaler Küche, intensiver Bewegung bekam ich nach einem Jahr den Zucker in Griff – und muß dank „Messen, Essen, Laufen" seit dieser Zeit keinerlei Medikamente mehr nehmen.

Aktienten statt Patienten!

Meine Methode, die ich in dem Buch „Fit wie ein Diabetiker" (Vorwort: Professor Dr. med. Stephan Martin, Ärztlicher Direktor, Westdeutsches Diabetes- und Gesundheitszentrum, Düsseldorf) beschrieben habe, setzt auf die Eigenverantwortung, sieht den Zucker als Chance, nicht als Krankheit. Sie sagt, daß ein Großteil der unter 60jährigen innerhalb weniger Monate ihren Lebensstil-Diabetes ganz ohne Medikamente oder mit deutlich weniger Medikamenten in den Griff bekommen kann.

Wer den Diabetes als Signal des eigenen Körpers akzeptiert, das zu einer Neubestimmung des Lebens auffordert, der hat eine gute Chance, mit dieser Methode erfolgreich zu sein. Hier die wichtigsten Elemente der Methode, die eine Änderung des Lebensstils zum Ziel hat, die statt von Patienten von Aktienten spricht:

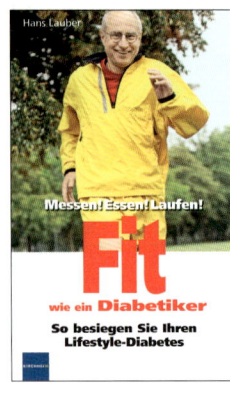

Das Original für alle, die mit der Lauber-Methode ihren Diabetes in den Griff bekommen wollen.

Überall im Buchhandel oder unter www.kirchheim-verlag.de
ISBN 3-87409-385-9
14,50 Euro

Säule 1: Motivierend Messen

Die regelmäßige Messung des Blutzuckers bildet die Grundlage meines Ansatzes, und ich sage „Nur wer mißt, weiß wo er steht, kann handeln."

Statusreport Lebensstil-Diabetes tut nicht weh! Es können dramatische Schäden etwa an der Niere eintreten, ohne daß irgend etwas zu spüren ist. Das Messen ist Statusreport und Handlungsanleitung.

Einmal täglich ist Diabetiker-Pflicht Am Anfang empfehle ich mehrmaliges Messen am Tag, um persönlich herauszufinden, wie der Körper auf einzelne Mahlzeiten, auf Bewegung reagiert. Später reicht in der Regel die morgendliche Nüchtern-Messung plus die regelmäßige Erstellung von Tagesprofilen, um zu sehen, wie der Zuckerspiegel auf Ernährung, Bewegung, Streß reagiert.

Grenzwerte sind Motivationswerte Wer den Diabetes als Chance akzeptiert, nimmt die Werte als Herausforderung. Ist der morgendliche Grenzwert von 110 mg/dl (6,1 mmol/l) unterschritten, ist es eine Bestätigung. Ist er deutlich überschritten, ist das motivierend, aktiv zu werden.

Lieber zahlen als leiden Viele Krankenkassen übernehmen beim Lebensstil-Diabetes die Meßkosten nicht oder nur teilweise. Hier schlage ich vor, für die Teststreifen selbst aufzukommen, weil eigene Prävention späteres Leid verhindert.

Das Gedächtnis als Ruhekissen Das regelmäßige eigene Messen muß ergänzt werden durch eine mindestens alle drei Monate erfolgende Messung des Langzeitwertes HbA_{1c}. Bleibt dieses „Zuckergedächtnis" bei unter 6,5 Prozent, dann haben Sie mit meiner Methode Erfolg.

Warum lohnt sich Messen, Herr Professor Martin?

Warum empfehlen nicht alle Ärzte die regelmäßige Messung des Blutzuckers auch bei Typ-2-Diabetes?

Prof. Martin: Weil häufig noch der medikamentöse Weg die Therapie der ersten Wahl ist, leider auch bei jungen Menschen, die den Typ-2-Diabetes haben. Das Messen spielt in dieser Betrachtungsweise dann keine so wichtige Rolle. Ich plädiere aber, so wie Sie es in der Lauber-Methode sagen, dafür, daß die Eigenverantwortung und die eigene Lifestyle-Änderung die primären Maßnahmen sein müssen, auch weil die Kosten der Diabetes-Epidemie sonst noch uferloser werden.

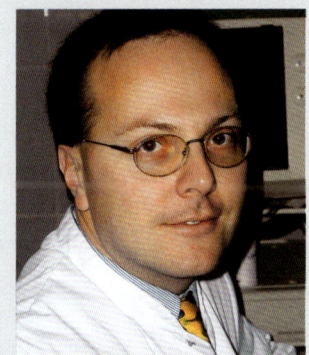

Fragen an Professor Dr. med. Stephan Martin, Ärztlicher Direktor, Westdeutsches Diabetes- und Gesundheitszentrum, Düsseldorf

Was bringt die Messung?

Prof. Martin: Die regelmäßige Blutzuckermessung ist sehr wichtig, weil der Betroffene dann sofort sieht, wie sich eine Änderung des Lebensstils auf die Werte auswirkt. Sie ist quasi eine Motivationshilfe; der verbesserte Wert wird als unmittelbare „Belohnung" für sportliche Aktivität und gesundes Essen verstanden. Und schlechte Werte bilden den Ansporn, endlich etwas zu tun.

Warum zögern Kassen beim Bezahlen?

Prof. Martin: Die Kassen stehen unter einem enormen Kostendruck und müssen von daher häufig sehr kurzfristig agieren. Das Messen ist aber eine Maßnahme der Prävention, deren Früchte sich oft erst langfristig zeigen. Von daher plädiere ich dafür, daß die Betroffenen die Kosten selbst tragen. Und an die Kassen appelliere ich, sich intelligente Modelle auszudenken, wo über integrierte Bonusregelungen ein Anreiz für regelmäßiges Messen gegeben wird.

Gibt es Untersuchungen, über die Vorteile einer regelmäßigen Messung des Blutzuckers?

Prof. Martin: Ja, die gibt es. An erster Stelle ist die sogenannte RoSSo-Studie zu nennen, die vom Deutschen Diabetes-Zentrum, durchgeführt wurde. Dabei wurden die Daten von über 3000 Patienten ausgewertet, und es waren knapp 200 Ärzte in die Studie eingebunden. Schon bei dieser ersten umfassenden Studie zu diesem Thema kam heraus, daß es einen signifikanten Zusammenhang zwischen der Messung des Blutzuckers und dem Auftreten von Folgeerkrankungen gibt.

Können Sie ein Erfolgs-Beispiel nennen?

Prof. Martin: So war die Rate an Herzinfarkten und Schlaganfällen in der Gruppe, die den Blutzucker kontrollierte, um 43 Prozent niedriger als bei den Leuten, die nie gemessen haben. Ich habe diese Ergebnisse auf mehreren Ärztesymposien in den USA und Südafrika vorgestellt, und die Resonanz war überwältigend. Dieser wirklich eindrucksvolle Nutzen der Blutzuckerselbstkontrolle bei Patienten mit Typ-2-Diabetes hat dazu geführt, daß die internationale Dachorganisation aller nationalen Fachgesellschaften in einer neuen Leitlinie die Blutzuckerselbstkontrolle ab der Diagnose des Typ-2-Diabetes dringend empfohlen hat.

Ist das Messen also eine Zauberformel?

Prof. Martin: Leider nicht, das Messen ist ein wichtiger Baustein für das eigene Handeln. Wer nur mißt, aber weiter falsch ißt und sich nicht bewegt, der wird auch keine besseren Werte bekommen. Offenbar bewirkt aber die Blutzuckerselbstkontrolle oft eine andere Einstellung zur Erkrankung und damit eine gewisse Änderung des Lebensstils.

Säule 2: Echt Essen

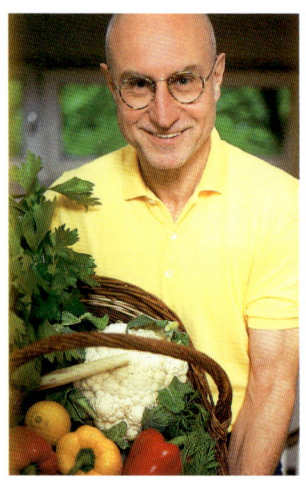

Ißt gern Gemüse: Hans Lauber

Zwei Drittel des Lebensstil-Diabetes, so meine Erfahrung, lassen sich durch eine bewußte Ernährung in Griff bekommen – wobei ich, da ich aus einer Weingegend stamme, bewußt nicht auf Genuß verzichte.

Gemüse! Gemüse! Gemüse! Alle Gemüse sind gesund. Das gilt für alle Menschen, ganz besonders aber für Diabetiker. Die Kraft der Pflanzen, des Salats, ergänzt um Kräuter, regt die Verdauung an, senkt die Übersäuerung und schafft gesunden Ballast.

Saisonal! Regional! Biovital! Meine Methode ist nicht teuer. Sie empfiehlt im wesentlichen frische Produkte der Saison, möglichst aus der jeweiligen Region und aus biologischem Anbau, weil da die Pflanzen mehr Kraft haben.

Keine Diät, keine Kalorien Ausdrücklich abgelehnt werden von mir Diäten, das Kalorienzählen. Ich präferiere vielmehr eine gemüsebasierte Küche mit gesunden Eiweißen, etwa von Fischen, und niedrigglykämischen Kohlenhydraten.

Der Genuß gehört dazu Die Freude am Essen und Trinken ist elementarer Bestandteil meiner Methode. Kleine Sünden werden verziehen, wenn die große Linie stimmt. Und trockener Wein, wenn er unter 4 Gramm Restzucker hat, ist gern gesehen.

Der Zucker hat ausgezaubert Bei den schnellen Zuckern etwa in Limos, Colas mache ich keine Kompromisse. Auch lehne ich Junk-Food und die meisten Fertiggerichte ab. Und ich mache einen weiten Bogen um die Diabetiker-Produkte.

Säule 3: Lustvoll Laufen

Ohne Bewegung geht es nicht – das ist meine ganz feste Überzeugung, die von namhaften Experten uneingeschränkt geteilt wird.

Dem Diabetes entwischen Zwei Drittel des Lebensstil-Diabetes lassen sich durch Echt Essen in Griff kriegen. Das restliche Drittel verschwindet durch Bewegung. Laufen steht bei der Methode stellvertretend für alle ausdauernden Bewegungsarten.

Mäßig, aber regelmäßig Kein Leistungssport! Vielmehr propagiere ich alle Sportarten, die ausdauernd betrieben werden können – besonders das gelenkschonende Schwimmen, Nordic Walken, Radfahren und Bergaufwandern.

Aus Freude am Laufen Das Laufen verstehe ich nicht als Muß, sondern als einen selbstverständlichen Teil des Alltags. Bewegen ist etwas Natürliches, jede Treppe macht Freude, jede Besorgung lockt zum Laufen.

Täglich schafft täglich Frust Wer sich vornimmt, sich täglich zu bewegen, setzt sich unnötig unter Druck. Und hört erfahrungsgemäß irgendwann ganz auf. Besser ist es, sich jeden zweiten Tag und vor allem am Wochenende intensiv zu bewegen.

Hören Sie auf Ihren Arzt! Die Lauber-Methode ersetzt keinen Arzt. Sie ist eine Ergänzung zu herkömmlichen Therapien. Fragen zu Medikamenten, Fragen zu sportlichen Eignungen bleiben in der Hand verantwortlicher Ärzte!

Natürlich schön

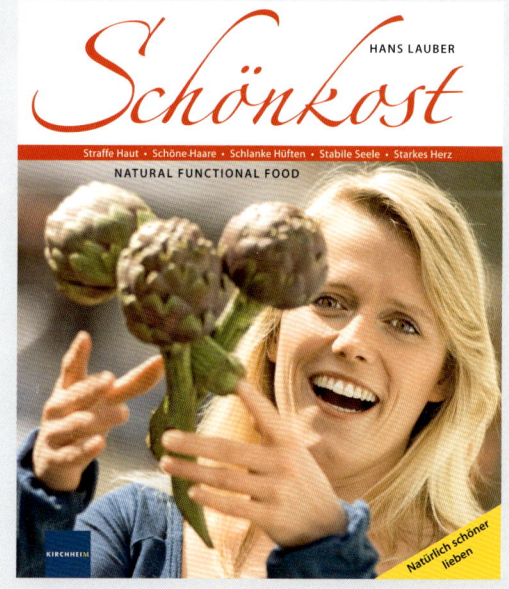

Weiterentwickelt habe ich in „Schönkost" meinen Ansatz, mit natürlichen Lebens-Mitteln positive Wirkungen auszulösen, etwa schön, schlank, vital zu werden. Auf knapp 260 Seiten werden in diesem ernährungsphysiologischen Grundlagenwerk vorgestellt: Natur-Vitamine, Kraft-Mineralien, Pflanzen-Antioxidantien, Basenstärker, Bitter-Stars, Freund-Fette, Vitaleiweiße, Wildkräuter und Liebesstoffe, wie etwa Vanille. Natürlich gibt es auch wieder schöne, saisonale Rezepte.

„Schlemmen Sie sich schön"
Unter dieser Überschrift hat Dr. Verena Bach im „Münchner Merkur" folgendes geschrieben. „Wer schön sein will, muß bei Lauber nicht leiden und schon gar nicht hungern. Er schlemmt lieber. Jahrelang war er auf der Suche nach Stoffen, die im Körper positiv wirken: Kakao glättet die Falten, Löwenzahn und Essig sind Schlankmacher, Schwarzkümmel macht die Haut geschmeidig". Fazit: „Ein Gesundheitsbuch, aber ohne Verbote".

„Schönkost", Kirchheim-Verlag, Mainz, 29,80 Euro

Eine Mutmach-Methode

Zwei Dinge zeichnen meinen Weg aus: Eine bewußte Änderung des Lebensstils, und daß ich das Messen des Blutzuckers als integralen Bestandteil der Diabetes-Prävention betrachte. Dieser Ansatz findet Bestätigung bei Ärzten und Betroffenen:

80 Prozent profitieren Professor Dr. med. Thomas Haak, Chefarzt Diabetes-Klinik in Bad Mergentheim: „Ich glaube, daß es 80 Prozent mit der von Lauber beschriebenen Methode schaffen können, solange keine Einschränkung der Bewegung vorliegt." Damit ließe sich nicht nur viel menschliches Leid verhindern, sondern auch Milliarden ließen sich einsparen.

Geld, das an anderen Stellen des Gesundheitssystems dringend gebraucht wird. Denn es ist nach meiner Meinung nicht einzusehen, „daß bewegungsfaule 40jährige teure Diabetes-Medikamente bekommen und hinterher Geld für die Versorgung wirklich Schwerkranker fehlt."

Chance *„Wir unterstützen die Lauber-Methode, weil sie den Diabetes nicht als Schicksal, sondern als Chance sieht."*
Professor Dr. med. Werner Scherbaum, Direktor der Klinik für Diabetologie, Uni-Klinik Düsseldorf

Mut *„In seinem Mutmach-Buch zeigt Lauber, daß ein medikamentenfreier, eigenverantworlicher Weg möglich ist."*
Professor Dr. med. Stephan Martin, Ärztlicher Direktor, Westdeutsches Diabetes- und Gesundheitszentrum, Düsseldorf

Pflicht *„Pflichtlektüre für jeden Diabetiker – und Millionen, die es nie werden wollen."*
Dr. med. Thomas Wessinghage, Ärztlicher Direktor REHA-Klinik Damp

Motivation *„Ein Motivationsbuch, das mir Kraft gibt".*
Elfi Allhof, Krankenschwester, Bregenz

NATURAL FUNCTIONAL FOOD

Genießend Essen: **Die besten Produkte**

Wirkt wie ein Widerspruch: Genießend Essen und dann Natural Functional Food. Ist aber keiner. Denn in diesem Schlüsselkapitel von „Schlemmen wie ein Diabetiker" legen Professor Kolb und ich die Grundlage für einen völlig neuen Ansatz, sich als Lebensstil-Diabetiker zu ernähren. Wir gehen von der natürlichen Kraft der Lebens-Mittel als Mittel zum Leben aus – und analysieren, welche Komponenten sich besonders günstig auf die Stoffwechsellage der Lebensstil-Diabetiker auswirken.

Damit greifen wir scheinbar den neuesten Trend der Ernährungsindustrie auf, nämlich Functional Food – und kehren ihn um. Schauen die Großen der Branche erst einmal darauf, was nicht in der Nahrung ist, um es dann zu ergänzen (etwa mit speziellen Bakterien in Joghurts), schauen wir darauf, was ist drin – und wie läßt es sich natürlich verstärken, etwa durch unsere 15 aktiven Zuckersenker von Aloe Vera bis Zimt. Aber bei aller natürlichen Funktionalität steht immer im Mittelpunkt der gute Geschmack – dafür bürgen die beiden bekennenden Genießer Hubert Kolb und Hans Lauber.

*„Kein Genuß ist vorübergehend,
denn der Eindruck, den er zurückläßt, ist bleibend."*
Johann Wolfgang von Goethe

Die Einkaufsmaxime:
Saisonal! Regional! Biovital!

Im Einkauf liegt der Segen, heißt es in der Industrie. Im Einkauf liegt der Segen, heißt es künftig auch bei Ihnen. Denn wenn Sie regional, saisonal und biovital einkaufen, dann haben Sie das, was Ihr Körper zur jeweiligen Zeit braucht.

Saisonal: **Back to nature**
Erdbeeren im Dezember, Tomaten im März – das war gestern. Künftig bestimmt der Fahrplan der Natur Ihren Einkaufszettel.

• **Im Rhythmus der Natur**
Früher lebten die Menschen viel stärker im Einklang mit den natürlichen Bedingungen: Im Frühjahr und Sommer waren sie hochaktiv, mußten säen, ernten, für den Winter vorsorgen. Also war der Vitalschub aus Beeren und Sommergemüsen lebenswichtig. Im Winter ging es ruhiger her, war alles einkehrender und kontemplativer. Also war auch der Vitaminbedarf geringer – und das gute deutsche Wintergemüse wie der Grünkohl mit seinem jahreszeitlich perfekt abgestimmten Vitalangebot war genau richtig.

Nun werden wir die Zeit nicht zurückdrehen, wollen das auch nicht. Dennoch erinnert uns beispielsweise die Epidemie des Lebensstil-Diabetes daran, daß wir uns nicht nur partiell, sondern fundamental von den Prinzipien der Natur entfernen. Zwölf Monate im Jahr im höchsten Gang zu arbeiten, darauf ist unser Organismus nicht ausgelegt. Er will seine Ruhephasen haben – und zwar so, wie es der seit Zehntausenden von Jahren programmierte Biorhythmus verlangt – weshalb auch der Winterurlaub erholsamer als der Sommerurlaub ist.

• **Optimale Reife**
Auch Pflanzen und Tiere haben ihren Rhythmus: So stecken beispielsweise Wildkräuter nur morgens vor dem Sonnenaufgang voller Saft und Kraft. Und natürlich gehaltenes

---

Lieber Herr Lauber,

Wir brauchen gesunde Vitamine, Mineralien und gesunde pflanzliche Inhaltsstoffe auch im Winter in großer Menge, nicht nur Grünkohl (womöglich noch mit fetter Wurst und Schnaps!). Bratäpfel zu Weihnachten wären auch out, weil sie dann bei uns nicht reifen. Seien wir doch froh, daß wir im Winter auch Bananen, frische Äpfel und Kiwis, Tomaten oder Bohnen bekommen.

Ihr Prof. Hubert Kolb

Geflügel ist halt im Herbst und Winter am kräftigsten und wohlschmeckendsten. Also kaufen Sie die Produkte dann, wenn sie ihren optimalen Reifepunkt erreicht haben. Dann schmecken sie zum einen am besten – oder erst überhaupt (Erdbeeren im Winter sind doch die reine Zellulose). Und nur dann beglücken Sie die Früchte und Gemüse auch mit der Vitalstoffpalette, für die wir sie lieben, etwa allen Vitaminen, Spurenelementen.

Konzentration auf die Saison, muß Ihre Devise werden. Ich kenne einen Koch in Berlin, bei dem stehen neun Monate im Jahr keine Tomaten auf der Karte, „weil es jetzt bei uns keine gibt". Bravo, genauso muß es sein!

> Sie schreiben, früher lebten die Menschen viel stärker im Einklang mit den natürlichen Bedingungen. In der Tat! Die Menschheitsentwicklung fand ja in Äquatornähe statt, also hat unser Körper erst viel später bei der Auswanderung in nördlichere Regionen kalte Jahreszeiten kennengelernt und mußte dann mehr schlecht als recht mit dem Mangel an ständig reifender pflanzlicher Nahrung fertig werden.
>
> Ihr Prof. Hubert Kolb

• **Kleine Preise**
Die Bauern beklagen es, Sie kann es freuen: Wenn Saison ist, fallen die Preise in den Keller. Wer also wartet, bis der Spargel auch ohne kostenaufwendige schwarze Folie aus der Erde schießt, kauft günstig ein. Übrigens: Auch Südfrüchte haben ihre Saison – und die ist etwa bei den Orangen um die Weihnachtszeit. Wer im Sommer welche kauft, der muß mit Scheuklappen vor dem heimischen Angebot an frischem Obst stehen.

Regional: Entdecker gesucht
Wissen Sie, welche wunderbaren Apfelsorten in Ihrer Umgebung wachsen: der würzige Alkmene, der süßsäuerliche Sansa, die Vitamin-C-Bombe Braeburn, der Kinderapfel Florina, der Diabetiker-Apfel Idared und mein Liebling Topaz? Nie gehört? Dann auf Entdeckungsreise zu den preiswerten kleinen Paradiesen der Heimat.

• **Persönlicher Kontakt**
Den größten Teil meines Gemüses, meines Obstes (also meiner Basisversorgung) kaufe ich auf lokalen Märkten ein – was interessanterweise in Großstädten sogar einfacher als auf dem Land ist. Meistens gehe ich zu denselben Ständen und baue mir einen persönlichen Kontakt zu den Händlern auf. Dann frage ich, wo die Produkte herkommen, wann sie geerntet sind – genauso, wie es die Franzosen, die Italiener auf ihren Märkten machen. Wenn Sie dann nur wurstige Antworten bekommen à la „kommt vom Acker", dann ist es der falsche Händler. Natürlich geht das etwas länger, als schnell im Supermarkt was zu holen. Aber schließlich geht es um ihre Fitneß – und für die investieren Sie doch gerne Zeit, oder?

• **Beste Frische**
Wenn ein Salat in Süditalien geerntet wird, dauert es selbst bei optimaler Logistik mindestens drei Tage, bevor Sie ihn auf dem Teller haben. Inzwischen haben sich aber gerade bei so sensiblen Frischeprodukten schon viele Vitamine klammheimlich aus dem Staub gemacht. Wenn ein Salat in Ihrer Umgebung morgens geschnitten wird (was leider selten genug vorkommt, weil die Gärtner schon abends richten), dann haben Sie ihn mittags auf dem Teller – vitaler geht's nicht.

• **Kleine Preise**
Saisonal senkt die Preise. Regional senkt sie noch weiter. Wer Äpfel im Herbst direkt beim Bauern kauft, erhält eine sensationelle Ware zu einem absolut fairen Preis. Wenn Sie **größere** Mengen kaufen, lohnt es auch, einmal raus zu den Höfen zu fahren, frisch vom Hof einzukaufen – dann

NATURAL FUNCTIONAL FOOD

können Sie auch gleich unauffällig schauen, ob denn alles so angebaut wird, ob alles tatsächlich vom Gut kommt, wie es der Bauer erzählt. Kleiner Tip vom ehemaligen Journalisten Lauber: Fragen Sie natürlich nicht den Inhaber nach solchen Dingen, sondern die bezahlten Mitarbeiter.

Biovital: Ganz entspannt genießen

Was für ein Drama wird um Bio, um Öko veranstaltet, welche ideologischen Grundsatzdebatten laufen da ab. Dabei geht es um nichts anderes, als so zu wirtschaften, wie es uns der Takt der Natur vorgibt – und der ist eben etwas langsamer, als unsere schnelle Zeit tickt. Dafür existiert unsere Natur schon einige hunderttausend Jahre, und unsere „Zivilisation" erst einige hundert Jahre.

• Große Sicherheit

Jedes Frühjahr häufen sich die Berichte über Erdbeeren, Paprikas aus dem Süden (besonders aus Spanien), bei denen die Grenzwerte für Pflanzen"schutz"mittel massiv überschritten werden. Meist aber so geschickt gemacht, daß der Grenzwert für jeden einzelnen Stoff gerade noch unterschritten wird, der ganze Gift-„Cocktail" aber die vitale Pflanze in ein krankmachendes Unkraut verwandelt.

Natürlich fällt niemand sofort tot um, der so etwas ißt. Nur, der Körper hat ein langes Gedächtnis – und zwar eines, das länger anhält als die Beschwichtigungsformeln der Lebensmittelbehörden. Irgendwann präsentiert er die Rechnung, sei es als Allergie, sei es als allgemeines Unwohlsein, und manche bringen solche zellschädigenden Gifte auch mit Krebs in Verbindung.

Wenn ich im Fernsehen die Köche sehe, wenn ich Rezepte lese (und ich lese viele), dann ist da immer so ein verschämter Hinweis, „wenn Sie sichergehen wollen, dann nehmen Sie Bio". Warum so kleingedruckst, statt etwa für die Diabetiker zu sagen: „Sie haben eine Stoffwechselstörung, also brauchen Sie Sicherheit, also kommt für Sie nur das Beste in Frage."

• Große Vitalkraft

Ohne künstlichen Dünger und ohne Pflanzenschutzmittel müssen Bio-Produkte auskommen, können sich also nicht in einer beschützenden Hängematte wiegen. Wie lösen die Pflanzen dieses Dilemma? Sie bilden vermehrt natürliche Schutzschilder aus, sogenannte sekundäre Pflanzenstoffe, mit denen sie ihren Feinden das Leben schwer machen oder sich vor UV-Bestrahlung schützen. So saugen sich etwa Erdbeeren im Frühjahr voll mit den roten Farbstoffen der Anthozyaninen, die zur Gruppe der Polyphenole zählen.

Genau diese Polyphenole bekämpfen Bakterien und andere Erreger, unterstützen Sie auf Ihrem Weg, den Diabetes ohne Medikamente in Griff zu bekommen. Lassen Sie also die Pflanzen leben, wie sie wollen. Dann können Sie leben, wie Sie wollen.

• Großer Geschmack

Ein einfaches Rechenexempel: Wenn eine Pflanze doppelt so lange braucht, bis sie reif ist, wenn ein Fisch doppelt so lange braucht, bis er schlachtreif ist, was passiert dann? Er schmeckt schlicht besser, weil sich die geschmacksbildenden Stoffe in Ruhe entwickeln konnten – oder mußten, etwa die schützenden Pflanzenfarbstoffe, die aber auch große Geschmacksträger sind.

Was länger währt, ist aber auch teurer. Die Erträge sind geringer, die Kosten höher – das muß auf die Preise durchschlagen. Nur, die 10 oder 20 Prozent mehr (das ist ungefähr der Aufschlag bei vernünftiger Bewirtschaftung) müssen es Ihnen wert sein. Oder ökonomisch ausgedrückt: Ihr Ökoinvestment wirft eine überproportionale Gesundheitsrendite ab. Rechnen Sie diese Gesundheitsdividende mal bei Ihrem neuen Auto aus.

Ist Bio also immer besser? Natürlich nicht. Sind die Salatblätter welk, die Nüsse ranzig, kann es noch so Öko sein. Dann kaufe auch ich ganz „normal" ein.

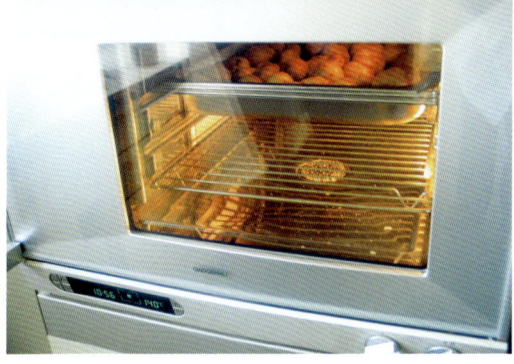

Die Kochmaxime: Purissimo. Selbst. Soft.

Ich koche gern! Bei mir muß das Produkt gut sein, dann läßt es sich schnell und unaufwendig inszenieren – nichts anderes ist übrigens die Mittelmeerküche.

Purissimo: Schälmesser ade!

Basses Entsetzen erfaßte mich, als die Gerichte für dieses Buch photographiert wurden: Kaum hatte ich mich umgedreht, war alles geschält, die Möhren, die Topinamburen. Fassungslos starrten mich die in großen Häusern ausgebildeten Profiköche an, als ich fragte, warum? Ich glaube, sie verstanden die Frage gar nicht.

Können Sie auch nicht. Köche werden ausgebildet, möglichst „schöne" Gerichte zu präsentieren. Wie es um den Nährwert steht, kommt nur am Rande vor. Fragen Sie doch mal die Weißmützen, welche Vitamine bei welchen Temperaturen und Garmethoden wie stark verschwinden.

Also, langer Rede kurzer Sinn: Bei mir werden keine Äpfel, Möhren, grünen Spargeln geschält, weshalb ich natürlich junge, frische Ware kaufe. Da werden keine Tomaten, keine Aprikosen enthäutet. Gerade in den Schalen stecken die wertvollen Polyphenole, die vor Krankheit schützen – und den Geschmack bergen.

Ach so, wenn Sie natürlich von Südtiroler Großbauern besonders liebevoll umhegte (also mehrfachst gespritzte) Äpfel kaufen, dann würde ich sie auch schälen. Denn nicht nur Wirk-, sondern auch andere Stoffe machen es sich in der Schale bequem.

Selbst: Ran an den Herd!

Wer gut essen will, darf kochen. Was gibt es Schöneres, als frisch ausgepulte Erbsen in wenig Butter zu schwenken, zu salzen, zu pfeffern und mit gezupfter Minze zu würzen. Natürlich müssen Sie das vorher einkaufen, aber das Kochen geht in der Regel fix – schauen Sie sich auch daraufhin die Rezepte an.

Glauben Sie mir, auch ich bin nicht als Koch auf die Welt gekommen, hatte eine Mutter, die hervorragend gekocht hat – und die ganze Arbeit gemacht hat. Aber ich habe mir das alles selbst beigebracht; es ist gar nicht so schwer, wenn Sie es mit Freude machen. Und die Freude kommt spätestens dann auf, wenn Sie auf Ihr Meßgerät schauen und sehen, wie der Blutzuckerspiegel die frischen, selbst gekochten Gerichte honoriert.

Ein wichtiger Hinweis: Nehmen Sie Rezepte als Anhaltspunkte, was gut zueinander paßt (gilt auch für meine). Wenn aber keine Schalotten da sind, tun es auch Zwiebeln. Spielen Sie mit Gerichten, mit Zutaten – und haben Sie keine Angst davor, etwas „falsch" zu machen. Ihr Körper ist nachsichtig. Er honoriert, daß Sie sich Mühe gegeben haben, und er weiß, beim nächsten Mal wird´s besser. Übung macht – aber Sie müssen ja gar kein Meister werden.

Soft: Immer im Schongang!

Sanft dünsten, das ist die Zauberformel. Bloß keine zu große Hitze, weil viele Vitamine schon bei Temperaturen um 60 Grad ihren Geist aufgeben. Natürlich geht diese Formel nicht für alles. Kartoffeln müssen Sie kochen, damit sie weich werden. Aber so empfindliche Produkte wie etwa frischen Fisch, dem reichen schon wenige Minuten auf einem Gemüsebeet – so bleibt er saftig und supergesund.

Dampfmaschine Etwas Tolles habe ich bei den Photoaufnahmen gesehen: Einen Dampfgarer – sicher die beste Methode, um Gemüse perfekt zu garen und die Vitamine zu schonen. Allerdings habe ich inzwischen festgestellt dass es nicht unbedingt dieses große und teure Gerät sein muss. Mir reicht inzwischen ein wie ein Klappsieb aussehender Metallfächer für wenige Euro, um ausreichend schonenden Dampf zu entwickeln.

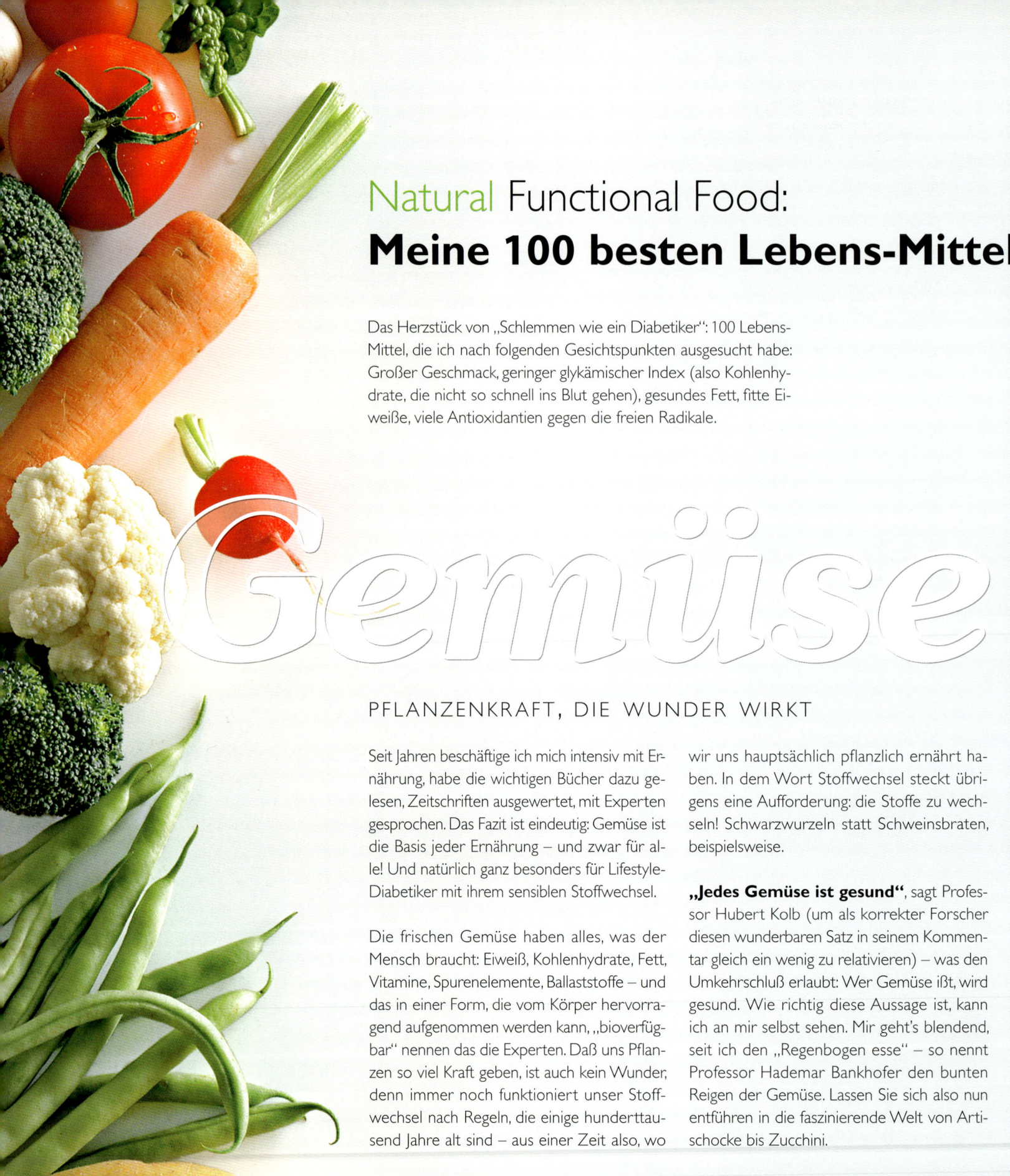

Natural Functional Food:
Meine 100 besten Lebens-Mittel

Das Herzstück von „Schlemmen wie ein Diabetiker": 100 Lebens-Mittel, die ich nach folgenden Gesichtspunkten ausgesucht habe: Großer Geschmack, geringer glykämischer Index (also Kohlenhydrate, die nicht so schnell ins Blut gehen), gesundes Fett, fitte Eiweiße, viele Antioxidantien gegen die freien Radikale.

Gemüse

PFLANZENKRAFT, DIE WUNDER WIRKT

Seit Jahren beschäftige ich mich intensiv mit Ernährung, habe die wichtigen Bücher dazu gelesen, Zeitschriften ausgewertet, mit Experten gesprochen. Das Fazit ist eindeutig: Gemüse ist die Basis jeder Ernährung – und zwar für alle! Und natürlich ganz besonders für Lifestyle-Diabetiker mit ihrem sensiblen Stoffwechsel.

Die frischen Gemüse haben alles, was der Mensch braucht: Eiweiß, Kohlenhydrate, Fett, Vitamine, Spurenelemente, Ballaststoffe – und das in einer Form, die vom Körper hervorragend aufgenommen werden kann, „bioverfügbar" nennen das die Experten. Daß uns Pflanzen so viel Kraft geben, ist auch kein Wunder, denn immer noch funktioniert unser Stoffwechsel nach Regeln, die einige hunderttausend Jahre alt sind – aus einer Zeit also, wo wir uns hauptsächlich pflanzlich ernährt haben. In dem Wort Stoffwechsel steckt übrigens eine Aufforderung: die Stoffe zu wechseln! Schwarzwurzeln statt Schweinsbraten, beispielsweise.

„Jedes Gemüse ist gesund", sagt Professor Hubert Kolb (um als korrekter Forscher diesen wunderbaren Satz in seinem Kommentar gleich ein wenig zu relativieren) – was den Umkehrschluß erlaubt: Wer Gemüse ißt, wird gesund. Wie richtig diese Aussage ist, kann ich an mir selbst sehen. Mir geht's blendend, seit ich den „Regenbogen esse" – so nennt Professor Hademar Bankhofer den bunten Reigen der Gemüse. Lassen Sie sich also nun entführen in die faszinierende Welt von Artischocke bis Zucchini.

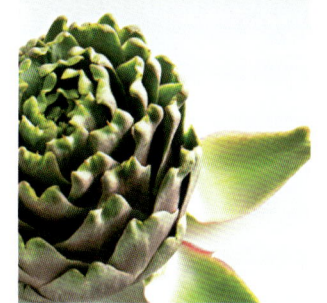
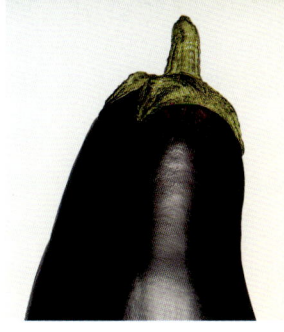

> „Die Heilküche wird die
> nächste Genußküche sein."
> Koch Karl Ederer, München

Liebe Leserin, lieber Leser!

Ich habe die jetzt folgenden Beschreibungen und Anleitungen mit wachsender Begeisterung gelesen. Hans Lauber beschreibt das so anschaulich, so stimulierend, daß einem das Wasser im Munde zusammenläuft. Ich habe viele tolle Anregungen für meine eigene Küche bekommen und vieles besser verstanden.

Bitte sehen Sie es mir also nach, wenn ich als akademischer Oberlehrer bzw. angeblicher Besserwisser einige Punkte kritisch kommentiere oder auf wichtige Zusammenhänge oder Hintergründe hinweise. Sie werden hoffentlich ihren Gewinn davon haben, ohne daß die fesselnde Wirkung der Lauber-Texte (siehe auch sein Buch „Fit wie ein Diabetiker") verlorengeht. Wie fasziniert würden meine Studenten mir lauschen, wenn ich eine solch starke Ausdruckskraft hätte!

Ihr Prof. Hubert Kolb

ARTISCHOCKE
LÄSST DIE LEBER LACHEN

Gesundheit schlemmen – mit kaum einer Pflanze geht das so genußvoll wie mit der Artischocke. Ich freue mich immer richtig darauf, bis im August „Jogi" Hoch-Reinhard die ersten schönen kleinen Exemplare in Lörrach auf dem Markt verkauft. Die sind dann prall und fest – das wichtigste Kennzeichen für erstklassige Ware dieser „Pflanzenapotheke".

Seine medizinische Wirkung verdankt das Distelgewächs dem Cynarin, das den Galleabfluß aus der Leber anregt – was diese unterstützt. Etwa durch die starke antioxidative Wirkung, was die Leber bedrohende freie Radikale eliminiert. Und gerade bei Diabetikern muß diese „Entgiftungszentrale des Körpers" oft Schwerstarbeit leisten. Auch nützlich speziell für Diabetiker: Der Bitterstoff Cynarin wirkt cholesterinsenkend – eine wirksame Hilfe gegen eine Zivilisationsplage. Und die vielen energieantreibenden B-Vitamine, das Vitamin C sind ebenfalls hochwillkommen.

Ganz junge Exemplare esse ich auch schon mal roh. Ansonsten ins kochende Salzwasser geben, bis sich die einzelnen Blättchen leicht abzupfen lassen. Dazu mache ich eine Vinaigrette aus: Essig (ein Zuckerregulierer!), Öl, Salz, Pfeffer plus kleingezupftem Estragon oder Dill. Die Blättchen eintunken, ablutschen und anschließend das Beste, den Boden, kleinschneiden und ebenfalls mit der Vinaigrette essen.

AUBERGINE
GROSSE BEERE, GROSSE WIRKUNG

„Die ideale Kost für Diabetiker." So loben Experten die „Beere". Denn botanisch gesehen ist die ursprünglich aus Indien stammende Aubergine eine Beere. Aber was für eine! Das weich-fleischige Gemüse hat kaum Kalorien, dafür fettlösliche Ballaststoffe, die der Galle zu Diensten sind und cholesterinsenkend wirken. Dann verbirgt sich in der Violettpflanze Kalium, was den Blutdruck und den Herzschlag reguliert. Die ebenfalls enthaltenen Terpene sind vermutlich krebsvorbeugend. Schon alles? Keineswegs, da ist auch noch die antibakterielle Kaffeesäure.

Schlankmachend, cholesterinsenkend, blutdruckregulierend, krebsvorbeugend – das hört sich arg nach Medizin an. Wäre da nicht auch noch **das fein-nussige Aroma**, das ein ausgezeichnetes Gesund-Gemüse gibt. Allerdings nur dann, wenn die Aubergine nicht geschält wird, denn in und unter der Haut stecken die Wirkstoffe. Auch ist die „Großbeere" nichts für Rohköstler, weil sie unerhitzt das leicht giftige Alkaloid Solanin enthält. Diese Eigenschaft hat

Gemüse

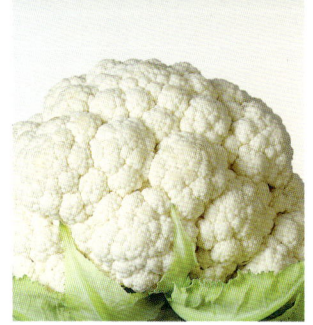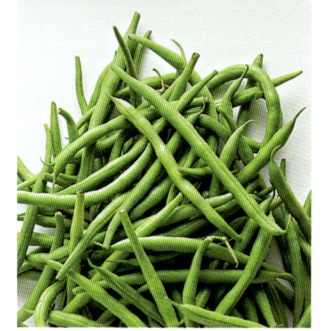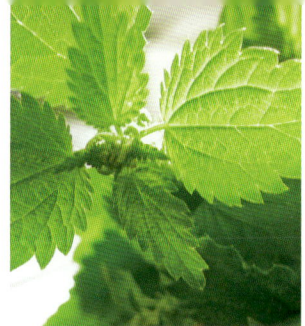

Gemüse

dazu geführt, daß die Italiener die Aubergine „Melanzana" nennen, was von „krankmachender Apfel" herkommt. Aber das ist längst Geschichte, und als wenn sie Abbitte leisten müßten für ihre böse Bezeichnung, feiern die Tifosi die Aubergine heutzutage in allen Variationen, von Weiß über Gelb, bis Violett – und das Ganze auch noch in bunten Streifen.

Vorsicht, die Aubergine zieht gerne Fett an. Ein Trick, um das zu verhindern: In Scheiben schneiden, einsalzen, 30 Minuten ziehen lassen, das Salz wieder abstreifen und dann erst braten. Gut dazu passend: Tomaten, Oregano, Thymian und Rosmarin.

BLUMENKOHL
BESTENS FÜR DIE BESTFORM

Ein Schlankmacher par excellence ist der Blumenkohl. Er enthält kaum Kalorien, kaum Fett, dafür aber ein Füllhorn an Vitalstoffen. Besonders glänzt er mit den B-Vitaminen, etwa der Folsäure sowie einem ganz speziellen B-Vitamin, dem B5. Es hilft dem Körper bei der Herstellung von Kortisol, wovon das bekannte Kortison eine Vorstufe ist – einer der wichtigsten Entzündungshemmer. Sicher mit ein Grund, daß der weiße „Kraushaarkopf" auch als ein guter Krebsschutz, vor allem für den Dickdarm, gilt.

Ein Wasserkopf Aber das ist noch nicht alles: Dazu kommen viele Mineralien und Spurenelemente und 18 verschiedene Aminosäuren – notwendig für den Aufbau von Eiweißen. Und der Blumenkohl ist ein richtiger „Wasserkopf", weil er einen hohen Wasseranteil hat – genau das richtige für die schlanke Linie.

Den Blumenkohl möglichst kurz in Salzwasser blanchieren, mit Salz, Pfeffer, Muskat würzen. Der Kräuterkoch Jean-Marie Dumaine nimmt noch Lavendel dazu.

BOHNEN
DAS DIABETES-GEMÜSE

Mein Lieblingsgemüse! Schon immer hat mich die grüne Hülsenfrucht fasziniert, was sicher auch damit zusammenhängt, daß ich mit meinem Vater schon als Kind meterhohe Stangen in den Acker gerammt habe, an denen sich dann die Bohnen hochrankten. Im Prinzip bereite ich die Bohnen immer noch so zu, wie sie meine Mutter gemacht hat: blanchieren, gehackten Knoblauch anschwitzen, Bohnen dazu, Pfeffer, Salz und reichlich Bohnenkraut dazu, was ein perfekter Entzündungshemmer ist. Schnell und gut – und zuckersenkend.

Insulin, zack! zack! Denn Bohnen enthalten einen immer noch nicht ganz enträtselten Stoff: das Glukokinin, der ähnlich wie Insulin dafür sorgt, daß in der Leber Zucker abgebaut wird. Doch es kommt noch besser: Bohnen sind auch ein hervorragender Lieferant von leicht verdaulichem Eiweiß, dem wichtigsten Stoff für einen funktionierenden Zellstoffwechsel. Ein richtiger Jungbrunnen also, oder wie es heute heißt, ein „Anti-Ager". Habe ich noch etwas vergessen? Ja, klar: Vitamin A für's Sehen, Folsäure für's Gewebe. Müßte fast in der Apotheke verkauft werden.

BRENNESSEL
MAGIER AUS DEM UNTERHOLZ

15 magische Stoffe beschreibe ich im Kapitel mit den natürlichen Zuckersenkern. Einen herausragenden Platz nimmt dabei die Brennessel ein, weil die von vielen als Unkraut gescholtene Nessel über zwei ganz besondere Eigenschaften verfügt: Sie fördert die Insulinproduktion, ist also ein direkter Zuckersenker. Und sie läßt die Kohlenhydrate nicht so schnell ins Blut fließen, ist also auch ein Resorptionsverzögerer.

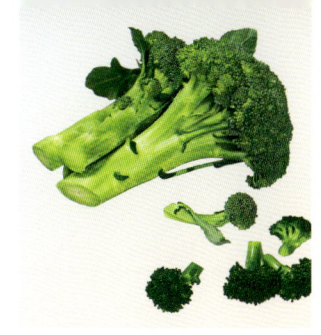
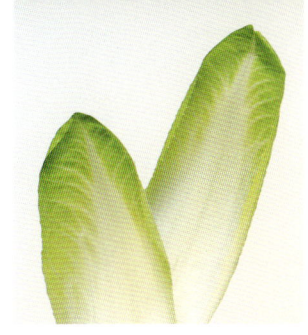

Doch die Brennessel ist nicht nur eine Medizinpflanze, sondern auch ein ausgezeichnetes Gemüse. Im Kapitel „Frühling" bei den Rezepten finden Sie Anregungen, was Sie damit machen können. Und beim Essen können Sie überlegen, warum so eine wichtige Pflanze immer noch bei vielen ein „Unkraut" ist.

BÄRLAUCH
BÄRENSTARK IN DEN FRÜHLING

Unsere germanischen Vorfahren wußten noch, was Männer stark macht. Weshalb sie den im Frühling plötzlich herausschießenden, Bärenkräfte verleihenden „Waldknoblauch" Bärlauch nannten. Da ist was dran, denn die nur wenige Wochen im Jahr wild wachsende (ich kenne niemanden, der ihn anbaut) grüne Blattpflanze steckt voller Eisen, was die Sauerstoffversorgung verbessert, und die Schwefelverbindungen putzen die Arterien durch, schwemmen das abgelagerte Cholesterin heraus. Außerdem werden Leber und Galle entgiftet, eingenistete Pilze im Darm vernichtet – insgesamt also eine komplette Frühjahrskur von der Waldwiese.

Obwohl der Bärlauch mehr Schwefel als Knoblauch enthält, ist sein Geruch weit weniger intensiv – ein großer Vorteil für empfindsame Nasen. Dennoch, seinen charakteristischen Geruch behält er immer – was gut ist. Denn praktisch gleich sieht das Maiglöckchen aus. Nur das ist hochgiftig, aber völlig geruchlos. Also Bärlauch immer frisch pflücken (er welkt auch sehr schnell), nur dann wirkt er.

Spaghetti mit Bärlauchpesto Schade nur, daß die Fitneßkur so schnell wieder verschwindet. Konsequenz: In der Saison häufig essen, etwa so: Eine Handvoll Bärlauch in Streifen schneiden, salzen, pfeffern, ein wenig Zitronensaft, ein Schuß Olivenöl. Alles pürieren und unter Spaghetti aus Hartweizengrieß geben.

BROKKOLI
VITALBOMBE „SPARGELKOHL"

Schon wieder so ein wohlschmeckender Gesundheitshammer. Der in den letzten Jahren fast zum Modegemüse gewordene Brokkoli, der auch „Spargelkohl" genannt wird, hat tolle Wirkungen: Er hilft beim Abnehmen (was nicht alle glauben), und er beugt nach Expertenmeinung dem Krebs vor. Fürs Schlankwerden sind spezielle Enzyme verantwortlich, welche die Fettzellen attackieren. Für den Krebsschutz sorgen sogenannte Glukosinolate.

Aber auch Sportler und Sportmuffel profitieren von der Vitalgranate, wenn sie den Brokkoli roh essen. Denn dann belohnt er mit Magnesium, ohne das die Muskeln bald schlappmachen. Die Liebhaber des Faulseins verwöhnt der Krauskopf mit einem enorm hohen Gehalt an Kalium, das entwässert und Blutdruck senkt. So wird wenigstens das Herz geschont, wenn schon unbedingt die Beine „geschont" werden müssen.

Zur Familie des Blumenkohls gehört der Brokkoli – und entsprechend sensibel ist er. Auch er mag keine Hitze, gibt seine Vitalität am besten bei Temperaturen von unter 60 Grad ab, also leicht dünsten, woken – oder eben roh.
Was sehr gut dazu paßt: Geröstete Sesamkörner und gehobelter alter Ziegenkäse.

CHICORÉE
EIN GESUNDER WECHSELBALG

Auch wenn´s botanisch falsch ist, aber eigentlich ist der Chicorée ein „Nachtschattengewächs". Denn von der Pflanze werden die Wurzeln ausgegraben, die Blätter entfernt – und dann wird die Wurzel wieder in Sand-Torf-Kästen vergraben, wo der Chicorée zu einem weißlichen Strunk heranreift. Je heller und fester er ist, desto besser

Gemüse

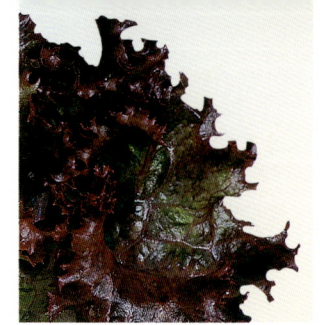
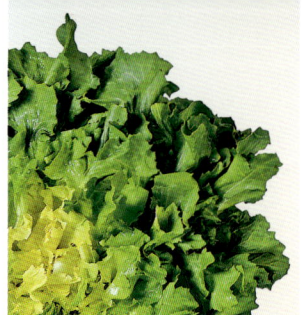

ist er. Denn einmal ans Licht gelangt, wird diese Zichorienart schnell welk, vor allem, wenn sie nicht vor Licht geschützt wird.

Die mäßig ballaststoffreichen Sprossen sorgen dafür, daß die Nahrung nicht zu lange im Darm bleibt, daß fette und cholesterinhaltige Stoffe besser ausgeschieden werden. Damit ist Chicorée ein guter Entgifter des Körpers und nützlich für die schlanke Linie.

Licht und Schatten Was für´s allgemeine Leben gilt, stimmt auch im Gemüseleben. Wo Licht ist, ist auch Schatten. Weil der Chicorée so ein guter Ausscheider ist, kann es passieren, daß er auch Stoffe mitnimmt, die der Körper gut gebrauchen kann, etwa das für Diabetiker besonders wichtige Zink. Was tun? Essen, aber halt nicht jeden Tag.

Meistens mache ich die weißen, in Ringe geschnittenen Stangen nur mit Essig und Öl, Salz und Pfeffer an. Aber ich habe den Salat auch schon mit Orangensaft verfeinert oder zusammen mit Blauschimmelkäse genossen.

ROTER CHICORÉE
AUCH RADICCHIO GERUFEN

Vom Alphabet paßt der Radicchio nicht hierher, von der Botanik schon. Deshalb steht er hier. Der rote Salat gehört in dieselbe Familie wie der Chicorée – nur daß er etwas bitterer ist.

Ein Riesenvorzug der roten Blätter: Sie gibt es im Winter. Und in der dunklen Jahreszeit kommt ein Vorzug besonders zum Tragen, das reichlich vorhandene Vitamin A, das den Augen Kraft gibt. Das Spurenelement Kalium macht der trägen Verdauung Beine. Dazu noch die blutbildende Folsäure plus eine ordentliche Portion Vitamin C – so verliert der Winter seinen Schrecken.
Gerne würze ich den „Roten Riesen" (weil er so segensreich im Winter ist) mit frischer Petersilie. Aber auch kleingehackte Walnüsse passen hervorragend.

ENDIVIENSALAT
„IM JANUAR WACHSEND"

So heißt auf Arabisch Endiviensalat – und diese Bezeichnung ist höchst treffend. Denn gerade in der kalten Jahreszeit ist der festblättrige Salat ein wunderbarer einheimischer Vitalstofflieferant. Jetzt, wo der Magen oft träge rumpümpelt, bringen ihn die leichten Bitterstoffe, die Intybine, wieder in Schwung. Das leicht Bittere kommt daher, daß der Salat aus der Familie der Ziccchorie stammt, der Mutterpflanze für den beliebten Chichorée.

Doppelt so viele Vitamine wie der Kopfsalat hat der Endiviensalat – was ebenfalls höchst praktisch ist. Denn in der grippereichen Zeit braucht der Körper besonders viel Lebenskraft, etwa in Form des enthaltenen Sehvitamins A oder des Multitalentes C. Ebenfalls äußerst nützlich ist der Mineralstoff Kalzium, der die Knochen fest macht, die Ner-

---

Jedes Gemüse ist gesund?

Ja, das habe ich gesagt – und sollte hinzufügen: Jedes Gemüse als alleinige Kost ist ungesund. Essen Sie nur eine einzige Gemüsesorte, und zwar in großen Mengen, riskieren Sie eine mangelnde Zufuhr von in dieser Gemüsesorte fehlenden Mikronährstoffen. Weiterhin ist ja jedes Gemüse erst durch lange Züchtungsreihen zu gut genießbarer und leicht verdaulicher Nahrung geworden. Fast jedes Gemüse hat trotzdem noch geringe Mengen von wenig genießbaren oder sogar ungesunden Inhaltsstoffen bewahrt, welche aber nur bei regelmäßigem Verzehr großer Mengen einer Gemüsesorte schaden können. Daher bleibt es dabei: Jedes Gemüse ist gesund.

Ihr Prof. Hubert Kolb

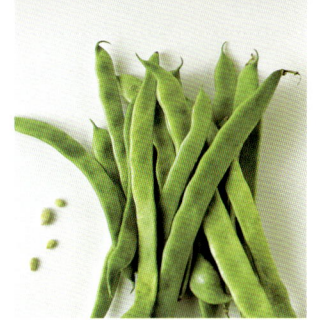
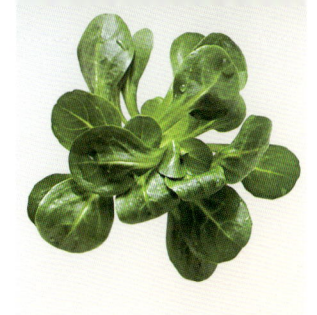

ven miteinander perfekt kommunizieren läßt und an der Freisetzung der mächtigen Hormone beteiligt ist – wozu auch der Zuckerregulierer Insulin gehört.

Start me up! Wichtig ist, daß der Salat zu Beginn einer Mahlzeit gegessen wird. Denn die Endivie verfügt über die „Stärke" Inulin, die den Magen angenehm weitet – was dem Gehirn sehr schnell ein Sättigungsgefühl signalisiert – ein wichtiger Trick gegen die gefürchteten Winterpfunde. Normalerweise bin ich mit Knoblauch am Salat zurückhaltend. Aber bei der Endivie ist er ein Muß! Nicht nur, weil er den kräftigen Geschmack wunderbar zur Entfaltung bringt, sondern weil er auch entzündungshemmend (Winterszeit!) ist. Noch verstärken läßt sich dieser antiinflammatorische Effekt durch scharfen Senf.

ERBSEN
DIE PROTEIN-PILLE

Was macht den Unterschied? Sie essen eine Currywurst mit Pommes und noch eine Sahnetorte. Oder Sie essen 100 Gramm Erbsen. Wenn Sie die Erbsen essen, dann haben Sie zehnmal mehr lebenswichtiges Eiweiß aufgenommen als mit Wurst, Pommes und Sahnetorte. Diesen interessanten Vergleich macht Klaus Oberbeil in seinem sehr lesenswerten Buch „Obst und Gemüse als Medizin" (Südwest Verlag).

Erster! Auf griechisch heißt Eiweiß Protein. Und das bedeutet „Erster". Ein zutreffender Name. Denn Eiweiß bildet die Grundstruktur der Zellen, ohne „Erster" gäbe es keinen Blutfarbstoff Hämoglobin, keine Hormone, keine Enzyme – kein Leben. Und wo ist dieser Lebensstoff am besten zu finden? Eigentlich in Milchprodukten, Eiern, Fisch, Meeresfrüchten und Fleisch. Aber in vielen Fleischsorten sind die Eiweiße häufig mit größeren Purinmengen (erhöhte Harnsäure!) verbunden. Daher ist pflanzliches Eiweiß vorzuziehen, vor allem wenn lästige Plagen wie Gicht drohen.

Nun habe ich Sie hoffentlich genügend begeistert für die Protein-Pille Erbse. Denn die runden Dinger strotzen vor leicht aufnehmbaren Eiweißen – und haben gleich noch eine gewaltige Ladung Vitamine und Mineralstoffe im Gepäck. Etwa den Radikalenfänger Vitamin E, die für Diabetiker so wichtigen B-Vitamine und dann noch Zink für die Hautgesundheit.

Medizin als Genuß! Hört sich fast so an wie ein Medizinlexikon, was ich da schreibe. Aber keine Angst, wir bleiben schlemmende Diabetiker. Da sind gerade junge Erbsen im frühen Sommer ein wahres Gedicht. Wenn ich die auspule, muß ich schauen, daß für die Gäste noch was da ist – denn ich kann kaum widerstehen und nasche unentwegt an den leicht süßen Dingern. Süß? Ja, aber keine Sorge, den Blutzucker belasten sie nicht – vorausgesetzt Sie machen kein Erbsenpüree daraus, sondern dünsten sie schonendst in ein wenig Butter. Denn die Bio-Bombe Erbse kann ihre Vitalkraft nur dann optimal entfalten, wenn sie kaum erhitzt oder gar lange gekocht wird.

Kleiner Tip: Tiefgekühlte Erbsen gibt es das ganze Jahr – und sie enthalten bis auf ein paar Ausnahmen noch das gesamte gute Spektrum.

FELDSALAT
JE KLEINER, JE BESSER

Denk ich an Feldsalat in der Nacht, bin zum Gärtner ich bald gemacht. Gut, gut, es reimt sich nicht richtig. Aber warum ich hier überhaupt zum Hobbydichter werde, hat einen tieferen Grund: „Ich will Nüßle-Salat haben!" Das ist mein stummer Hilferuf, wenn ich mal wieder diese „Hasenohren" sehe, die in Städten wie Köln und Berlin als

Gemüse

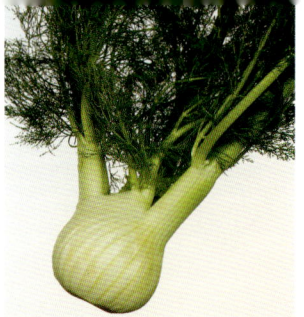

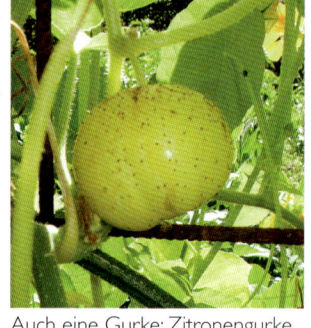

Auch eine Gurke: Zitronengurke aus meinem Garten

Feldsalat angeboten werden. Feldsalat, der diesen Namen verdient, heißt bei uns im Südbadischen „Nüßle", weil er ganz klein wie eine Nuß ist und auch so schmeckt.

Sie sind im Winter oft müde? Es könnte am Mangel an Eisen liegen. Auch hier bietet der Wintersalat (ist ein Frost darübergegangen, schmeckt er am besten) Rettung: Er enthält genügend Eisen, damit wieder genügend rote Blutkörperchen gebildet werden können – und die transportieren den muntermachenden Sauerstoff, etwa in die Zellen, wo die zuckererhöhende Glukose verbrannt wird. Was kann sich ein Diabetiker Besseres wünschen? Noch was Gutes: Feldsalat hilft bei der Synthese von Vitamin A, ja genau dem: Dem Sehvitamin. Was ja gerade für Diabetiker mit ihren oft schlechten Augen (ich weiß, wovon ich rede) ein Segen ist.

My way Wie ich den Nüßle anmache? Im „Winter" habe ich ein Rezept dafür. Was ich darin nicht sage, Ihnen hier jetzt ganz leise verrate: Ein Spritzer „Maggi" schadet nicht. Wenn jemand sagt, „da ist Maggi drin", dann war´s zu viel.

FENCHEL
FÜR EINE FITTE VERDAUUNG

Im Doppelpack wirkt der Fenchel: Sowohl als leckere Gemüseknolle wie auch als heilender Samen. Doch beide Male wirkt er ähnlich, er hilft bei der Verdauung, er löst Krämpfe im Magen, er wirkt schleimlösend bei Erkältungen. Auch ist die Knolle sehr faserreich, also voller Ballaststoffe. Und die transportieren die Fette schnell ab, sodaß der Fenchel die berühmt-berüchtigten Triglyzeride (das sind die Blutfette – und die sind oft zu hoch) zuverlässig senkt.

Samennuß Sehr gerne habe ich auch die angenehm nussig schmeckenden Samen des Fenchels. Gerade im Winter kaue ich die gerne, sie geben einen guten Atem und erzeugen im Magen ein angenehm wohliges Gefühl.

Auch ein großer Vorzug dieses schon von den Griechen und Römern kultivierten Gemüses: Er kommt auch im Winter aus den Mittelmeerländern frisch zu uns – und da ist das darin enthaltene Vitamin C besonders willkommen. Im „Winter" steht ein Rezept von mir, wo ich mit dem Fenchel besonders schonend – und wie mir andere bestätigen – besonders schmackhaft umgehe.

GURKE
ABFANGJÄGER FÜR RADIKALE

„Gurken wirken entgiftend", schreibt die Deutsche Krebsgesellschaft über eines unserer Lieblingsgemüse. Das liegt daran, daß die zu 95 Prozent aus Wasser bestehende Kukumber sehr schnell den Magen passiert und dabei Giftstoffe gleich mitnimmt. Was auch noch den angenehmen Nebeneffekt hat, daß das grüne Fruchtgemüse ideal fürs Abnehmen taugt – schließlich stecken praktisch keine Kalorien drin.

Trotzdem muß niemand darben. Im Gegenteil. Das Vitamin E fängt freie Radikale, bevor sie Unfug anstellen können, etwa den Krebs begünstigen. Außerdem macht die Gurke den Parasiten im Darm das Leben schwer durch das eiweißspaltende Enzym Erepsin. Aber die uralte, wohl aus Indien stammende Frucht wirkt nicht nur segensreich im Innern des Körpers, sondern verschönert die Haut und heilt die Folgen des Sonnenbrands, wenn sie äußerlich angewandt wird.

Ein sommerlicher Hochgenuß ist für mich die Gurke. Selbstverständlich schäle ich sie nicht (die wertvollen Bestandteile sind in der Schale), da ich nur frische regionale Ware vom Bio-Stand einkaufe. Ideale Kräuter dazu sind

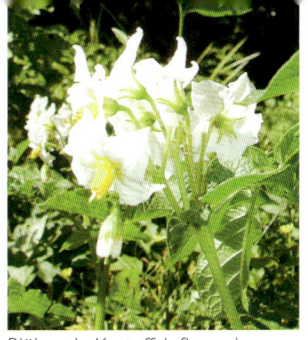
Blühende Kartoffelpflanze in meinem Garten

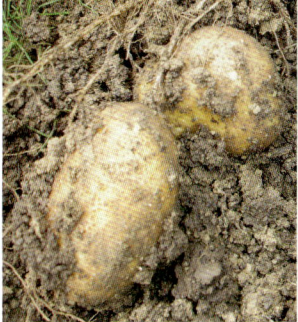
Festakt: Die ersten eigenen Kartoffeln

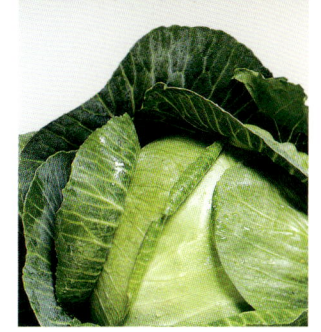

Dill und Borretsch. Aber auch mit einer frisch gezupften Minze habe ich schon tolle Erfahrungen gemacht.

Best of Bitter Ich schätze besonders die bitteren Exemplare, da sie noch appetitanregender sind, da sie noch verdauungsfördernder sind – und damit auch zuckerbalancierend. „Früher waren die Gurken meist bitter", schreiben Biologen der Universität Marburg. Manchmal muß früher eben wieder morgen werden.

KARTOFFEL
AM BESTEN AL DENTE

Wie so vieles, was heute selbstverständliches Grundnahrungsmittel ist, stammt auch die Kartoffel aus Südamerika – ebenso wie etwa die Tomate, die Schokolade, der Paprika. Ihre gesamte Ernährung bauten die Inkas auf der braunen Knolle auf, die bei uns der Alte Fritz durchsetzte – und auch hierzulande ist das Nachtschattengewächs längst die Nummer eins auf dem Speisezettel.

Eine kluge Entscheidung der Verbraucher. Schließlich überrascht uns das Nachtschattengewächs mit einem Füllhorn an Mineralien, Spurenelementen und Vitaminen. Besonders auffallend ist der hohe Gehalt an Vitamin C sowie die B-Vitamine. Wichtig für Diabetiker sind das insulinaufbauende Zink, das Stoffwechsel-Mineral Magnesium und das wichtige Kalzium.

Vorsicht verlangt die Knolle aber vom Diabetiker – und anderen, die nicht dick werden wollen. Denn die überreich enthaltene Stärke treibt schnell den Blutzucker nach oben – vor allem, wenn die Kartoffel zu Brei gekocht wird. Messen Sie mal, Sie werden überrascht sein. Also, je „al denter" Sie die Knolle bereiten, desto besser – was meist auch besser schmeckt. Probieren Sie einmal rohe, in Scheiben geschnittene Kartoffeln, die Sie im Olivenöl anbraten und mit abgezupftem Rosmarin würzen. Da brandet selbst im tiefsten deutschen Winter das Mittelmeer an Ihre Stubentür.

Spezialtip 1: Wenn Sie den hohen glykämischen Index von Kartoffeln (also den Übergang der in der Stärke enthaltenen Kohlenhydrate ins Blut) verlangsamen wollen, dann tun Sie in den Kartoffelbrei (heißt im Badischen Kartoffelstock, das klingt nicht so babyhaft) reichlich Butter oder Olivenöl. Aber bitte nicht zu oft, denn viel Fett heißt auch irgendwann viel Pfunde.

Spezialtip 2: Der Preßsaft frischer Knollen ist ein idealer Säurebinder – gut für Leute mit Sodbrennen.

KOHL
„KAPPES" FÜR DIE WELT

„Am deutschen Wesen soll die Welt genesen", sagte mal ein deutscher Kaiser. Ob er damit wohl gemeint hat, die Welt solle am deutschesten aller deutschen Gemüse, dem Kohl, ihre Rettung finden? Sicher nicht, sinnvoll wäre es allerdings: „Eine der wertvollsten Gemüsearten", lobt die Deutsche Krebsgesellschaft den Kohl, den die Kölner respektlos „Kappes" nennen.

Grünkohl: All in one

„Grünkohl ist ein so tolles Lebensmittel, daß man es eigentlich täglich auf dem Tisch haben sollte", schreibt Klaus Oberbeil in seinem Buch „Obst & Gemüse als Medizin". Was für eine Eloge auf ein Gemüse, das schnell wächst, anspruchslos ist und kaum etwas kostet. Auf dem Markt in Lörrach habe ich mal drei große Blätter des krausen Kopfes gekauft, die für eine ganze Großfamilie gereicht hätten. 60 Cent wollte die Bauersfrau. Ich hab´ ihr dann noch für 40 Cent einen Berg Rukola aus dem Freiland abgekauft, damit ich ihr einen Euro geben konnte.

Gemüse

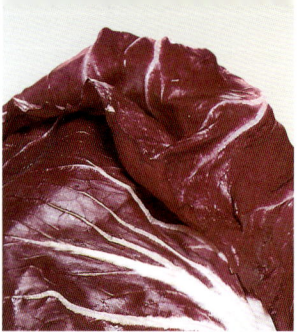
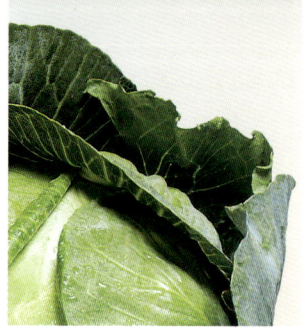

Friesenpalme Doch welche Schätze bergen die Blätter der „Friesischen Palme" (so genannt wegen des Wuchses): Vor allem Vitamin C steckt reichlich drin – und das sogar noch, nachdem der Kohl sanft gegart wurde. Berühmt ist der Grünkohl für seinen sehr hohen Gehalt an Beta-Carotin, aus dem der Körper das Sehvitamin A gewinnt. Dieses auch Retinol genannte Vitamin steuert das Zellwachstum und ist unerläßlich für die Hormonproduktion, etwa das Diabetiker-Hormon Insulin.

Kein Kraut gewachsen Aber noch viele andere Stoffe sind in dem „All-in-one-Allrounder". Erwähnen möchte ich noch die antibakteriellen Glukosinolate und die zell-aktivierende Folsäure. Dazu der Knochenbaustoff Kalzium. So räuberisch geht der Grünkohl zu Werke, entzieht dem Boden buchstäblich alles, was er kriegen kann, daß für die nächsten Jahre kaum ein Kraut, schon gar kein kohliges Grünkraut an der Stelle gedeiht. Da zeigt es sich halt, daß der Grünkohl der engste Verwandte des Wildkohls ist, den schon die Alten Griechen gesucht haben.

Schmeckt! Lange habe ich gebraucht, bis ich mir den Grünkohl kulinarisch angeeignet habe. Es braucht Zeit, sich an den intensiven Geschmack zu gewöhnen, der am besten ist, wenn mal richtig Frost über die Palme des Nordens gegangen ist. Ich nehme dann möglichst junge, zarte Stücke, schneide sie in Streifen und blanchiere sie sanft in Olivenöl, würze mit Salz, Pfeffer, Muskat. Der Kohl muß noch richtig Biß haben – dann ist er ein Gedicht.

Rotkohl: Liebt den guten Wein

Nie gab´s Grünkohl bei uns zu Hause, das war wohl etwas „Norddeutsches". Dagegen erinnere ich mich an wahre Rotkohl-Feste, wo das rote Kraut etwa mit einer schönen Gans und Maronen gegessen wurde.

So bereite ich heute den Rotkohl zu: Zwiebel in einem Butter-Öl-Gemisch anschwitzen. Darin einen gewürfelten Apfel karamelisieren (es geht auch eine Quitte). Dann das gehobelte Kraut untermengen, ein Lorbeerblatt dazu, umrühren, mit reichlich Rotwein ablöschen und köcheln, sodaß er noch bißfest ist. Wer will, kann eine Nelke, kann Zimt dazutun. Am besten den Wein trinken, der in dem Kraut ist – so kippt man schon keinen schlechten dran.

Ach so, gesund ist der Rotkopf auch. Vor allem das viele Eisen läßt den Sauerstoff zirkulieren, auch Vitamin C ist genügend da sowie das den Wasserhaushalt regulierende Kalium. Es sorgt auch dafür, daß die Kreislaufprozesse ohne Aufgeregtheiten ablaufen.

Weißkohl/Sauerkraut: Vitalvitamin B12

„Berühmt" ist der Weißkohl für seine fermentierte Form: als Sauerkraut. Das kleingeschnittene, mit Salz unter Luftabschluß hergestellte Kraut ist eines der wertvollsten Lebens-Mittel überhaupt – und es ist ein wichtiger Zuckersenker, wie Sie unserer Liste der 15 natürlichen Regulierer entnehmen können.

Deutsch-Chinesisch Noch etwas anderes macht das „Kraut der Deutschen" (das allerdings die Chinesen erfunden haben) so einzigartig: Es ist wohl das einzige pflanzliche Lebens-Mittel, welches das lebenswichtige Vitamin B12 enthält. Das kommt aus den Bakterien, welche an der Vergärung zum Sauerkraut beteiligt sind. Cobalamin, so ein anderer Name, ist unerläßlich für die Zellteilung, die Blutbildung und den Bau der Nervenfasern. Es aktiviert die Folsäure, die dann wiederum dafür sorgt, daß die gefäßruinierende Aminosäure Homozystein unschädlich gemacht wird. Eine Sache, die besonders für Diabetiker wichtig ist, weil der Homozystein-Spiegel sehr häufig überhöht ist.

Aber auch wer orale Antidiabetika wie etwa Metformin schlucken muß, braucht dieses so rare Vitamin, das sonst nur in tierischen Quellen vorkommt. Die anderen Vitamine der B-Gruppe sind ebenfalls vorhanden, dazu muntermachendes Vitamin C.

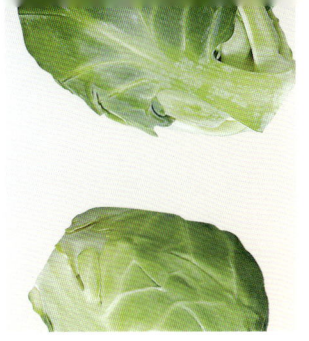
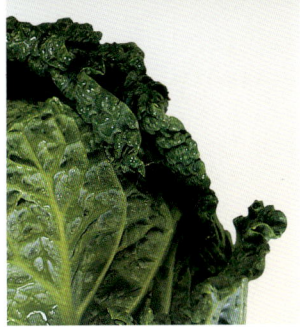
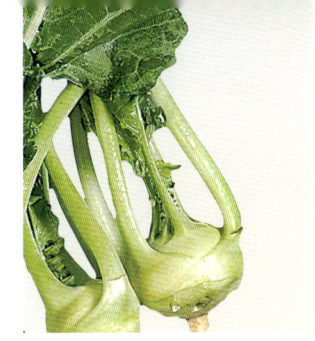

Das „Kraut der Diabetiker" ist so gesehen das Sauerkraut. Und wie toll es auch schmeckt, sehen Sie im „Sauerkraut-Festival" bei den Winter-Rezepten.

Rosenkohl: Die Variante für Feinschmecker
Den hatten wir immer im Garten. Und ich erinnere mich bis heute an die klammen Finger, wenn ich die kleinen Röschen abgepult habe. Und ich erinnere mich daran, daß dieser Kohl immer etwas Feines, etwas Festliches war. In der Tat ist der Name berechtigt, Rosenkohl, das ist schon etwas Filigraneres, im Geschmack Eleganteres.

Doch Kohl bleibt Kohl. Wenn´s um die Wirkung geht, sind auch die kleinen Röschen treue Diener der Gesundheit. Zu nennen wäre da vor allem das Vitamin B1, das auch den vornehmen Namen Thiamin trägt. Es fördert den gesunden Appetit, hilft der Konzentration auf die Beine und regelt dem Diabetiker die Energiegewinnung aus den Kohlenhydraten. Spaß macht auch gerade im Winter der Gehalt an Folsäure. Denn dieses Vitamin B9 läßt die Zellen sich wieder vermehren, unterstützt die Blutbildung und befördert die gefäßverstopfende Aminosäure Homozystein aus den Blutbahnen – gerade für Diabetiker ein geradezu lebenswichtiger Vorgang.

All diese wunderbaren Wirkungen treten natürlich nur ein, wenn die Röschen standesgemäß, also zart behandelt werden. Leicht mit ein wenig Wasser dünsten, salzen, pfeffern, muskaten – das ist alles, was ein köstliches Gericht braucht.

Wirsing: Liebt Väterchen Frost
Ähnlich wie der Grünkohl läuft der Wirsing erst zur Hochform auf, wenn ihn der Eiseshauch des Frostes gestreift hat. Dann wird er knackig-bekömmlich und ein Gemüse, mit dem ich sehr gerne koche. Etwa die inneren, zarten Blätter blanchieren und darauf ein Lachsfilet legen und mitdünsten – dieser Kohl hat die Raffinesse, auch solch einen edlen Fisch auszubalancieren.

KOHLRABI
SCHMACKHAFT GEGEN SÄURE

Schon wieder etwas, was ich als Kind schon im heimischen Garten erlebte – und etwas, was ich immer noch sehr gerne esse. Besonders schätze ich den charakteristischen Geschmack, der von Senfölen kommt, wie sie auch in Radieschen sind. Doch die Knolle schmeckt nicht nur gut, sie hat auch kaum Kalorien.

Also vom Sommer bis in den Winter regelmäßig den Kohlrabi auf den Tisch – und möglichst welchen aus biologischem Anbau. Denn die Knolle holt alles aus der Erde, was sie kriegen kann (und im Zweifel vielleicht auch ein paar Spritzmittel zuviel). Wenn die grünen oder roten (ich habe nie einen geschmacklichen Unterschied gemerkt) Kohlrabi optimal geraten, dann prunken sie mit einer Fülle an Vitaminen und Spurenelementen, daß es eine Freude ist.

Sehr wichtig für viele Übersäuerte unter uns: Die Kohlrabi wirken basisch, senken also den Säurespiegel, weil sie viele Kaliumverbindungen enthalten, welche einen Überschuß an Säuren neutralisieren können. Noch ein Vorzug: **Kohlrabi sind fast ein „Fast Food"**: Schälen, in Scheiben schneiden, Schalotte im Olivenöl andünsten, Scheiben und das kleingeschnittene Kraut vom Kohlrabi dazugeben, ein paar Minuten dünsten. Dann, ganz wichtig: Muskat dran, ein wenig Salz und Pfeffer. Fertig. Manchmal bin ich übrigens noch „faster": Zarte Knollen esse ich schon mal roh.

Spitzenköche für Spitzengemüse!
„Zum gegenwärtigen Zeitpunkt gehört ein intelligenter Umgang mit Gemüse zu den in hohem Grade überfälligen Maßnahmen der Spitzenküche."
Essenskritiker Jürgen Dollase in der FAZ

Gemüse

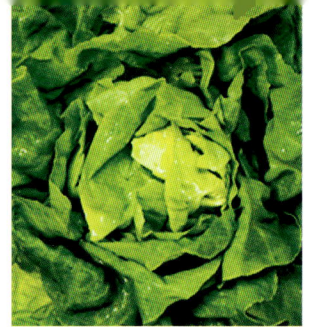 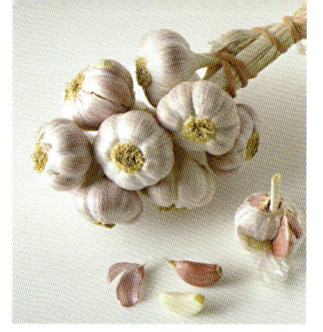 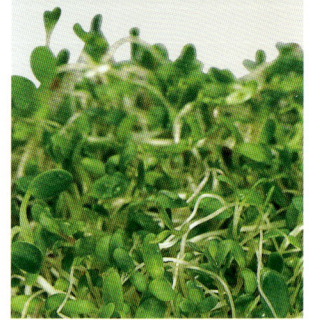

Gemüse

KOPFSALAT
VORTRITT DEM KLASSIKER

Nur wegen einem fahre ich im Sommer manchmal extra in Köln zum Bio-Markt: Wegen frischem Kopfsalat vom Gut Bollheim. Vielleicht spielen wieder einmal die Kindheitserinnerungen mit (wir hatten ihn natürlich immer im Garten), aber er ist für mich neben Endivien- und Feldsalat das Größte. Aber auch bei den Bio-Bauern winke ich nur ab, wenn sie mir den Kopfsalat in Form von Batavia, Eisberg, Lollo Rosso verkaufen wollen. Ein Gärtner hat mir übrigens mal verraten, warum der Klassiker Kopfsalat immer mehr zurückgedrängt wird: „Die anderen Sorten sind pflegeleichter, halten länger, aber sind auch nicht so geschmackvoll."

Frischer, wenig gedüngter Kopfsalat aus dem Freiland (der aus den Gewächshäusern hat oft zuviel Nitrate) ist geschmacklich unschlagbar. Mit Frühlingszwiebeln oder den Röhren davon, mit Kräutern wie Zitronenmelisse, Liebstöckel, Pimpernelle, Schnittlauch, Petersilie (nicht alle auf einmal, ich wechsle gerne), ein wenig Senf, Öl, Essig, Salz ist der Salat auch in Windeseile fertig – und ich esse ihn auch sofort, denn er wird stehend nicht besser. Wie glücklich wäre ich deshalb, es gäbe einmal ein Gasthaus, wo es einen derart frisch angemachten Salat gibt. Das wäre große Kochkunst, aber das ist vielen unserer immer nach Sternen schielenden Köchen natürlich zu trivial.

Schmeckt gut, aber tut er auch gut? Und wie! Prinzipiell ist Salat basisch, wirkt also entsäuernd. Deshalb verspeise ich ihn täglich, wenn´s geht. Dann ist auch hier wieder das Magnesium drin, das unserem Herzen und ganz speziell dem Stoffwechsel des Diabetikers eine Wohltat ist. Dazu gesellt sich ein psychologischer Vorteil speziell dieses Salats mit seinen großen festen Blättern (sind sie labbrig, esse ich den Salat nicht): Wie ein kleiner Berg häuft sich der Salat auf dem Teller und vermittelt das Gefühl, schon mal ordentlich was gegessen zu haben – es stellt sich also ein subjektives Sättigungsgefühl ein – auch wenn sich kalorienmäßig kaum etwas abgespielt hat.

Psychotrick Wichtig ist es, den Salat gleich zu Beginn einer Mahlzeit zu essen. Dann hat das Sättigungszentrum im Hirn schon mal ein erstes Signal erhalten: „Nahrung kommt, Hungergefühl dämpfen". Und schon fällt die kommende Portion Schweinsbraten kleiner aus – deshalb ist die sogenannte Salatbeilage nicht nur kulinarisch, sondern auch ernährungsphysiologisch unsinnig.

KNOBLAUCH
MIT GURKE

Einer der 15 aktiven Zuckerregulierer, über den Sie im nachfolgenden Kapitel alles Nötige erfahren.

Ein kleines Rezept zu dieser Wunderpflanze, die von den Ägyptern über die Griechen und die Römer immer im höchsten medizinischen Ansehen stand: Quark, ein wenig Milch, in Scheiben geschnittene Gurke, Salz, Pfeffer und ordentlich viel frisch gehackten Knoblauch und Borretsch. Vermischen, essen – und sich im Theater eine Einzelloge reservieren.

KRESSE
CHROM GEGEN ZUCKER

Drei Dinge braucht der Diabetiker: Chrom, Zink und Magnesium. Chrom verbessert die Glukose-Toleranz – was nichts anderes bedeutet, als daß das Insulin dem zu vielen Zucker ganz intolerant an den Kragen gehen kann. In der Bierhefe ist Chrom drin (deshalb kommt sie in meinem Müsli vor, das Muessli heißt, weil es ein Muß ist), aber auch die kleine Kresse läßt das Chrom blitzen.

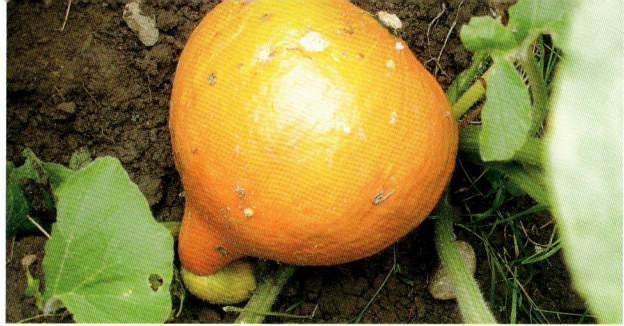
Kürbis: Wächst wie wahnsinnig

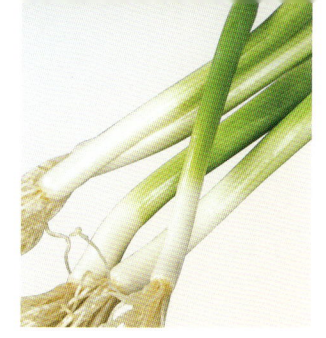

Klein, aber oho, könnte man sagen. Richtig intensiv gekaut, macht die leicht nussig schmeckende Kresse „subjektiv satt", wirkt entschlackend – ein Effekt, den ich schon beim Kopfsalat beschrieben habe. Folgerichtig mische ich die kleine frische Kresse gerne unter die großen Blätter des Kopfsalats.

KÜRBIS
KERNKRAFTWERK

Schon wieder etwas aus Amerika, schon wieder supergesund: Es ist faszinierend, in welch kurzer Zeit die Kürbisse groß wie Fußbälle oder noch mächtiger werden. Noch faszinierender ist: Welche Mengen an Vitalstoffen sie dabei aus dem Boden holen – und an uns Esser weitergeben.

Auch der Kürbis steckt ähnlich wie die Gurke voller Wasser – allerdings nicht ganz soviel, dafür hat er mehr Ballaststoffe. Das sind Fasern, die aus dem Magen und dann dem Darm die giftigen Stoffe abtransportieren. So muß sich die Leber nicht mit diesen Abbauprodukten herumschlagen und bleibt länger fit – und wir vital. Probieren Sie einmal den Saft aus dem Kürbis, da ist das Sehvitamin A, der Radikalenfänger E, der Allrounder C und das Zellvitamin Folsäure drin. Nicht zu vergessen der Insulinbauer Zink und der Insulinsimulierer Selen.

Da lacht doch das Genießer-Herz – und dies nicht nur zur Kürbiszeit. Denn seine ganze Kraft hat der große Kürbis in konzentrierter Form in seine kleinen Kerne gelegt. Prallvoll sind die von ungesättigten Fettsäuren, alles notwendig, um den Stoffwechsel in Schwung zu halten. Fett macht fit! Hier stimmt es besonders. Das ganze Jahr gibt es diese Kerne, doch ich genieße sie sehr gerne auch ganz frisch. Wenn ich aus unserem Garten einen dicken Kürbis hole, ihn aufschneide, dann muß ich aufpassen, daß ich nicht die ganzen Kerne auf einen Satz esse.

Sie wollen die Kerne lieber trinken als essen? Dann empfehle ich Ihnen das ausgezeichnete Kürbiskernöl aus der Steiermark. Es ist angenehm dickflüssig, schmeckt nussig und tut der Prostata gut. Bitte nicht erhitzen, sondern etwas vor dem Servieren in die Kürbissuppe rühren.

LAUCH
FLOTTER BAUCHPUTZ

Bärlauch, Knoblauch, Lauch – eine Troika der gesunden Fitneß. In allen drei Gemüsen spielt Schwefel eine Rolle, sorgt für das scharfe Aroma – wobei das Liliengewächs Lauch der mildeste Vertreter ist. Schwefel, das hört sich so brutal an. Sprechen wir lieber chemisch korrekt von Allizin im Lauchöl, schon kommt das Ganze etwas flotter daher.

Flott geht's auch im Darm zu, wenn das Allizin den Pilzen und Bakterien an den Kragen geht – und für eine gesunde Flora in unserem Bauch sorgt. Wesentlich besser übrigens – und natürlich preiswerter – als das Pillen können. So gesehen mal wieder ein Stück „Natural Functional Food". Vor allem ältere Menschen, deren Darmflora nicht mehr so fit ist, wissen diesen Vorteil zu schätzen – auch weil der Lauch gleich noch dafür sorgt, daß das beim Lebensstil-Diabetes oft lästig hohe LDL-Cholesterin (das liederliche) wieder in seine Schranken gewiesen wird.

Leib und Seele Auf zwei Arten schätze ich den Lauch, den vornehme Menschen auch Porree nennen: In der Suppe und als Gemüse. Eine gute Gemüsebrühe (die natürlich ohne Lauch unvorstellbar ist) leicht erhitzen, dann in Streifen geschnittenen Lauch und grob gehackte Röschen vom Blumenkohl dazu, rund zehn Minuten ziehen lassen, mit feinstgeschnittenem Lavendel verfeinern und den Muskat nicht vergessen. Am liebsten habe ich den Lauch mit Möhren. Die zwei passen wie Leib und Seele zueinander.

Gemüse

Gemüse

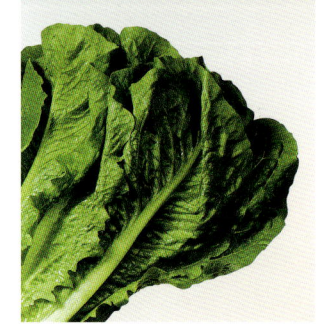

LINSEN
WERTVOLL WIE EIN KLEINES STEAK

Für ein Linsengericht hat Esau sein Erstgeburtsrecht hergegeben. Das Alte Testament mokiert sich über diesen Tauschhandel. Aber vielleicht wußten die alten Schriftgelehrten noch nicht, wie ernährungsphysiologisch wertvoll die runden Körner sind. Denn die kleinen Linsen sind einer der besten Eiweißlieferanten (bis zu 30 Prozent Proteinanteil) – ebenso wertvoll wie ein kleines Steak. Aber natürlich viel gesünder. Denn die Proteine liegen hier so vor, wie sie der Körper optimal verwenden kann, bioverfügbar.

Große Freude bereiten neben dem vitalisierenden Eiweiß gerade den Lebensstil-Diabetikern die Kohlenhydrate der Linsen. Denn der Brennstoff schießt nicht schnell ins Blut, wie das die gute deutsche Eiernudel schafft, sondern geht kontinuierlich in die Adern, sodaß die gefürchteten Zuckerspitzen ausbleiben. Und falls es doch einmal zuviel Kohlenhydrate sind, dann ist die gute Linse wieder zur Stelle und schickt ihr Zink ins Rennen, das beim Aufbau des zuckersenkenden Hormons Insulin hilft. Und damit Sie nach dem Essen nicht müde werden, ist auch noch üppig Eisen in den Linsen (wie die das alles auf so kleinem Raum unterbringen; ist ja fast so was wie ein kleiner Nahrungsmittelchip). Eisen, das hilft, daß genügend muntermachender Sauerstoff transportiert wird.

Probieren Sie einmal die Puy-Linsen aus Frankreich. Sie sind besonders edel mit ihrem intensiven, unvergleichlichen Geschmack und ihrer feineren Schale.

Noch ein wichtiger Trick: Machen Sie Essig an die Linsen. Erstens weil es besser schmeckt, zweitens weil damit die Kohlenhydrate noch langsamer ins Blut gehen.

MANGOLD
DAS GEMÜSE RUFT

Eigentlich müßte Mangold gelb-orange sein. Denn auch er enthält wie die Möhre den Farbstoff Beta-Carotin (Provitamin A), was den Zellen neuen Schwung gibt. Aber das mit dem Spinat verwandte Blattgemüse hat noch viel mehr in petto: Kalzium für die Knochen, Eisen für mehr Sauerstoff im Blut.

Eine Spezialität sind seine Kohlenhydrate, die relativ langsam ins Blut gehen – was diesem Gemüse einen Ehrenplatz an der Tafel des Lifestyle-Diabetikers beschert. Tatsächlich ist es so, daß ich früher kaum etwas mit dem Mangold anfangen konnte. Aber vielleicht ruft einem der Diabetes auch zu: „Iß lieber das, es tut Dir gut." Jedenfalls ist das Grünblatt inzwischen bei mir in den Sommermonaten permanent präsent – auch weil er so schnell zu machen ist: Gehackte Schalotten in Olivenöl anschwitzen, den in breite Streifen geschnittenen Mangold dazu, bei mildester Hitze keine zehn Minuten dünsten, vielleicht noch ein wenig Wasser ankippen. Salzen, pfeffern, muskaten, essen.

Wechselbalg Linsen

Linsen schmecken toll. Leider können nicht alle diese und andere Hülsenfrüchte genießen: wegen des hohen Puringehalts (mehr als in vielen Fleischsorten), der den Harnsäurespiegel kräftig erhöhen kann. Eine Studie der Harvard Medical School an über 90.000 Krankenschwestern findet im Gegensatz zu allen anderen Flavanol(= Polyphenol)-haltigen Gemüsen bei vermehrtem Verzehr von Linsen oder dicken Bohnen ein erhöhtes Risiko für Brustkrebs. Das kann reiner Zufall sein (vielleicht lebten die Krankenschwestern, welche diese einfach in Dosen zu kaufenden Gemüse aßen, weniger gesund als die anderen).

Ihr Prof. Hubert Kolb

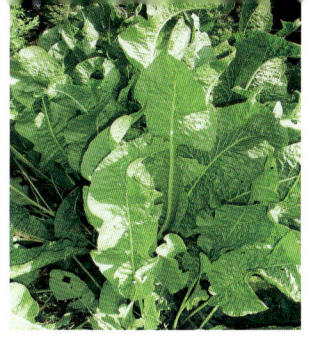
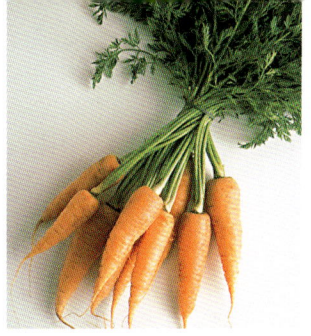

Oben grün, unten braun: Mein ganzer Stolz, der eigene Meerrettich

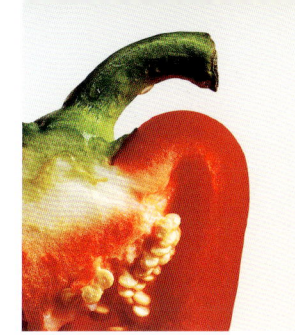

MEERRETTICH
SCHARFE STANGE

Da lacht mein Herz. Und meine Augen tränen. In der Erde wühlen, die Wurzeln des Meerrettich suchen, ihn ausgraben, sofort reiben: Eine Freude. Aber da die scharfe Stange noch viel mehr Senföle hat als der Knoblauch, fließen die Tränen sturzbacharzig. Aber sie fließen für einen guten Zweck, denn die scharfen Säfte sind antibiotisch, lassen die Verdauungssäfte fließen, machen den bösen Bakterien den Garaus, senken den Blutdruck und attackieren sogar Krebszellen.

Alleshaber Aber der Kreuzblütler, der aus den weiten Steppen Rußlands zu uns kam, ist nicht nur scharf, sondern auch ein vollständiges Lebens-Mittel: Kohlenhydrate, Eiweiße, Fette – alles da, dazu noch eine gute Portion Vitamin C, einige der B-Gruppe. Tja, würde er nicht so zu Tränen rühren, er könnte glatt als Grundnahrungsmittel durchgehen.

So bleiben geriebene Stangen eine feine Beilage, etwa frisch gerieben zum Tafelspitz. Aber wer den Kren, wie ihn die Österreicher nennen, nicht so scharf mag, kann ihn auch unter mit Milch gestrecktes Mehl mengen oder mit Äpfeln vermischen, eine Variante, die ich sehr gerne habe. Falls Sie die Chance haben, einmal an die frischen Blätter zu kommen: Kleingeschnitten passen sie gut in den Kartoffelsalat.

MÖHRE
ES WERDE LICHT

Wer Diabetes hat, hat´s oft mit den Augen. Ich weiß, wovon ich spreche, auch bei mir hat der Lebensstil-Diabetes die Augen leicht geschädigt (weil ich die Anzeichen nicht ernstgenommen habe), sodaß ich früher beim kleinsten Sonnenstrahl die Sonnenbrille aufgesetzt habe. Heute macht mir das helle Licht weit weniger aus. Vielleicht liegt es an den Möhren, die ich fast täglich esse.

Möhren sind ein Superstar der Sehkraft! Sie schlagen viele andere Gemüse mit ihrem Gehalt an Vitamin A – und das läßt die Augen funkeln. Wobei das Vitamin genaugenommen als die Vorstufe Beta-Carotin, einem gelben Farbstoff in der Pflanze, vorkommt, aus dem im Körper das Vitamin aufgebaut wird. Nach dem Farbstoff heißen die Möhren auch Gelbe Rüben, was insofern nicht stimmt, weil sie fast immer orange sind. Aber beim Fischkoch Klaus Neidhart auf der Bodensee-Halbinsel Höri habe ich tatsächlich mal gelbe bekommen. Ja, und dann ist da noch das Spurenelement Selen, das eine wichtige Rolle bei der Regulierung des Blutzuckers spielt.

„**Fünf mal täglich**", postuliere ich. Damit meine ich natürlich keine fünf fetten Mahlzeiten, sondern drei leichte – und zwei dazwischen, wie etwa Möhren. Ab und an sollten Sie die Möhre auch mal mit etwas Fett dünsten, dann entlocken Sie der Rübe noch mehr von ihren Vitalstoffen.

PAPRIKA
DEN REGENBOGEN ESSEN

Manchmal komme ich ja richtig ins Staunen: Da esse ich seit ewigen Zeiten Paprika – und denke mir „schmeckt gut" (besonders die mit Hackfleisch gefüllten meiner Mutter). Aber erst jetzt weiß ich, wie wertvoll dieses ursprünglich aus Amerika stammende Gemüse ist. Da ist zuallererst das Alkaloid Capsaicin zu nennen, das für die dezente Schärfe verantwortlich ist. Eine Schärfe, die das Blut besser fließen läßt und die Nahrung schneller transportiert.

Ganz wichtig sind auch die Carotinoide, die immunstärkend sind. Und voller Vitamine stecken die Schoten auch; vor allem der Radikalenfänger C und das Sehvitamin A

Gemüse

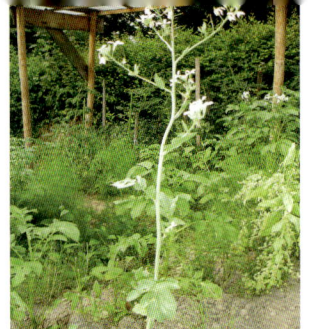 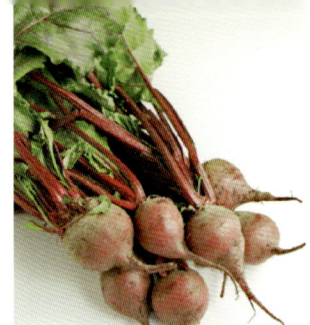

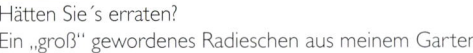
Hätten Sie's erraten?
Ein „groß" gewordenes Radieschen aus meinem Garten

Gemüse

(ähnlich wie in der Möhre) kommen vor – insgesamt macht das alles die bunten Paprikas zu einem prächtigen Antioxidans, führt also dazu, daß die freien Radikalen nach dem Essen nicht sofort in Batallionsstärke im Körper aufmarschieren.

Farbenfrage So, nun weiß ich, wissen Sie eine ganze Menge. Nur, welche Farbe ist die beste? Die Experten sagen die rote, weil da die meisten Vitamine drin sind. Sei's drum, mir schmecken alle drei Sorten – und ich esse so den Regenbogen. Wobei ich inzwischen eine Präferenz für die längliche rote Variante entwickelt habe. Gegrillt ist sie ein Gedicht.

Giftalarm Vor allem die Paprikas, die im Frühjahr aus Spanien kommen, fallen immer wieder unangenehm auf, weil sie voller Schädlingsbekämpfungsmittel stecken. Also lieber auf die gute deutsche Ware warten.

RADIESCHEN
EIN TRAUM FÜR EINEN EURO

Glück kann so einfach sein: Ein Stück Bauernbrot, Butter drauf, dazu in Scheiben geschnittene, gesalzene Radieschen. Wo gibt's dieses Glück? Auf dem Wochenmarkt in Lörrach. „Nicht schon wieder", werden Sie jetzt vielleicht empört ausrufen. Ja, ich will Sie nicht nerven, nur die Qualität der Radieschen ist für mich da um Lichtjahre besser als sonstwo. Da verkaufen die Bauersfrauen feste Radieschen, die auch eine ordentliche Schärfe haben. Zwischen 50 Cent und einem Euro.

Fahnden Sie also nach kleinen scharfen, es lohnt sich. Denn die Schärfe kommt von den Senfölen, wie sie auch im Meerrettich sind. Je mehr davon drin sind, desto besser können diese Öle das machen, wofür die Pflanze sie für sich gebildet hat: Schädlinge abwehren, die sonst das zarte Ding vernichtet hätten, bevor es sich richtig entwickelt hat. Bei Ihnen gehen die Senföle gegen unliebsame Bewohner im Magen und Darm vor – was übrigens wichtiger wird, je älter Sie sind. Denn dann nimmt die eigene Kraft ab, gegen solche Bakterien vorzugehen. Aber Radieschen punkten nicht nur mit Schärfe, sie stecken auch voller Ballaststoffe, die ebenfalls in Ihrem Bauch aufräumen. Und natürlich ist auch ordentlich Vitamin C drin und die zellbildende Folsäure.

Perfekte Diabetes-Prophylaxe Im Prinzip gilt das eben Gesagte nicht nur für die Radieschen, sondern für die Rettiche insgesamt. Aber seltsam, ich esse am liebsten Radieschen, so vier bis fünf am Tag, wenn ich sie frisch und knackig kriege. Von den großen Rettichen mache ich gerne Salat – was zu Beginn einer Mahlzeit eine perfekte Diabetes-Prophylaxe ist: Denn der Essig im Salat verzögert den Blutzuckeranstieg der nachfolgenden Kohlenhydrate. Und die ganze Nahrung wird dank der Schärfe des Rettichs schneller durch den Magen in den Darm geschoben.

ROTE BETE
GRÜSST ZUCKERRÜBE

„Jedes Gemüse ist gesund", sagt Professor Kolb. Das heißt aber nicht, daß jedes Gemüse nach dem Motto „viel hilft viel" gegessen werden sollte. Das gilt etwa für die Rote Bete, die das Heilpflanzenbuch „Schönfelder" als Variante der Zuckerrübe vorstellt. Eine botanische Erklärung für ein Phänomen, das mir beim Blutzuckermessen aufgefallen ist: Größere Mengen „Rahnen" (so heißen sie in der Schweiz) lassen die Werte ganz schön nach oben schnellen, was bei der „Verwandtschaft" ja kein Wunder ist.

Voller Folsäure Sehr viel bescheidener fallen diese Anstiege aus, wenn Sie die rohe Rote Bete zu Saft verarbeiten, etwa zusammen mit einem Apfel und einem Schuß

Warum brauchen Lebensstil-Diabetiker besonders viele Antioxidantien?

Immer wieder weise ich bei einzelnen Gemüsen besonders auf ihre Eigenschaft hin, antioxidativ zu wirken. Was sich so wissenschaftlich abstrakt anhört, hat konkrete Auswirkungen auf die Lebensqualität insbesondere der Diabetiker. Denn die oftmals überhöhten Werte des Blutzuckers nach jedem Essen bewirken einen massiven Anstieg von sogenannten freien Radikalen.

Was sind freie Radikale? Das sind die **Terroristen der Blutbahnen**. Es sind zumeist äußerst bindungsfreudige Sauerstoffatome, die bei Stoffwechselprozessen entstehen. Sind zu viele davon da (ein paar davon braucht der Körper für seinen eigenen Schutz), greifen sie gerne ungesättigte Fettsäuren an und zwingen diese eigentlich guten Fette, sich zu oxidieren (quasi „ranzig" zu werden), sodaß daraus zusammen mit gesättigten Fettsäuren gefährliche Ablagerungen entstehen, mit Herzinfarkten als einer typischen Konsequenz. Der Prozeß, bei dem das passiert, nennt sich oxidativer Streß.

Wie läßt sich der oxidative Streß in Schach halten? Durch bestimmte Vitamine, wie etwa E, aber das vor allem in der natürlichen pflanzlichen Form, weil die künstliche Zufuhr sogar teilweise schädlich ist. Und dann durch viele Stoffe, die ebenfalls vor allem in roten, dunkelgrünen und gelben Pflanzen vorkommen, wie etwa Beta-Carotin. All diese Stoffe heißen Antioxidantien oder platter ausgedrückt, Radikalenfänger.

Das ist der Grund, warum die Antioxidantien so wichtig sind. Und das ist der Grund, warum Gemüse so wichtig ist, denn dort sitzt die größte Abwehrzentrale gegen die Terroristen der Blutbahnen.

Gemüse

Noch viele Unsicherheiten

Sind Antioxidantien wirklich gesund? Viel Falsches wurde hier als sichere Erkenntnis verbreitet, viel Geld für manche Vitaminpräparate vergeudet und dabei vielleicht auch noch Schaden verursacht. Eine sichere Antwort gibt es auf die Frage noch nicht, aber in wenigen Jahren sollten wir schon ziemlich klar sehen können.

Was sicher ist: Die Zufuhr von einzelnen hochdosierten antioxidativen Vitaminen (insbesondere A,C,E) ist außer in Sonderfällen unwirksam oder sogar schädlich im Sinne erhöhten Risikos für manche Tumore oder Herzversagen. Die Aufnahme einer antioxidantienreichen Obst- und Gemüsekost ist verbunden mit einem geringeren Risiko für Herz/Kreislauferkrankungen und vielleicht einigen Krebstypen. Ob das Gute aber von den antioxidativen Vitaminen, von den sekundären Pflanzenstoffen oder Begleitstoffen ohne antioxidative Wirkung (z.B. Ballaststoffe) kommt, weiß sicher niemand (außer natürlich den selbst- ernannten Experten).

Inwieweit ausgewogene Mischungen von klug dosierten Vitaminen, Mineralstoffen, Spurenelementen und sekundären Pflanzenstoffen doch helfen können, ist nicht Thema dieser Schlemmer-Anleitung. Wir arbeiten aber an einer fundierten Anleitung für alle, die hier anstelle von Anpreisungen oder Pauschalkritik ausgewogene und aktuelle Informationen suchen.

Meint Prof. Hubert Kolb

Gemüse

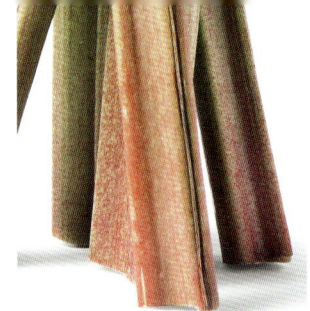
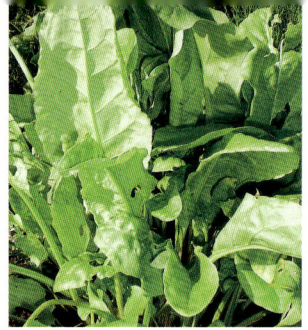

Essig. Aber nicht nur der Blutzucker bleibt besser im Lot, auch der hitzeempfindliche Superwirkstoff Folsäure, den die Beete hat, bleibt so perfekt erhalten. Kaum ein anderes Gemüse hat so viel von dem Vitamin B9 (so ein anderer Name), das unerläßlich für die Zellteilung, das Zellwachstum ist. Experten sagen übrigens, daß die meisten Menschen zuwenig Folsäure haben und plädieren für eine künstliche Anreicherung, was etwa in Frühstücksflocken auch getan wird.

Raffinesse Ich plädiere für etwas anderes: regelmäßig Rote Bete essen! So einfach lassen sich Dinge lösen, über die Experten sich tiefsinnige Gedanken machen. Übrigens: Wenn Sie die roten Dinger weicher haben wollen, nicht zu lange kochen, sondern dämpfen. Und dann in Scheiben schneiden, auf Teller legen, Balsamico, Olivenöl, Salz und Pfeffer drüber – und schon haben Sie das gesündeste Carpaccio der Welt. Halt, es fehlt noch etwas: Korianderkörner, frisch gestoßen. Es gibt nicht viele „Musts" bei mir. Aber Koriander gehört einfach zur Roten Beete. Und falls Sie´s bekommen: Darüber als besondere Raffinesse noch kleingehacktes Korianderkraut.

RHABARBER
ANGRIFF AUF DIE LACHMUSKELN

Es gibt nicht viele Gemüse, die ich nicht roh esse – sogar der Meerrettich ist nicht sicher vor mir. Nur beim Rhabarber streike auch ich. Wenn sauer tatsächlich lustig macht, dann müßten Rhabarberesser vor Lachkrämpfen geschüttelt werden. Bevor Ihnen aber jetzt ob der Säure das Lachen vergeht, lesen Sie mein Rezept vom Frühjahr, wo ich die saure Stange mit Erdbeeren kombiniere.

„B"-Kömmlich Aber nicht nur Oxalsäure enthält der aus Asien stammende Rhabarber. Er steckt auch voller B-Vitamine, die gerade Diabetiker brauchen, etwa die zellbildende Folsäure. Fast wirken die grünen Stangen wie ein Vitamin-B-Komplex aus der Apotheke, mit einem Unterschied: In der Natur sind diese Stoffe so kombiniert, daß sie vom Körper sehr viel leichter aufgenommen werden können. Und noch etwas ist da: Magnesium, was das Diabetes-Risiko vermindert, und Mangan, das dem Insulin bei der Synthese hilft und den Sexualhormonen eine Produktionsbasis liefert. Nicht zu vergessen sind natürlich auch die Ballaststoffe, die den Magen schnell von Giftstoffen befreien.

Wo so viel helles Licht ist, da gibt´s auch kleine Schatten. Weil Rhabarber den Säurespiegel ordentlich nach oben treibt, gehört er nur ab und an auf den Speiseplan.

„Die Pflanze gleicht den eigensinnigen Menschen, von denen man alles erhalten kann, wenn man sie nach ihrer Art behandelt"

Johann Wolfgang von Goethe

SAUERAMPFER
FITTE FRÜHJAHRSKUR

Gerade recht für eine Entschlackungskur im Frühjahr kommt der Sauerampfer. Das Knöterichgewächs trumpft auf mit einer vollen Ladung Vitamin C, einem hervorragenden Antioxidans und einem Aufbauhelfer von Hormonen. Und auch die Nerven können sich besser untereinander „verstehen", wenn das C-Vitamin reichlich wirkt. Mineralien sind auch genügend da, und die Säure wirkt appetitanregend und dann nach dem Motto „alles muß raus", also leicht abführend. So werden die Ablagerungen herausgeschwemmt, wobei reichlich Mineralwasser den Effekt noch verstärkt.

Aber Vorsicht: Die Oxalsäure verhindert auch hier den Dauergebrauch in großen Mengen.

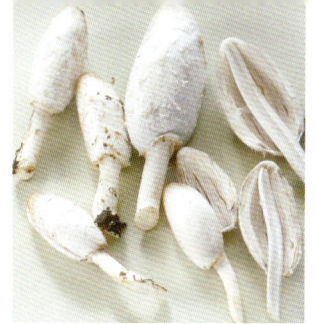
Nur weiß genießbar: Der Schopftintling

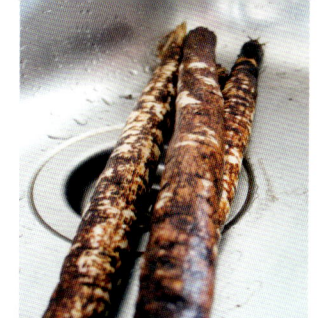
Schwierig zu putzen: Schwarzwurzeln

SCHOPFTINTLING
DER PILZ DER DIABETIKER

Ein Herzensanliegen ist es mir, über Pilze zu schreiben. Denn sie sind meiner Meinung nach eines der verkanntesten Lebens-Mittel. Diese geheimnisvollen Wesen, die weder Pflanze noch Tier sind (trotzdem ordne ich sie hier bei den Gemüsen ein), stecken voller Vitalstoffe. Sie glänzen mit einer Fülle von Aminosäuren, aus denen die lebensnotwendigen Eiweiße aufgebaut werden, sie haben eine Fülle von Vitaminen, manche sogar das rare Vitamin D, das die Insulinausschüttung fördert. Gleichzeitig verfügen sie über verdauungsfördernde Ballaststoffe und sind darüber hinaus auch noch äußerst kalorienarm.

Pilze sind aber auch Heilpflanzen. Besonders die chinesische Medizin beschäftigt sich seit Jahrtausenden mit ihrer Heilkraft und setzt etwa auf den blutdrucksenkenden und immunstärkenden Shiitake oder den cholesterin- und blutzuckersenkenden Maitake. Auch bei uns gab es ein breites klösterliches Wissen um den Nutzen der Pilze, was aber leider mit der Industrialisierung weitgehend verlorengegangen ist.

Immerhin, über einige Pilze gibt es historisches Wissen aus der Volksmedizin, insbesondere aus China. Als besonders segensreich für den Diabetes gilt ein Pilz: Es ist der Schopftintling, ein faszinierender Pilz mit einer eiförmigen weißen Kappe, der bis zu 30 Zentimeter hoch werden kann. Jung gegessen schmeckt er fantastisch. Wird er älter, dann färbt sich der Schopf schwarz und zerfließt wie Tinte, daher der Name. Aber wie gesagt, jung ist er ein Traum, ich habe ihn früher oft gesammelt und gegessen.

Schatzkammer Schopftintling Nur wenn er kurz und schonend gegart wird, öffnet er seine heilende Schatzkammer: Antioxidatives Vitamin C, Brainpower aus Thiamin (Vitamin B1), Zellenergie aus Riboflavin (Vitamin B2), Energieaktivator aus Niacin (Vitamin B3).

Alle haben alles

Nach so vielen Lobeshymnen auf einzelne Vitamine in einzelnen Gemüsesorten muß ich es doch einmal schreiben: Fast alle Gemüsesorten enthalten immer fast alle Vitamine, außer dem B12 (siehe Sauerkraut als eine Ausnahme mit B12). Diese kleinen Stoffwechselhelfer werden nämlich in den Pflanzenzellen von jedem Gemüse zum Leben gebraucht, wie eben bei Tieren oder uns Menschen auch. Daher enthält Fleisch auch alle Vitamine, hier einschließlich des B12. Nur haben Gemüse von einzelnen Vitaminen sehr viel mehr als Fleisch. Das lobt Hans Lauber dann in großen Tönen, und zwar mit Recht!

Ihr Prof. Hubert Kolb

SCHWARZWURZELN
DAS „WEISSE GOLD"

Als „Arme-Leute-Spargel", den sich Bergmänner gerade noch leisten können, wurde früher die Schwarzwurzel tituliert. Vielleicht gar kein so schlechter Vergleich. Denn was da aus der Erde ausgegraben wird, ist so etwas wie das „Schwarze Gold" der Gemüse, oder noch besser, das „Weiße Gold", nimmt man die geschälten Stangen.

Danke! Denn Schwarzwurzeln sind eines der wertvollsten Lebens-Mittel überhaupt. Sie enthalten die drei wichtigsten Nahrungsbestandteile, nämlich Eiweiße, Fette und Kohlenhydrate in besonders gesunder Form. Und den Brennstoff Kohlehydrat sogar noch in besonders Diabetes-freundlicher Form, als Inulin. Eine Zuckersorte, die vom Körper nicht aufgenommen und verdaut wird, wofür sich die bei den meisten Diabetikern eh schon strapazierte Bauchspeicheldrüse herzlichst bedankt. Inulin ist aber gesunde Nahrung für Darmbakterien.

Gemüse

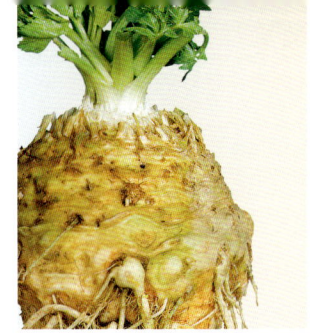
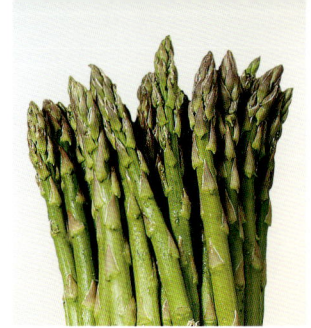

Gemüse

Gut für den Blutdruck ist das ursprünglich aus Spanien stammende Gemüse, weil es Kalium enthält. Und der hohe Eisengehalt hilft dem Körper, ordentlich Sauerstoff in die Zellen zu schaffen.

Fein Fein Aber das Allerschönste: Die schwarze Wurzel ist nicht nur Diabetes-gesund, sondern eines der feinsten Gemüse überhaupt, das kalten Wintertagen schon mal einen Hauch von Frühling verleiht. Ich muß beim Schälen immer an mich halten, daß ich das leicht nussige Gemüse nicht schon roh verzehre.

SELLERIE
DIE HEIMLICHE B-BOMBE

Ein ziemlich unterschätztes Heilgemüse ist der Sellerie. Oft verschwindet die Knolle in der Gemüsebrühe oder wird im Supermarkt als halbierte Knolle mit leicht angebräunten Rändern angeboten. Kaufen Sie frische Ware – und nutzen Sie die Kraft der Knolle.

Ein wahres Vitamin-B-Vitalpaket bietet der Sellerie, der bei uns hervorragend gedeiht. Das praktisch komplette Kaleidoskop der B-Vitamine stärkt die Nerven und hilft gerade den Diabetikern, die Kohlenhydrate optimal in den Körper aufzunehmen. Dazu sind die in der Knolle natürlich optimal gebündelten B-Vitamine auch in der Lage, antioxidativ zu wirken.

Ein wenig streng schmeckt der Sellerie. Damit schützt er sich vor seinen Feinden. Damit schützt er aber auch Ihre Schleimhäute im Mund, im Magen – und ist eine Art natürliches Desinfektionsmittel für alle Stellen im Körper (bis hin in die Harnwege), die er durchwandert.

So, jetzt war´s grad sehr medizinisch. Aber ein wenig muß ich doch für die Pflanzen-Apotheke werben. Aber das tue ich um so lieber, da der Sellerie auch noch sehr gut schmeckt, etwa als Salat (wenn er Ihnen roh zu hart ist, ganz leicht dünsten, nicht zu heiß wegen der Vitamine) vermischt mit einem frisch geriebenen Apfel.

SPARGEL
FRÜHER APOTHEKEN-
HEUTE GENUSSPFLICHTIG

Wild gesammelt haben den Spargel schon die alten Griechen – und für Heilzwecke genutzt, empfohlen von dem großen Arzt Hippokrates. Auch in Deutschland wurde Spargel zuerst aus medizinischen Gründen angebaut, und noch im 19. Jahrhundert war er praktisch ausschließlich in Apotheken erhältlich, was wohl seine Preise bis heute erklärt. Verordnet wurde das „Königliche Gemüse" zur Blutreinigung, zur Entwässerung, zur Entgiftung, genau die Eigenschaften, die wir bis heute lieben.

Jubelschreie ausstoßen müssen die Diabetiker und figurbewußte Gourmets, wenn die ersten Stangen des einheimischen! Spargels endlich auf den Markt kommen. Denn unter den vielen Wirkstoffen stechen drei besonders hervor: Die Aminosäure Asparagin regt die Niere an und sorgt für eine Durchspülung und Entgiftung. Vollgepumpt sind die Spargeln auch mit Vitamin E, dem Antioxidans, das die empfindlichen ungesättigten Fettsäuren schützt – und so den gefürchteten Ablagerungen in den Gefäßen vorbeugt. Ja, und dann ist da noch die Folsäure, die von Diabetikern geradezu verehrt werden müßte. Denn jeder Dritte, den der Lebensstil-Diabetes zu einem fitteren Leben auffordert, hat einen überhöhten Homozystein-Spiegel. Und diese Aminosäure führt zu Durchblutungsstörungen, aber nur solange, bis der frische Spargel dem Gefäßkiller Beine macht.

Genußpflichtig ist der Spargel also – und zwar genau in der Zeit, wo er frisch angeboten wird. Denn **was wirkt,**

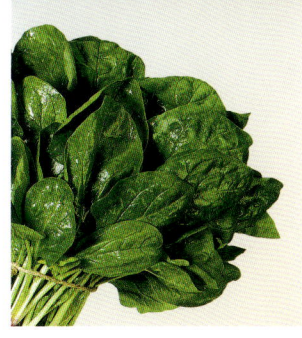
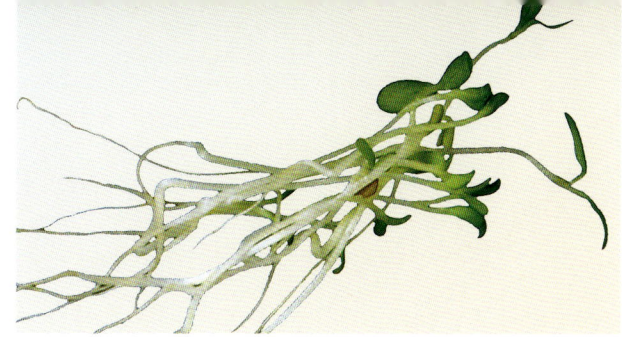

wirkt meist auch neben. So würden wir Nierensteine aufbauen, wenn wir das ganze Jahr Spargel essen würden, so wird allgemein behauptet.

BioBest Versuchen Sie übrigens einmal, Bio-Spargel zu bekommen – der Geschmack ist unvergleichlich, weil die Stangen langsamer wachsen und nicht mit Dünger vollgestopft werden. In meiner Heimat baut ein Landwirt diesen Spargel an – und das beste Restaurant von Basel würde ihm am liebsten die ganze Ernte abkaufen

So heißt der Bio-Bauer, der auch Wein anbaut:
Gerhard Aenis, Hauptstraße 34, 79589 Binzen

SPINAT
LECHZT NACH FRISCHE

Schon was Tolles ist der Frühling: frischer Bärlauch, frischer Spargel, frischer Spinat. Aber wahrscheinlich hat das die Natur so eingerichtet, um uns für die restlichen Monate des Jahres zu vitalisieren. Also, nehmen wir das Geschenk an und waschen den kleinblättrigen, zarten und frischen! Spinat. Machen daraus vielleicht einen kleinen Salat mit darübergehobeltem Parmesan. Oder schwenken ihn sachte im Olivenöl mit frischem Frühlingsknoblauch, Salz, Pfeffer und Muskat – ein Gedicht!

Sex mit Mangan Gleichzeitig ist Spinat aber eine Poesie der Gesundheit. Denn die enthaltenen Carotinoide stärken das Immunsystem und wirken antioxidativ, machen also den freien Radikalen das Leben schwer. Dafür macht der Spinat dem Lifestyle-Diabetiker das Leben leichter. Denn unter den vielen Vitaminen spielt auch Biotin eine wichtige Rolle in der grünen Pracht, und das reguliert den Blutzucker nach unten. Unterstützt wird dieser Prozeß durch das in den Blättern befindliche Magnesium, das dem Insulin die Arbeit erleichtert, und durch Mangan, das bei der Bildung des zuckersenkenden Hormons Insulin hilft – und nebenbei auch noch ein paar Sexualhormone synthetisiert. Es ist schließlich Frühling.

SPROSSEN
TRIUMPH DES LEBENS

„Ich möchte behaupten, daß die Naturwissenschaften noch keineswegs die verborgenen Möglichkeiten der unzähligen Samen, Blätter und Früchte erkundet haben, um der Menschheit die maximal mögliche Ernährung zu verschaffen"   Mahatma Gandhi

Schöpfung Ein faszinierendes Phänomen: Aus einem Samenkorn wird eine Pflanze. Es ist dies, wenn ich das so pathetisch sagen darf, jedesmal ein Schöpfungsakt. Denn innerhalb kürzester Zeit werden die gespeicherten Stoffe aufgespalten und erwachen zu neuem Leben. Es entstehen Eiweiße, die hervorragend aufgenommen werden können. Es werden eine Vielzahl von Vitaminen und Spurenelementen frei, die für den Körper wunderbar bioverfügbar sind. Daß sie so leicht vom Körper aufgenommen werden können, dafür sorgen Enzyme, die Biokatalysatoren, ohne die im Körper gar nichts geht. Und die Enzyme sind in Sprossen so wirksam wie sonst nie.

„Sprossen sind im Augenblick des Verzehrs noch im Wachsen. Abgesehen von Austern gibt es kein Nahrungsmittel, das über diese Art der Lebendigkeit verfügt", schreibt Rose-Marie Nöcker in ihrem „Großen Buch der Sprossen und Keime". Ein tiefgründiges Buch, das viel über die Entstehung des Lebens erzählt, aber auch eine Menge praktischer Details zum Ziehen und Essen der Sprossen enthält. Denn Sprossen lassen sich praktisch nicht kaufen, sie müssen selbst gezogen werden. Eine leichte Sache, ich ziehe mir seit Jahren Sprossen; die Keimgeräte dafür gibt es in jedem Bioladen.

Gemüse

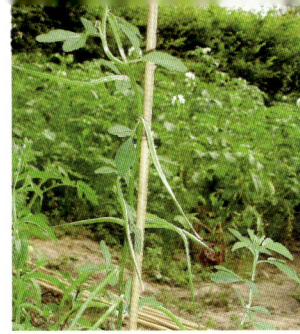

In den langen Rispen ist der wirksame Samen: Bockshornklee aus meinem Garten

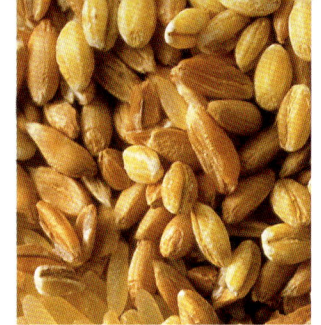
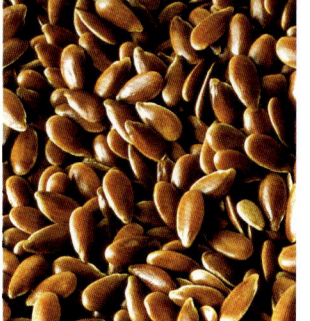

Drei Sprossenarten möchte ich Ihnen besonders ans Herz legen, weil sie Ihnen auf unterschiedliche Weise sehr nützlich sein können: Bockshornklee, Buchweizen und Leinsamen.

Bockshornklee: Sprießende Zuckersenker

Eine herausragende Stellung unter den 15 natürlichen Zuckerregulierern von Professor Kolb und mir nimmt der Bockshornklee ein: „Ein potenter Lieferant von Ballaststoffen mit zusätzlichen direkten Effekten auf eine bessere Insulinproduktion und -wirkung", schreibt Professor Kolb.

Was Professor Kolb hier wissenschaftlich zurückhaltend formuliert, ist in Wirklichkeit ein Knaller. Denn kaum ein Stoff vermag es, die Produktion von Insulin zu stimulieren, die Wirkung des Insulins zu verbessern und dann noch dafür zu sorgen, daß die Kohlenhydrate nicht so schnell ins Blut gehen.

Rund ein Drittel des „Griechischen Heus", das übrigens bei uns auch schon im Mittelalter einmal stark verbreitet war, besteht aus Proteinen. Dazu ein ganzer Cocktail aus Vitaminen, vor allem der B-Gruppe, aber auch das für die Insulinausschüttung wichtige Vitamin D.

Raffiniert Ich ziehe den Bockshornklee in einem lichtdichten Gefäß, dann wird er nicht so bitter, schmeckt vielmehr angenehm nussig. Die nach rund drei Tagen optimal gekeimten Sprossen geben dem Müsli, aber auch Salaten, Reis eine raffinierte Note. Sie finden bei mir etliche Rezepte zum Bockshornklee, wobei immer darauf zu achten ist, daß er nicht mitkochen darf. Das würde Vitalität und Geschmack beeinträchtigen.

Buchweizen: Grünes Vitamin

Klein, aber oho! Das ist der Buchweizen, der trotz des Namens gar kein Getreide ist, sondern eine Art Knöterichgewächs. Aber was für eines. Äußerst anspruchslos ist der Buchweizen, dessen Heimat die weiten Steppen Rußlands sind. Allerdings ist die nährstoffreiche Pflanze sehr wählerisch, was die Qualität des Bodens angeht. Auf belasteten Feldern gedeiht sie nicht. Wenn doch alle Pflanzen soviel „Intelligenz" besäßen.

Waiting for Rutin Was den Buchweizen so faszinierend macht, ist sein hoher Gehalt an Rutin, einem Wirkstoff, der die Gefäße verstärkt. Zusammen mit Vitamin C repariert der Superstoff, der gerade ausgiebig erforscht wird, auch kleinste Gefäße – gerade für Diabetiker mit ihren oft angegriffenen Gefäßen eine gute Sache. Genauso wichtig ist die Fähigkeit des Buchweizens, als Antioxidans zu wirken.

Übrigens kommt Rutin auch in Rotwein, Grünem Tee und Knoblauch vor. Aber lassen Sie sich einmal vom Rutin aus der Sprosse überraschen. Allerdings müssen Sie dafür warten, bis sich Grün in den Sprossen bildet, dann erst wirkt der Wirkstoff.

Leinsamen: Pflanzliche Omega-3-Fabrik

Über kaum einen Zusatzstoff wurde soviel geschrieben, wie über die Omega-3-Fettsäure. Wenn ich in die Apotheke gehe, sehe ich, wie viele Fischölkapseln damit verkauft werden. Dabei ginge es viel einfacher: Das Zauberwort heißt Leinsamen, eine uralte Kulturpflanze, die schon im 5. Jahrtausend vor Christi von den Assyrern angebaut wurde.

Ein unvergleichlich hoher Anteil an der berühmten Säure ist in den kleinen Samen enthalten – nichts Vergleichbares weder an Pflanzen noch an Tieren kommt da heran. Und diese wohl beste der eh schon guten ungesättigten Fettsäuren kann viele kleine Wunder vollbringen: Omega-3 senkt die Triglyzeride, also die Blutfette. Die Durchblutung steigt, vor allem auch der kleinen Gefäße, bis hin zur Niere. Damit ist Leinsamen eines der

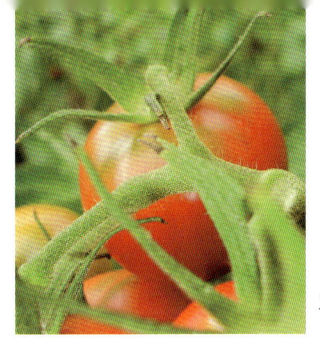

„Rotlichtbezirk":
Tomaten in meinem Garten

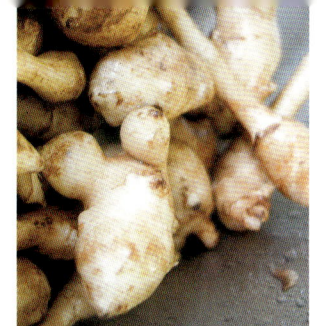

„Knollige Sonnenblume":
Topinambur

besten Präventionsprogramme gegen Herzinfarkt und Hirnschlag, zwei Plagen, die Diabetiker besonders häufig treffen.

Nur, wer die kleinen Dinger so ißt, hat kaum etwas davon. Sie flutschen schlicht unverdaut durch den Körper. In meinem Muessli quetsche ich sie deshalb. Oder lasse die heilende Säure ins sprießende Leben der Sprosse schießen.

TOMATEN
PARADIES AUF ERDEN

„Paradeiser" heißen in Österreich die Tomaten. Denn was gibt es Schöneres, als in eine reife Tomate zu beißen. Jahrelang brachte dieser Biß mehr Frust als Lust. Aber seit einiger Zeit gibt es wieder Tomaten, die nicht mehr dem Klischee „Wasser in Fruchtform" entsprechen.

Wärme wirkt Viele Wirkstoffe der Tomate werden erst durch das Erwärmen so richtig aktiv. Das gilt auch für den roten Farbstoff der Tomaten, das Lykopen, das die Zellen schützt. Manche Forscher gehen sogar soweit, daß sie diesem Carotinoid Wirkungen gegen Krebs zubilligen. Aber wie gesagt, am besten erwärmen Sie die kleingeschnittenen Tomaten in Olivenöl mit ein wenig Meersalz (nicht kochen) und tun frisches Basilikum dazu. Oder Thymian, oder Rosmarin, oder Bohnenkraut – sie ist einfach eine wunderbar anpassungsfähige Pflanze, die kalorienarme Tomate.

Zuckerfreies Ketchup Die Tomate ist ein richtiges Diabetiker-Gemüse: Das enthaltene Biotin reguliert den Blutzucker, das Vitamin E vertreibt die freien Radikale, das Kalium wirkt entwässernd, die Faserstoffe lassen Magen und Darm fröhlich arbeiten. Was vergessen? Ja, mein Ketchup aus dem „Herbst", das ich ohne Zucker herstelle. Ein Rezept, auf das ich richtig stolz bin.

TOPINAMBUR
FERIEN FÜR DAS INSULIN

„Knollige Sonnenblume" nennt die Pflanzenbibel „Schönfelder" den Topinambur. Womit klar wird, daß diese fälschlicherweise auch Süßkartoffel genannte Pflanze nichts mit der Kartoffel zu tun hat – außer, daß sie auch unter der Erde reift. Daß die aus Nordamerika stammende Pflanze zu **dem Diabetiker-Gemüse** wird, verdankt sie dem löslichen Ballaststoff Inulin. Eine Art Stärke, die so widerstandsfähig ist, daß sie den Magen „unbeschadet" passiert und direkt in den Dickdarm gelangt, wo sie dann verstoffwechselt wird. Magen, Darm, was macht das aus, werden Sie sagen. Sehr viel, denn das „Überspringen" des Magens führt dazu, daß die Bauchspeichelddrüse kein Insulin ausschütten muß, weil sie die Kohlenhydrate nicht aufspalten muß. Das erledigen dann im Darm spezielle Bifido-Bakterien, „die für eine gesunde Darmflora von Bedeutung sind", wie der „Schönfelder" schreibt.

Schlankheitsknolle Auch ist dieser Mechanismus (der so ähnlich auch bei der Schwarzwurzel funktioniert) dafür verantwortlich, daß der Topi „Schlankheitsknolle" gerufen wird. Das hängt damit zusammen, daß auf dem Weg durch den Magen der Topi dessen Wände leicht dehnt, sodaß schon mal ein Sättigungseffekt eintritt.

Macht eine gute Darmflora (präbiotisch heißt das auf den Joghurt-Bechern), sättigt, schickt das Insulin in die Ferien – ein richtiges Natural Functional Food ist das. Jetzt muß es nur noch schmecken. Und wie´s schmeckt! Probieren Sie mein Püree aus dem Herbsmenue.

WILDREIS
LOB DER HANDARBEIT

Würden wir die Pflanzen so essen, wie sie ursprünglich wuchsen, dann wär´s gut. Der Mais, der Reis der norda-

Gemüse

Gemüse

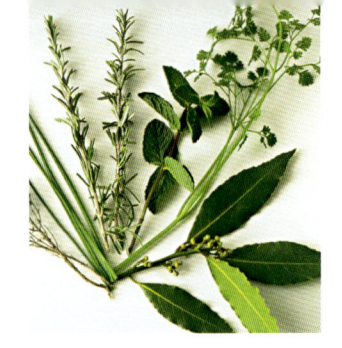

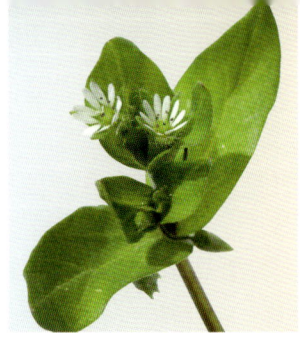

merikanischen Indianer, die Kartoffel der Inkas, das waren Sorten, deren Kohlenhydrate nicht so schnell ins Blut gingen. „Fortschrittliche" Züchtungsmethoden haben die Erträge je Pflanze dramatisch gesteigert, zu Lasten der glykämischen Verträglichkeit. Gott sei Dank gibt es jetzt auch wieder Gegenbewegungen zu dieser Hochleistungszucht, initiiert beispielsweise durch Organisationen wie „Slow Food", die sich für die alten Sorten einsetzen.

Daß die Urformen plötzlich wieder da sind, hängt aber Gott sei Dank nicht nur mit dem gesundheitlichen Aspekt zusammen. Sie schmecken schlicht besser, die alten Arten. Probieren Sie mal wilden schwarzen Reis. Da ist jedes Korn ein sinnliches Geschmackserlebnis, nicht vergleichbar mit den klebrigen geschälten Sorten. Sehr gut ist der echte kanadische Wildreis „Manomin", der im Herbst in Handarbeit geerntet wird. Er birgt fast 15 Prozent Eiweiß, steckt voller essentieller Aminosäuren und hat doppelt so viel Riboflavin wie seine „anämischen" weißen Verwandten. Riboflavin, ein B-Vitamin, das sehr gut als Antioxidans wirkt und für intakte Schleimhäute sorgt.

Aber Vorsicht mit der Menge: Wildreis quillt auf. Bis zum Vierfachen seines Volumens, braucht auch ein wenig länger, bis er gar ist. Dafür lockt **ein einmaliges Geschmackserlebnis.**

WILDKRÄUTER
ZUCKERSENKER VON MORGEN

Das Eintauchen in die Welt der wilden Kräuter, das war für mich die große Entdeckung bei der Recherche für dieses Buch. Phänomenal ist es in der Tat, was in den „Unkräutern" (was für ein Wort) alles steckt: „Fast alle gängigen Frühjahrs-Wildkräuter enthalten mehr Vitamin C als die Zitrone, etwa der Bärenklau fünfmal so viel. Oder die Vogelmiere hat dreimal so viel Karotin wie die Karotte," schreibt der Pflanzenexperte Joachim Niklas.

Wollen, sollen Ein Grund für diese Überlegenheit der wilden gegenüber den „Kultur"-Pflanzen liegt darin, daß die wachsen, wo sie wollen – und nicht, wo sie sollen. Sie suchen sich die Standorte aus, wo die Nährstoffkombination optimal ist. Wer übrigens selbst gärtnert, wie ich, weiß ein Lied von diesem „Eigensinn" der Pflanzen zu singen.

„Traditionelle Deutsche Medizin" heißt mein nächstes Buch. Es ist eine Reise zu den Urgründen unserer Heilkunde: Zu den Pflanzengärten der Klöster, der Apotheker, der Bibel, der Kaiser, der Naturmedizinfirmen, der botanischen Institute, der alten Sorten und natürlich der Wildkräuter. Zusammen mit einem Apotheker erläutere ich die wichtigsten Heilpflanzen und ihre Wirkungen – und ich zeige Ihnen, welche großen Heilsgelehrten das Grundwissen unserer traditionellen Medizin aufgebaut haben, etwa Hildegard von Bingen und Sebastian Kneipp. Und ein Pflanzenforscher sagt, was die Phytomedizin machen muss, um gleichberechtigt neben der Schulmedizin anerkannt zu werden.

„Viel" kann wenig sein

Lassen Sie sich bitte nicht von manchen tollen Vitamingehaltsangaben täuschen. Entscheidend ist doch die Gewichtsmenge der verzehrten Portion. Was hilft es zum Beispiel, wenn Grüntee toll viel Vitamin C enthält (80–250 mg pro 100 g), Orangen aber nur ca. 50 mg pro 100 g, wenn Sie pro Tasse Tee wenige Gramm Grünteeblätter nehmen. Da ist ja dann doch in einem kleinen Gläschen Orangensaft ein Vielfaches von Vitamin C enthalten!

Ihr Prof. Hubert Kolb

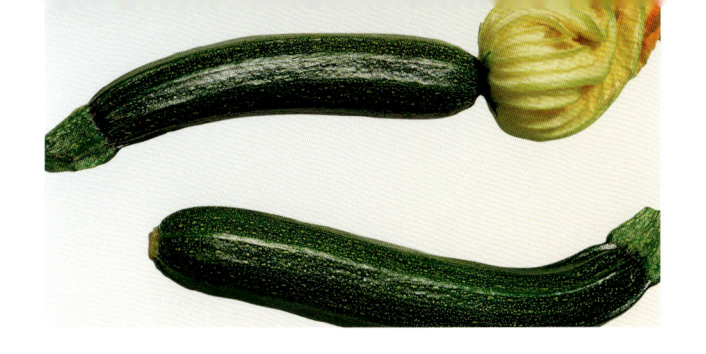

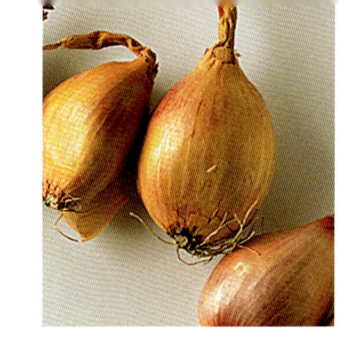

Gänseblümchen: Schweißtreibende Schöne

Voller Vitamin C steckt das kleine Liebesorakel („liebt mich, liebt mich nicht"). Dazu viele Bitter- und Mineralstoffe, die einem den Schweiß aus den Poren treiben – was gut für die Frühjahrskur ist. Auch blüht das Gänseblümchen mehrmals, was ihm den Namen Bellis perennis, Schöne Ausdauernde, eingebracht hat. Aber nicht nur schön, sondern auch selbstlos ist dieses Wildkraut, denn seine Saponine begünstigen die Aufnahme von Wirkstoffen aus anderen Pflanzen.

ZUCCHINI
DER KLEINE KÜRBIS

Zu einem sommerlichen Ratatouille gehören einfach Zucchini. Dazu noch Tomaten, Paprika, Zwiebeln, gewürzt mit Oregano – schon ist ein wunderbar leichtes Gericht zusammen. Irgendwie scheinen diese Pflanzen alle dazu gemacht, miteinander in der Pfanne zu harmonieren; keine will die andere verdrängen – und trotzdem behält jede ihre Eigenart. Was ich übrigens auch sehr gerne esse, sind die Blüten der Zucchini. Ganz leicht frittiert sind die ein Hochgenuß.

Fast fleischlich kommt etwa die Zucchini daher. Was daran liegt, daß relativ wenige Nährstoffe drin sind, weshalb sich das gelb-grüne Gemüse auch zum Abnehmen eignet – und zwar so, daß gleichzeitig wichtige Vitamine und Spurenelemente zunehmen.

Bestens basisch Ähnlich wie der große Verwandte, der Kürbis, ist auch die Zucchini eine Wohltat für Magen und Darm. Die vielen Ballaststoffe transportieren Gifte aus dem Körper und regen die „Bewegungslust" unserer Verdauungsorgane an. Auch ganz wichtig: Zucchini ist ein basisches Gemüse, macht uns also weniger sauer. Von daher gut für eine häufige Verwendung geeignet.

ZWIEBELN
DER GROSSE KNOBLAUCH

Alles hängt mit allem zusammen: Kürbis und Zucchini, Knoblauch und Zwiebeln (nebenbei passen diese vier auch noch wunderbar im Kochtopf zusammen). Wie im Knoblauch ist auch in der Zwiebel das Allizin, der Schlüssel für jungmachende Vitalität. Dieser schweflige Stoff putzt die Adern durch und mindert so das Risiko für die gefürchtete Arteriosklerose. Auch wird die Entgiftungszentrale Leber zu hoher Aktivität angeregt.

Nöler negieren Bei soviel guten Diensten darf sich auch der Lifestyle-Diabetiker freuen. Möglichst roh gegessene Zwiebeln haben einen positiven Effekt auf den Blutzucker. Ich schätze diesen Effekt sehr, an den meisten meiner Salate ist immer eine Menge Zwiebeln – was die Mitesser manchmal monieren. Aber es gibt einen kleinen Trick: Möglichst viel frische Kräuter wie Zitronenmelisse, Liebstöckel, Petersilie dazu – und schon kommt das Allizin viel freundlicher daher.

Warum nicht vegetarisch?

Es ist Ihnen sicher aufgefallen, daß ein Wort in diesem großen Kapitel über Gemüse nicht vorkam: vegetarisch. Das ist kein Zufall, sondern Absicht. Natürlich ist das, was ich hier beschrieben habe, vegetarische Ernährung. Doch ich wette, daß sehr viele Leute das Ganze dann schlicht nicht gelesen hätten. Mit der Ideologie der Vegetarier wollen sie nichts zu tun haben. Ich kann das verstehen, jede Ideologie hat etwas Dogmatisches an sich – und damit tue ich mich als Genußmensch auch schwer. Dabei kenne ich gerade aus meiner Leserschaft viele, die sich ausschließlich von Pflanzen ernähren und mir erzählen, daß sie „Respekt vor den Tieren" hätten. Manchmal sage ich dann, daß auch Pflanzen eine Seele haben, bis hin, daß sie Schmerz empfinden können.

Gemüse

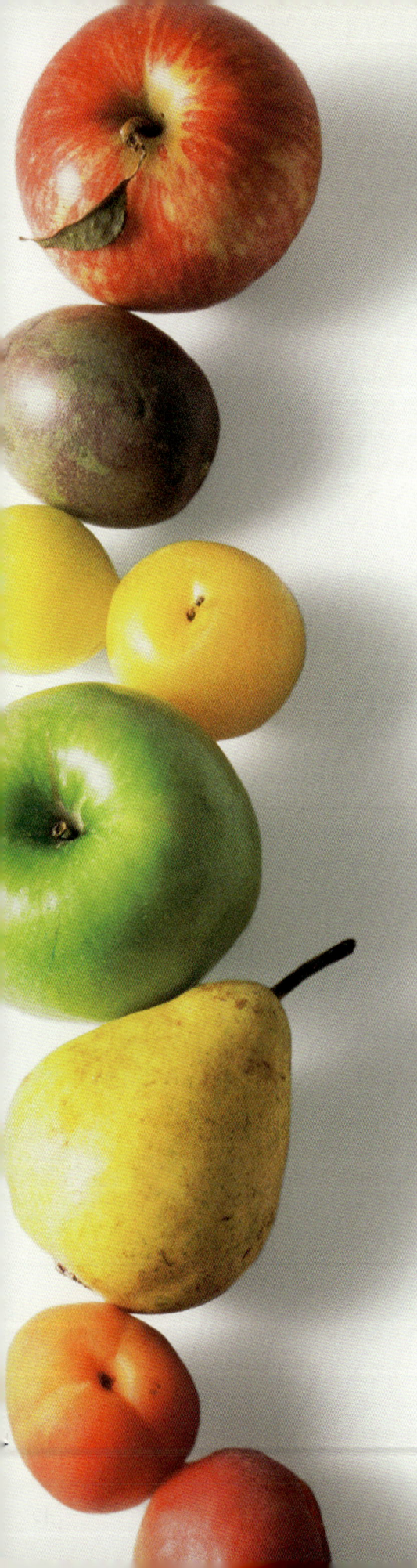

Natural Functional Food:
Meine 100 besten Lebens-Mittel

Obst

FRUCHTGENUSS, DER FITNESS FÖRDERT

„Obst und Gemüse", heißt es immer in den Ernährungsempfehlungen. Ich kehre das bewußt um und sage: Gemüse und Obst. Denn gerade Diabetiker müssen immer auch auf den Kohlenhydratgehalt achten – und der ist in manchen Früchten, etwa vollreifen Bananen, doch sehr hoch. Oder wenn Säfte gepreßt werden – dann sind das hinterher wahre Zuckerbomben. Natürlich sind es nicht nur die „schnellen" Zucker der Glukose, die sofort ins Blut übergehen. Auch die „langsameren" Fruchtzucker (Fruktose) sind halt irgendwann im Körper und sorgen für einen tendenziellen Blutzuckeranstieg. Deshalb: Die Basis bilden die Gemüse, die eminent wichtige zweite Säule bilden die Früchte.

Erotik der Exoten Im Vergleich zum Gemüse, wo ich im wesentlichen auf regionale Ware hinweise, finden Sie bei den Früchten auch viele Exoten. Aber ich möchte, daß Sie das ganze Jahr optimal mit Vitalstoffen versorgt sind – und im Winter brauchen wir ein wenig Ergänzung aus dem Süden. Außerdem habe ich bei vielen Früchten aus den Urwäldern der Welt (auch wenn sie heute gezüchtet werden) gesehen, daß sie auch das Feuer der Liebe entfachen – was ja gerade im kalten deutschen Winter willkommen ist.

Vermissen werden Sie vielleicht die kleinen, kurzen Rezepte, so wie bei den Gemüsen. Nicht, daß ich diese vergessen hätte, aber ich finde, frisches Obst schmeckt frisch am besten. Warum soll ich einen Apfel zu Mus einkochen – und mir Gedanken machen, ob er dabei wichtige Vitalstoffe verliert. Ich finde auch, daß reifes Obst einen so tollen eigenen Geschmack hat, daß es allein am besten schmeckt. Wenn Sie aber einen Fruchtsalat machen, lassen Sie einfach den Zucker weg. Dann ist's zu sauer? Ich sage, vielleicht waren die Früchte nicht reif.

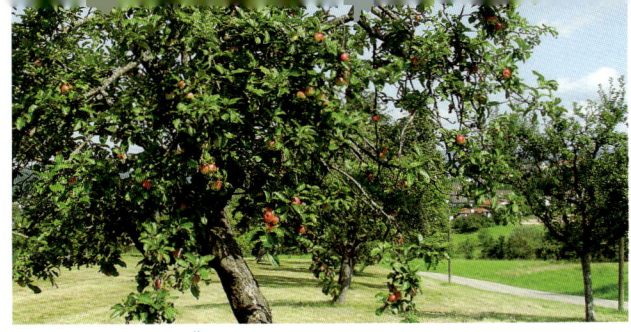

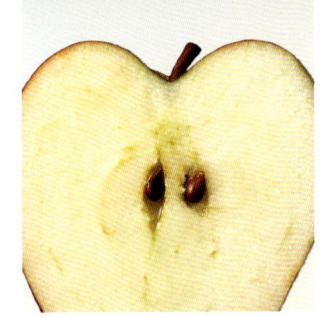

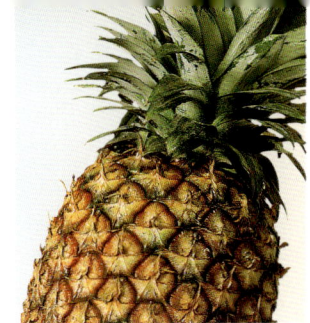

Blauer Himmel, rote Äpfel: ein Streuobstbaum am Dinkelberg bei Lörrach

APFEL
APFEL, APFEL ÜBER ALLES!

Ich weiß, laut Alphabet müßte der Apfel an zweiter Stelle kommen. Aber ich konnte es einfach nicht übers Herz bringen, dieses Kapitel nicht mit der wunderbarsten Frucht zu beginnen, dem seit der Bibel mythenumrankten Apfel.

Die Bio-Bombe Apfel kann einfach alles. Er hat von allem etwas, Vitamine, Mineralstoffe, Spurenelelemente. Von keinem zuviel, aber alle wunderbar miteinander kombiniert. Einige 1 000 sekundäre Pflanzenstoffe finden sich im Apfel, die aber eine höchste primäre Wirkung entfalten, etwa als herzschützende Phenole.

Sein Talent als Allrounder stellt das Rosengewächs bei einer Vielzahl von Malaisen unter Beweis: Es schützt vor Thrombosen, stabilisiert den Kreislauf, hemmt offenbar den Krebs, reinigt die Arterien. Sein ausgewogener Gehalt an nicht zu schnell ins Blut übergehender Fruktose hilft, den Blutzucker im Gleichgewicht zu halten. Deshalb ist es sogar empfehlenswert, vor dem Einschlafen einen Apfel zu essen – eine der wenigen Obstsorten, die Experten so kurz vor der Nachtruhe den Menschen nahelegen.

Hochgefühle löst bei Figurverliebten und Diabetikern aber auch der hohe Anteil des Ballaststoffs Pektin aus. Diese Faserstoffe „verzögern die Resorption von Nahrungsmitteln und damit den für Diabetiker zu beobachtenden Anstieg der Blutglukose nach den Mahlzeiten", schreibt das Standardwerk „Schönfelder". Also kann ich Ihnen nur empfehlen, vor dem Essen einen Apfel zu essen – was dann zusätzlich schon ein erstes Sättigungsgefühl gibt. So schlicht und einfach kann schlanke Linie sein!

Noch ein schöner Apfeleffekt: Seine Säuren werden im Körper zu Basen, helfen also hervorragend beim Entsäuern und senken so die tückische Harnsäure, die gern die Gicht, das Rheuma zündeln läßt.

Zu viel Medizin? Bewahre, ich will Sie nicht langweilen, aber es ist einfach faszinierend, was in dieser Frucht steckt, die ich seit Jahren täglich esse. Aber all das, was ich beschreibe, tritt nur ein, wenn Sie möglichst unbelastete heimische Sorten kaufen. Möglichst nicht die aus fernen Ländern, die oft 20 Mal gespritzt sind, vielfach in Wachs getaucht wurden, womit sie glänzend ihr ärmliches Inneres verbergen.

Streunern Sie nach Streuobst! Überall stehen in Deutschland diese Bäume mit den kleinen, oft nicht makellosen Äpfeln. Aber was für ein Geschmack. Lassen Sie sich mitreißen von diesem Erlebnis, gehen Sie in die Natur, sammeln Sie die Äpfel, für die sich in der Regel niemand interessiert. Und wenn irgendwo wieder eine solche Wiese für einen Supermarkt, einen Parkplatz plattgemacht wird, engagieren Sie sich für den Erhalt. Für den Erhalt eines großen Stücks deutscher Kultur.

> „Liebe ist der höchste Grad der Arznei."
> *Theophrast von Hohenheim, genannt Paracelsus*

ANANAS
LIEBT DIE LIEBENDEN

Besonders im Alter oder bei Verdauungsschwäche können Proteine oft vom Körper nicht ausreichend zu verwertbaren Aminosäuren aufgespalten werden. Doch jetzt naht Hilfe in Form einer der beliebtesten Früchte, der Ananas. Frisch genossen, besitzt sie mit der Enzymfamilie Bromelin (Bromelain) einen wunderbaren Eiweißcracker, mit der Folge, daß der Körper besser mit dem lebenswichtigen Stoff versorgt wird.

Aber die ursprünglich aus Brasilien kommende Bromeliaceae kann noch viel mehr: Kalzium festigt die Knochen, Phosphor macht das Gehirn munter, Eisen aktiviert den

Obst

Obst

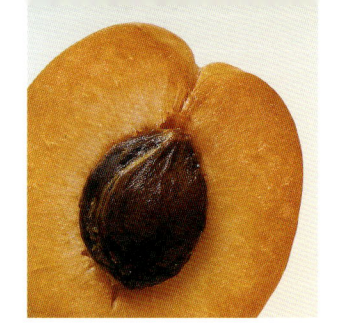

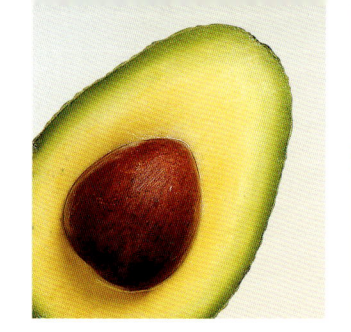

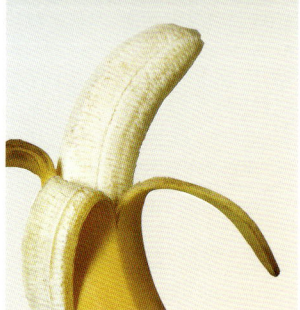

Sauerstoff, Kalium treibt das Wasser aus, Vitamin C fängt die freien Radikale, und Zink hilft beim Insulinaufbau.

Doch die festfleischige Tropenfrucht birgt noch eine viel schönere Wirkung: Sie macht müde Männer liebesmunter – und die Frauen freudig erregt. Na, das klingt doch schöner als „Obst ist gesund".

APRIKOSE
DER „GEMÜSE"-BAUM

Leuchtend gelb-rot locken die Aprikosen-Früchte. Seine schöne Farbe verdankt das wohlschmeckende Obst den Karotenen. Diese Pflanzenfarbstoffe sind auch in den Möhren, im Grünkohl, im Spinat – was die Schlußfolgerung nahelegt: Die Aprikose ist fast so etwas wie ein „Gemüse"-Baum. Aber der hat es in sich, schließlich sind in den Karotenen wichtige Vitamine wie das antioxidative Betacarotin – ein Stoff, der in fast jeder Vitaminmischung aus der Apotheke vorkommt und aus dem das Sehvitamin A entsteht.

Wissenschaftler sagen allerdings, daß im Vergleich zu den fertigen Präparaten die Natur ihre Vitalstoffmischung so raffiniert mixt, daß etwa der krebseindämmende Effekt der Karotene nur in der reifen Frucht zur vollen Enftfaltung gelangt. Aber es stecken auch noch andere Stoffe in der gelb-roten Frucht, etwa blutbildende Folsäure und entwässerndes Kalium.

So richtig gut schmeckt die Aprikose aber nur, wenn sie weder mehlig-weich noch unangenehm hart ist, sondern saftig vollreif – ein Idealzustand, der in Deutschland selten gelingt. Ich kaufe da lieber Bioware aus dem Ausland, die von mir aus so „durch" sein kann, daß sie sofort gegessen werden muß. Was kein Problem ist, da das schöne Früchtchen köstlich mundet.

AVOCADO
IDEALER DREIKLANG

„Regional" heißt meine Devise – und dann lobe ich die Avocado aus Übersee. Wo bleibt da die Konsequenz, werden Sie fragen. Meine Antwort: Es gibt bei uns nichts Vergleichbares. So bündelt die birnenförmige Frucht die drei Basis-Lebensmittel Kohlenhydrate, Eiweiße, Fette in idealer Zusammensetzung: Die Proteine sind besonders hochwertig und zusammen mit den ungesättigten Fettsäuren (rund 30 Prozent Fettanteil) ein perfekter Fleischersatz, und die energieliefernden Kohlenhydrate sind leicht verdaulich.

Am liebsten esse ich die Avocado so: Halbieren, mit Zitronensaft beträufeln, salzen, pfeffern. Das ist dann keine Vorspeise, es ist die Speise.

BANANE
DAS GELBE GLÜCK

Nach sieben Marathonläufen weiß ich, was der Mensch wirklich braucht: Bananen. Denn sie sind meist das einzige, was es auf dem langen Lauf gibt – und es reicht. Ähnlich wie der Apfel weist die ursprünglich aus dem Fernen Osten stammende Frucht ein fast vollständiges Kaleidoskop aller Vitalstoffe auf: Wie die Vitamine A, B1, B2, B6, D und E. Wobei besonders D interessant ist, weil es bei der Ausschüttung des blutzuckersenkenden Insulins wohl eine wichtige Rolle spielt.

Praktisch cholesterinfrei ist die Banane. Dafür steckt sie voller Serotin, einem Hormon, das im Körper die biochemischen Voraussetzungen für Glück bietet. Ich schreibe bewußt „biochemische Voraussetzungen", denn ohne positives Denken nützen auch noch so viele Bananen nichts. Zu viele davon sollten Sie eh nicht essen, denn sie stecken auch voller Kohlenhydrate und treiben als vollreife Ware auch den Zucker ganz ordentlich nach oben.

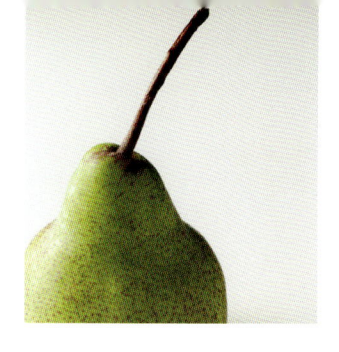

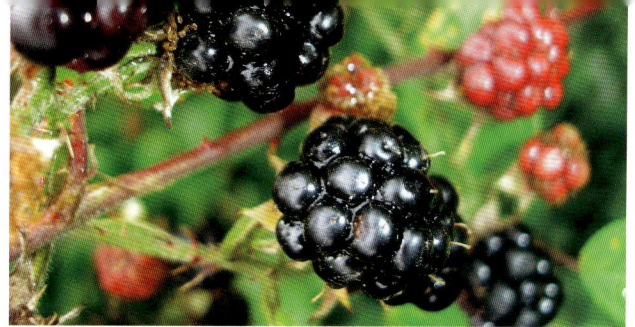

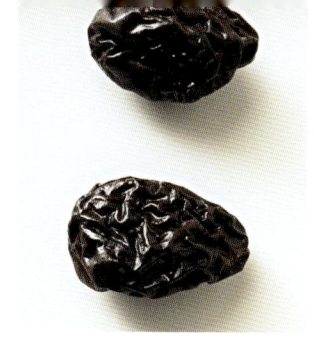

Inzwischen esse ich fast nur noch die kleinen Bananen – und die bevorzugt aus biologischem Anbau. Denn es dauert bis zu 20 Monate, bevor die Banane reif ist – und in der Zeit kann sie ganz besonders viele Gifte in Form von Schädlingsbekämpfern, Unkrautvertilgern aufnehmen.

BIRNE
BEGLEITET DEN KÄSE

Komisch, ich bin eher ein Apfelesser. Dabei sind Birnen reich an den Spurenelementen Zink und Selen. Wobei Zink gerade von Diabetikern vermehrt ausgeschieden wird – aber umgekehrt eminent wichtig für den Insulinaufbau und die Wirkung des Hormons ist. Das antioxidative Selen hilft möglicherweise, hochgiftige Schwermetalle wie Kadmium und Quecksilber zu binden und auszuscheiden – ein Mechanismus, der besonders in der Chelattherapie genutzt wird. Aber statt sich stationär Infusionen geben zu lassen, kann es ja oft schon reichen, einfach eine reife Birne zu essen.

Begeistert bin ich von der Birne in der Kombination mit Käse. Ein schöner Roquefort mit Schnitzen von Birne, dazu ein Gläschen halbtrockener Portwein – das elektrisiert auch Obstmuffel.

Es gibt nur eine Heilkraft – und das ist die Natur"
Arthur Schopenhauer

Hier drängt es mich zu ergänzen:
Man darf die Natur auch unterstützen!

Hubert Kolb

BROMBEERE
JE WILDER, JE LIEBER

Immer habe ich Brombeeren gegessen – und am liebsten sammle ich sie bis heute von wildwachsenden Sträuchern. Was sicher nicht die schlechteste Art ist, denn die schwarzen Beeren sind extrem empfindlich und verderben sofort. Seien Sie also skeptisch, wenn die Beeren besonders lange halten. Erstens schmecken sie dann nicht annähernd so gut wie als Original – und außerdem machen Sie dann vielleicht unerwünschte Bekanntschaft mit einem Chemiebaukasten namens Pflanzenverschönerung.

Belohnen tut Sie die wilde Beere mit einer Fülle von Vitamin B und C. Außerdem besonders viel Magnesium – ein wichtiges Spurenelement beim Lebensstil-Diabetes und ein Stoff, der die Gefahr von Blutgerinseln vermindert. Ein sehr interessanter Stoff ist auch das antioxidative Lutein, das die Sehkraft der Augen erhöht.

Aber am spannendsten sind für mich die Blätter des Rubus fruticosus: Immer wenn der Zucker wieder mal nicht so richtig runter will, dann greife ich zu den Blättern. Im Frühjahr und Sommer zu frischen, zarten von den Spitzen des Strauches – Sie können die **zuckersenkende Wirkung deutlich meßbar** schon nach kurzer Zeit feststellen. Für diesen Effekt sind Gerbstoffe wie Gallotannine und andere Flavonoide verantwortlich.

DATTEL
NEHMEN SIE JUNGE

Wie schmecken Datteln? „Süß", werden Sie sagen. „Leicht herb", sage ich – weil ich nicht die aus der Pappschachtel esse, sondern die frischen. Probieren Sie mal – und lassen sich von einem völlig neuen Geschmackserlebnis überraschen. Dafür belohnt Sie die Beduinenfrucht mit vielen

Obst

Obst

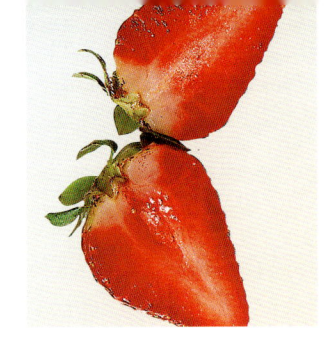

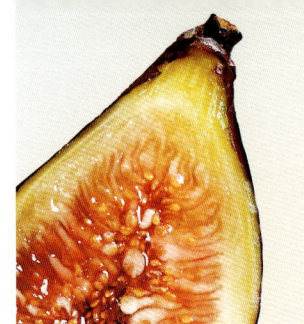

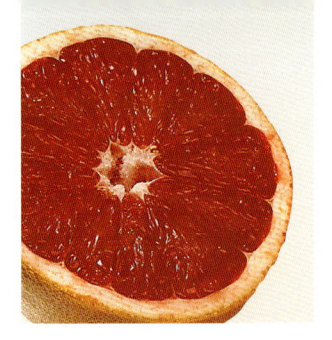

Vitaminen – und dabei besonders der Pantothensäure, dem Vitamin B5, das den Energiehaushalt der Zellen mächtig ankurbelt, das Cholesterin senkt und die Produktion des Inselzellen-schützenden Vitamin D erleichtert.

ERDBEERE
BEGEHRENSWERTE SCHÖNE

Es ist immer derselbe Mechanismus: Pflanzen bilden in ihrer äußeren Hülle Stoffe, die sie vor bösen Feinden schützen – etwa Bakterien oder Tieren, die sie angreifen wollen. Sekundäre Pflanzenstoffe heißen diese nützlichen Helfer, die aber höchst primäre Wirkungen auch bei Menschen entfalten. Beispiel Erdbeere: Weil sie so „schön" ist – und von daher besonders „begehrt" ist, bildet sie besonders viele Abwehrstoffe aus, die bei ihr Anthozyanine heißen.

Faszinierend farbig Zu den Polyphenolen zählen diese Anthozyanine. Und wer liest, was diese Polyphenole alles können, gerät ins Schwärmen: Sie regulieren den Blutdruck, hemmen Entzündungen, vertreiben Bakterien und gehen auch noch gegen den Krebs vor.

Jetzt reicht´s, werden Sie sagen, „ich will Erdbeeren essen". Ja, gerne, was gibt es Schöneres im Frühjahr. Aber schmecken sie nicht noch mal so gut, wenn Sie wissen, welchen Segen Sie damit Ihrem Körper geben? Deshalb erwähne ich nur beiläufig, daß da auch noch viel Vitamin C, viel blutbildende Folsäure drin ist, und überlasse Sie ganz dem Genuß.

Großen Genuß haben Sie aber nur mit einheimischer, saisonaler Ware – am besten aus dem Freiland. Das heißt je nach Witterung halt bis im Juni zu warten. Na und! Dafür müssen Sie nicht fürchten, daß sie statt Erdbeeren Giftbeeren essen, die all die beschriebenen Vorteile nicht haben, ja sogar gesundheitsschädlich sein können.

FEIGEN
SÜSSER SUPERSTOFF

Als ich „Fit wie ein Diabetiker" schrieb, hatte ich mich noch nicht getraut, Feigen zu empfehlen. Denn eines ist klar: Feigen sind süß, treiben den Zucker nach oben, vergleichbar mit Pralinen oder Müsliriegeln. Aber im Gegensatz zu diesen Süßigkeiten bietet diese uralte Heilfrucht so viele Vorteile, daß ich sie Ihnen nicht vorenthalten kann.

Feigen sind Säureblocker! Ausgerechnet dieses Maulbeergewächs entschärft eines der größten Zivilisationsübel, die Übersäuerung der Menschen. Damit sind sie eine ideale Frucht für alle Freunde der fetten Currywurst mit ihrem zu süßen Ketchup (probieren Sie mal mein zuckerfreies bei den Herbst-Rezepten!), der hellen Weißbrote, aller süßen Versuchungen. Dazu kommt ein wahres Füllhorn an Vitaminen, Mineralstoffen und eiweißaufbauenden Aminosäuren. Und weil soviel davon drin ist, brauchen Sie nicht so viele davon zu essen. Eine frische Feige pro Tag ist genug.

Feigen sind laxativ! Nein, nicht lasziv, sondern abführend. Das bewirken die ballasthaltigen Samen, aber auch die vielen Fruchtsäuren, die im Darm Wasser anziehen.

Selbstverständlich bezieht sich das Gesagte natürlich wieder nur auf die frische Ware, nicht die überzuckerten Süßbomben. Ein idealer Begleiter für frische Feigen ist frischer Ziegenkäse. Für mich **eines der perfektesten Desserts.**

GRAPEFRUIT
PAMPIG ZUM FETT

Weltmeisterlich sind die Leistungen der Grapefruit beim entgiftenden Vitamin C. Erstens enthält die subtropische Frucht sehr viel des gerade für Diabetiker unerläßlichen Allrounders. Zweitens enthält die Pampelmuse auch spezifische Flavonoide, die dafür sorgen, daß das Vitamin besonders wirksam sein kann, etwa zur Abdichtung von Gefäßen.

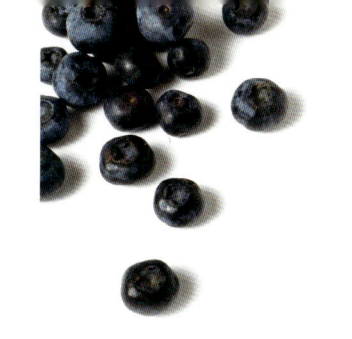

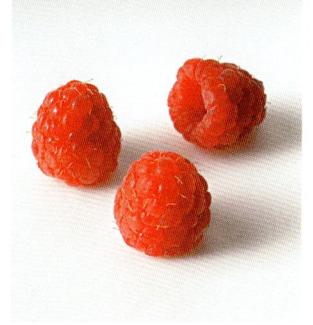

Schmelzen läßt die Grapefruit dagegen die Fettpolster. Richtig pampig ist die Pampelmuse mit ihren Spurenelementen und Vitaminen zu den abgelagerten Schlacken des Stoffwechsels. Auch den Arterien bringt das Fleisch der Grapefruit Segen, weil das darin enthaltene Pektin das Voranschreiten der Artheriosklerose hemmen und vielleicht sogar **Cholesterin-Ablagerungen vermindern** kann – was einen aktiven Schutz vor dem Herzinfarkt bedeutet. Essen Sie aber ruhig auch das „Weiße" der Schaleninnenhaut, weil da besonders viele Wirkstoffe sitzen.

Listen please: Leute, die zu Nierensteinen neigen, sollten die relativ saure Frucht nicht regelmäßig essen. Und das Vitamin-C-schützende Flavonoid ist so aktiv, daß es auch die Wirkung von Medikamenten beeinträchtigen kann – und das sogar tagelang, was der Schweizer Apotheker Friedrich Möll in der „Medical Tribune" erläuterte. Vor allem Leute mit Statinen müssen aufpassen. Aber wer dieses Buch aufmerksam liest, braucht diesen gern verschriebenen Cholesterinsenker bald schon gar nicht mehr – weil der Gefäßschädling einfach weggeschlemmt wurde, etwa durch den natürlichen Cholesterinsenker Grapefruit.

Pillen-Turbo

Das Risiko von Grapefruit bzw. darin enthaltener Psoralen-Derivate und bestimmter Flavonoide besteht primär nicht in einer Beeinträchtigung, sondern in der Verstärkung der Wirkung von solchen Medikamenten, deren Abbau durch Hemmung der Entgiftungsfunktion der Darmwandzellen (Cytochrom P450 – System) verzögert wird. Folge ist eine erhöhte Konzentration im Blut, also eine stärkere Wirkung.

Ihr Prof. Hubert Kolb

HEIDELBEERE
DER BLAUE JUWEL

Ein Hoch der Heidelbeere! Ein Hoch, das besonders Diabetiker anstimmen können. Denn dieser blaue Juwel verwöhnt uns gleich zweifach: Mit seinen Früchten und mit seinen Blättern. In den kleinen Beeren schlummern im blau-färbenden Farbstoff Polyphenole, die Jagd auf die freien Radikale machen, das Immunsystem stimulieren und auch noch den Blutzucker richtig einstellen.

Gut für den Blutzucker sind aber besonders die Blätter, in denen sich Chrom befindet, ein Element, das in seinem Element ist, wenn es darum geht, intolerant gegenüber der zuckrigen Glukose zu sein – was in der Medizinersprache heißt: Chrom erhöht die Glukosetoleranz, senkt also den Zucker im Blut. Wenn dann immer noch zuviel Glukose da ist, hilft vielleicht auch das reichlich vorhandene Vitamin C.

Schade, daß dieser Juwel bei uns selten in seiner reinsten Form zu finden ist, als im Wald gesammelte wilde Beere. Je größer Blaubeeren werden (manche sind ja fast murmelgroße Züchtungen), je weniger esse ich sie. Eng verwandt mit der Blaubeere ist übrigens die Preiselbeere, aus der sich eine fein-herbe Beilage zu Wild kochen läßt. Feinherb ist´s natürlich nur dann, wenn nicht zu viel Zucker drankommt.

HIMBEERE
HIMMEL IM WALD

Himmlisch schmecken Himbeeren, finde ich. In der Saison muß ich an mich halten, nicht auf einen Schlag ein ganzes Schälchen zu verputzen. Und wenn sie bei uns im Garten wachsen, lasse ich sie so lange reifen, bis sie zuckersüß sind – ein Geschmack, der mir lange im Ge-

Obst

Obst

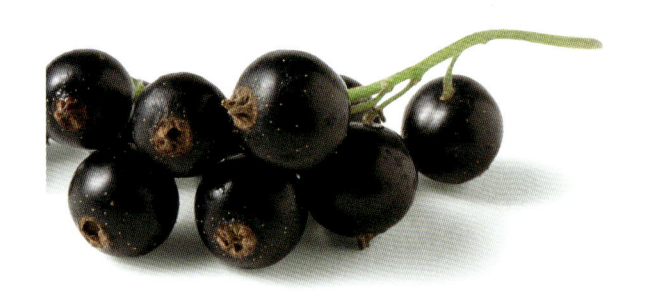

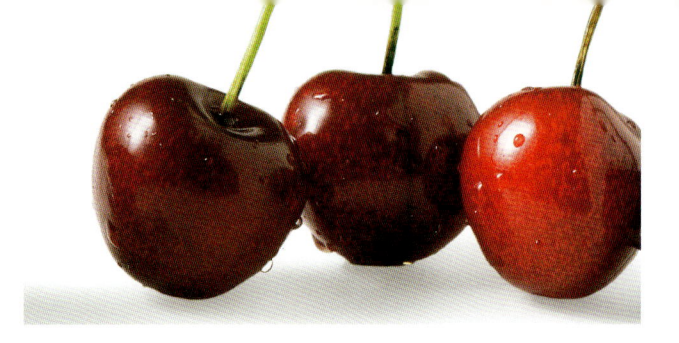

dächtnis bleibt, der aber Gott sei Dank keine dauernde Lust auf Süßes auslöst. Vielleicht habe ich mich mit meiner ziemlich rigorosen Zurückhaltung gegenüber schnellen Zuckern wieder in die Ursprungsprogrammierung unseres Stoffwechsels versetzt. Denn bei unseren Vorfahren kam Süßes allenfalls in vereinzelt gefundenen Beeren vor – weshalb wir „für Zucker kein genetisches Programm haben", so Professor Fritz Hoppichler, Chefarzt einer Klinik in Salzburg.

Dafür haben wir ein Programm für Gutes, also auch für Himbeeren. Und die strotzen vor Vitamin C. Auch die Blätter sind interessant, ihre Zusammensetzung ähnelt denen der Brombeere, weshalb ich sie auch gerne als Zuckerregulierer verwende - und sie in meine „Senkertees" gerne mische.

Genuß Genuß Versuchen Sie einmal Waldhimbeeren zu bekommen, die sind noch besser als die normalen Sorten, sozusagen der Himmel auf Erden. Daß die Pflückerei mühsam und teuer ist, schlägt sich im Preis nieder – und in der höheren Vitalkraft.

JOHANNISBEEREN
SCHWARZ SCHLÄGT ROT

Sie kaufen schlichte schwarze Johannisbeeren – und stehen vor folgendem Rätsel: „Flavonoide, Anthozyane, Phenolcarbonsäuren, reichlich Vitamin C, Fruchtsäuren, Invertzucker, Pektine". So beschreibt der „Schönfelder", das Standardwerk der Heilpflanzen, die Inhaltstoffe der Beeren.

Hier die Auflösung des Rätsels: Flavonoide und Anthozyane sind Polyphenole, also sekundäre Pflanzenstoffe mit einem breiten Wirkungsspektrum: Sie hemmen Entzündungen, regulieren den Blutdruck, helfen gegen den Krebs, töten Pilze und Bakterien, stärken das Immunsystem und regulieren den Blutdruck. Die Phenolcarbonsäure, die auch in der Melisse sitzt, beruhigt, löst Krämpfe und ist schlecht zu den Bakterien. Das Vitamin C ist ein großer Jäger freier Radikale. Die Fruchtsäuren machen die Haut glatt und frisch. Invertzucker ist eine Mischung aus schneller Glukose (nicht so gut) und langsamer Fruktose, also Fruchtzucker (schon besser). Und Pektine sind verdauungsfördernde Ballaststoffe.

So, jetzt werden Sie mit noch mehr Freude die kleinen Schwarzen essen. Es gibt auch rote Johannisbeeren. Die sind auch nicht schlecht, schmecken manchen sogar besser. Aber in der Wirkung sind die Schwarzen unschlagbar.

KIRSCHEN
DER ROTE JUNGBRUNNEN

Ein Wunder ist es, daß ich noch nicht schwer gestürzt bin – so oft wie ich in meinem Leben auf hohen Kirschbäumen herumgekraxelt bin, immer auf der Suche nach den reifsten Kirschen.

Schlemmen und schlanken Kirschen senken den Harnsäurespiegel – und gehen damit wirksam gegen die Gicht vor. Wer damit geplagt ist, probiere es in der Saison doch einmal mit einem halben Pfund Kirschen pro Tag, was dann wegen der Ballaststoffe gleich noch weitere „durchschlagende" Wirkungen hat – schlemmen und schlanken, sozusagen. Quasi selbstverständlich ist, daß die schöne Rote auch voller Vitamine steckt, vor allem C, von radikalenfangendem E und hirnfitmachender Folsäure, dem Vitamin B9. Den Knochen schenkt die Kirsche huldvoll Kalzium, das Herz entlastet sie durch entwässerndes Kalium.

Ewig leben? Für eine ganz besonders angenehme Überraschung sorgen die Anthozyanine, die roten Farbstoffe: Sie sind tolle Antioxidantien und sollen für eine junge, straffe

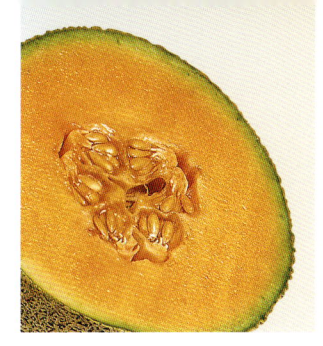

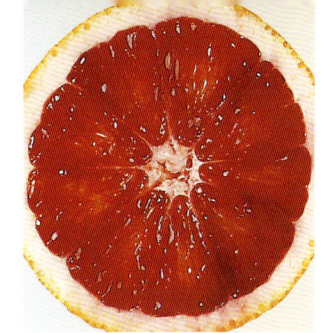

Haut sorgen. Wie schön, daß der Jungbrunnen auch noch so gut schmeckt. Wie schade, daß er für wenige Wochen im Jahr sprudelt – sonst würden wir wohl ewig leben.

MELONE
IHR PERSÖNLICHER PSYCHIATER

„Warum sprechen Sie von Lebensstil-Diabetes?" werde ich gefragt. „Weil die auch Typ 2 genannte Stoffwechselstörung im wesentlichen auf einem falschen Lebensstil fußt", antworte ich. Fast immer spielt Übergewicht eine wesentliche Rolle. Fast immer versuchen die Menschen mit Diäten und Abnehmkuren, den Pfunden zu Leibe zu rücken – meist mit wenig Erfolg. Ich schlage Ihnen deshalb mal eine ganz andere Form vor, wie Sie Ihren Lebensstil langfristig ändern können: Engagieren Sie einen potenten persönlichen Psychiater. Wie er heißt?

Melone heißt Ihr Psychiater. Essen Sie einfach einmal ein paar Tage lang abwechselnd nur Wasser- und Honigmelonen. Was passiert? Immer haben Sie einen vollen Teller, immer haben Sie das Gefühl, richtig viel gegessen zu haben. Ihr Pflanzen-Psychiater wird Ihnen nie Vorschriften machen, wenn Sie noch einmal ein köstliches rotes Stück abschneiden und mit großem Behagen verzehren. Und was bringt Ihnen der Psychiater, der nichts fordert, nur gibt? Ein paar Pfunde weniger auf die Waage! Dabei sind Sie dennoch perfekt versorgt gewesen, haben genügend Kalzium, genügend Kalium, genügend Magnesium gehabt. Dazu einen Cocktail aus den Vitaminen A, C und viele der Bs. Ausreichend Eisen und Jod war dabei.

Dankbar sind Sie jetzt Ihrem Psychiater? Nein, Sie engagieren einen neuen? Der heißt Salat, verspricht noch größere Berge auf dem Teller – und noch weniger Pfunde auf der Waage. Vielleicht beschäftigen Sie künftig einfach beide.

ORANGE
MIT HAUT UND HAAREN

Was soll ich über die Orange noch sagen; Sie wissen doch schon alles – weswegen Sie die Apfelsine auch so gerne essen. Sie wissen, daß eine Orange die Versorgung mit dem Lebens-Vitamin C für einen ganzen Tag deckt – falls Sie sich nicht gerade stressend mit Ihrem Partner streiten (dann zwei Orangen essen). Sie wissen ebenfalls, daß die cholesterinsenkende Pantothensäure, das blutzuckerregulierende Biotin drin ist.

Befreiendes Selen Aber vielleicht wissen Sie noch nicht, daß sich auch das seltene Selen im weiten Fruchtrund tummelt, das die Schäden von Schwermetallen wie Kadmium und Quecksilber mildert, weil die Umweltgifte zum Abmarsch aus dem Körper gedrängt werden. Und wissen vielleicht noch nicht, daß sich gerade auch in dem Weißen der Schale viele der wertvollen Bioflavonoide befinden, die gegen die freien Radikale radikal zu Werke gehen. Deshalb die geschälte Kugel nicht mit chirurgischer Präzision „entweißen". Sie haben das im Fernsehen bei den Köchen gesehen, wo sogar die Schnitze noch enthäutet werden? Lachen Sie sich schlapp über die ernährungsmäßige Unkenntnis der Showköche – und essen lieber eine Orange sozusagen „mit Haut und Haaren".

Sieben auf einen Streich Noch ein Wort zum allseits beliebten Orangensaft: Haben Sie schon mal sieben Orangen auf einmal gegessen? So viele Apfelsinen, teilweise noch mehr, stecken aber in einem gut gefüllten Glas Saft. „Na und", werden Sie sagen, „viel hilft viel". Nicht immer. Wie soll der Körper mit diesem süßen Vitalschub umgehen, das meiste muß er wieder ausscheiden, weil er es nicht so schnell verarbeiten kann. Ganz abgesehen von dem Streß, den Sie dem Zuckerstoffwechsel bescheren. Messen Sie mal eine Stunde nach einer vollen Ladung O-Saft den Blutzucker. Ich hab´s gemacht – und trinke den Saft heute nur noch aus ganz kleinen Gläsern.

Obst

Obst

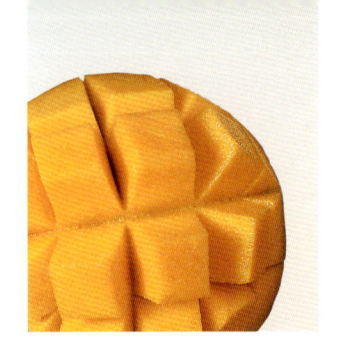

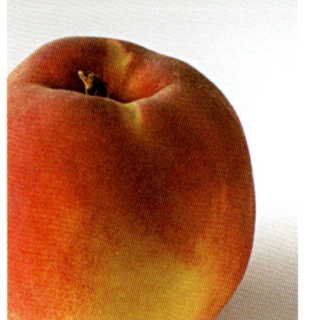

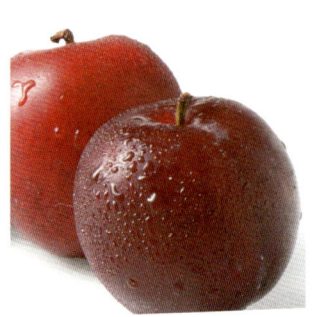

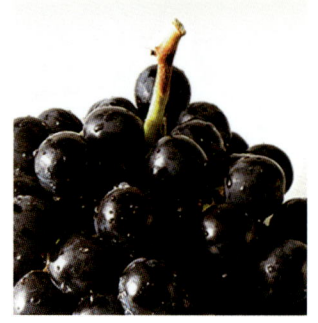

PAPAYA
DIE FLIEGENDE MELONE

Satt hat es eine Melonenart, immer nur am Boden herumzukriechen: Die Papaya bevorzugt luftige Höhen – und überrascht uns dafür mit zwei ganz besonderen Eigenschaften: Sie hat mit dem Enzym Papain einen Eiweißaufspalter, der ähnlich potent ist wie Bromelin in der Ananas. Damit räumt das Papain auf mit verfaulendem Eiweiß (womöglich vom letzten Schweinsbraten) im Darm und setzt ein richtiges Vitalisierungsprogramm in Gang.

Gleichzeitig ist die subtropische Beerenfrucht **stark basisch**, bindet also Säure – und erspart Ihnen damit entsprechende Pulver und Tinkturen. Dafür schmecken richtig reife Papayas unvergleichlich gut. Ich esse übrigens auch gerne die leicht pfeffrigen Kerne. Aber Sie müssen mir ja nicht alles nachmachen.

PFIRSICH
PIRSCHT SICH AN DIE RADIKALE

Wehmütig blicke ich meist auf die südlichen Länder mit ihrem herrlich prall-reifen Obst. Doch wenn das Jahr gut läuft, läuft auch bei uns eine Frucht zu Höchstform auf: der Pfirsich. Wobei ich nicht so sehr an die großen Exemplare denke, sondern eher an die kleineren. Die schmecken manchmal erstaunlich gut – und stecken voller Vitalstoffe.

Schön saftig Da ist zum einen Zink, das Diabetiker überproportional ausscheiden – und gleichzeitig dringend für eine gute Insulinwirkung brauchen. Da ist das antioxidative Selen, das aktivierende Magnesium, das im Verbund mit dem Niacin für eine gute Laune sorgt. Pfirsiche haben eine dünne Haut. Um sich trotzdem gegen Feinde zu schützen, entwickeln sie viele sekundäre Pflanzenstoffe wie etwa den gelben Farbstoff Xanthophyll. Essen Sie einen Pfirsich, so schützt dieser Pflanzenfarbstoff Sie vor den gefürchteten freien Radikalen, die mit Arterisklerose drohen. Aber daran müssen Sie nicht mehr denken, wenn Sie einen schönen saftigen Pfirsich genießen.

PFLAUME
POSITIV FÜR DEPRESSIVE

Schon seit historischen Zeiten „berühmt" ist die Pflaume für ihre verdauungsfördernden Eigenschaften. „Eine milde und natürliche Verdauung" attestierte bereits der berühmte antike Arzt Dioskurides in seiner Schrift „Materia Medica" den blauen Klunkern. Auch Hieronymus Bock hatte in seinem Kräuterbuch von 1551 die in Weißwein gekochte Pflaume als Darmreiniger im Angebot. Verantwortlich für den Effekt sind die reichlichen Ballaststoffe sowie das entwässernde Kalium, woraus folgt, daß die Pflaume gut für die schlanke Linie ist.

Auffallend ist das große Aufgebot an B-Vitaminen, angefangen von B1, über B2, zu B3. Alle diese Vitamine stehen in Verbindung mit der Energieumwandlung aus Kohlenhydraten. Im idealen Verbund der blauen Frucht laufen sie zur Hochform auf und bringen den Kohlenhydratstoffwechsel so richtig in Fahrt. Zusammen mit den Spurenelementen Zink und Kupfer werden Gereiztheit und Nervosität eingedämmt, verfliegt die Depression, stellt sich Wohlbefinden ein.

TRAUBEN
POLONAISE DER POLYPHENOLE

Wahre Wunderdinge werden der jahrtausendealten Weintraube nachgesagt: Sie aktiviert die Leber, bildet mit der Folsäure Blut, ihre Fettsäuren senken den Cholesterinspiegel, das Vitamin E schützt vor freien Radikalen, die ballaststoffreichen Schalen wirken im Verbund mit dem Kalium entwässernd und entgiftend, das Vitamin C aktiviert die Nerven, die B-Vitamine kurbeln die Kohlenhydratverbrennung an.

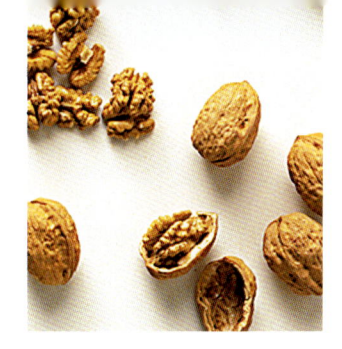

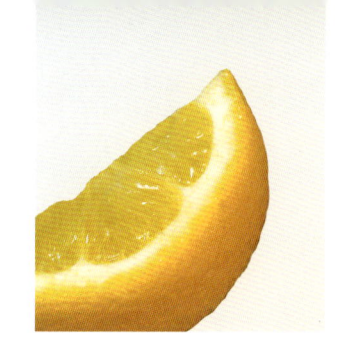

Das Bioflavonoid Procyanidin schützt vor Zellschäden und ist auch in dem hervorragenden Traubenkernöl enthalten. Aber das ist nur eines von vielen Polyphenolen, die sich in den Kernen der Trauben tummeln und die für die starke antioxidative Wirkung verantwortlich sind. Deshalb lohnt es sich, mal auf den Kernen herumzuknabbern.

Tanzende Trauben Ein wenig vorsichtig wäre ich bei den gerne empfohlenen Kuren, wo bis zu zwei Kilo Trauben pro Tag empfohlen werden. Denn die Früchtchen sind wirklich süß, oft sogar selbst die aus Deutschland. Also ich würde lieber einmal kräftig zuschlagen, würde die Polyphenole ein kurzes heftiges Tänzchen aufführen lassen. Aber wenn Sie mehrere Tage damit kuren wollen, dann messen Sie zwischendurch mal den Blutzucker.

Traubenkernöl Sehr empfehlen kann ich das Öl aus den Kernen. Aber es muß kaltgepreßt sein! Fragen Sie danach, es wird gerne falsch deklariert. Das echte erkennen Sie an der grünlichen bis goldgelben Farbe. Von allen Ölen hat es den höchsten Gehalt (bis 85 Prozent) an ungesättigten Fettsäuren. Das herzschützende Öl schmeckt herrlich nussig und paßt sehr gut zu Feldsalat.

WALNUSS
BRAINPOWER PUR

Stundenlang könnte ich Ihnen von Nüssen vorschwärmen. Von ihrem tollen Geschmack, von ihrer segensreichen Wirkung auf den Diabetes. Schon immer war ich ein großer Fan der Erdnuß, weil sie Chrom enthält, was das Insulin besser wirken läßt. Aber nun möchte ich Ihnen auch unsere Walnuß ans Herz legen.

Mit einem Gehirn vergleicht die Signaturenlehre, die von der Form einer Pflanze auf ihre medizinische Wirkung schließt, die Walnuß. Keine schlechte Anologie, denn die Nüsse sind fast so etwas wie eine Schaltzentrale gegen böse Einflüsse. Auf jeden Fall steckt in der kleinen Nuß, aus der einmal ein ganzer Baum entsteht, eine Vitalstoffmischung ohnegleichen aus Kalium, Magnesium, Vitamin E, Folsäure und, ganz wichtig, die so wichtige herzschützende Omega-3-Fettsäure. Wer rund 6 Nüsse am Tag ißt, deckt schon den halben Bedarf dieses Entzündungshemmers.

Wie Lebensstil-Diabetiker profitieren, hat Professorin Linda Tapsell von der australischen University of Wollongong in einer in der internationalen Fachzeitschrift „Diabetes Care" veröffentlichten Studie analysiert: „Durch den Verzehr von 8 bis 10 Walnüssen pro Tag können die richtigen Fette und Fettsäuren aufgenommen werden, die dem Körper helfen, mit der Insulinresistenz fertig zu werden."

Auf einmal gegessen, sind die zehn Nüsse wegen dem Fett schon eine Mahlzeit. Ich bevorzuge die „Gehirnnahrung" als ideale Zwischenmahlzeit. Und ich kaufe mir immer im Herbst die frischen einheimischen Nüsse und lagere sie in Holzkörben – so halten sie fast bis zur nächsten Ernte, und ich muß nicht die geschwefelten ausländischen nehmen.

ZITRONE
GELB UND GUT

Danke, daß Sie mir so lange durch das Obstparadies gefolgt sind. Deshalb zum Schluß als kleine Belohnung nichts Wissenschaftliches über die Zitrone. Daß Sie gerade im Winter eine kaum schlagbare Vitamin-C-Bombe ist, weiß jedes Kind – und deswegen lieben wir die Gelben.

Obst

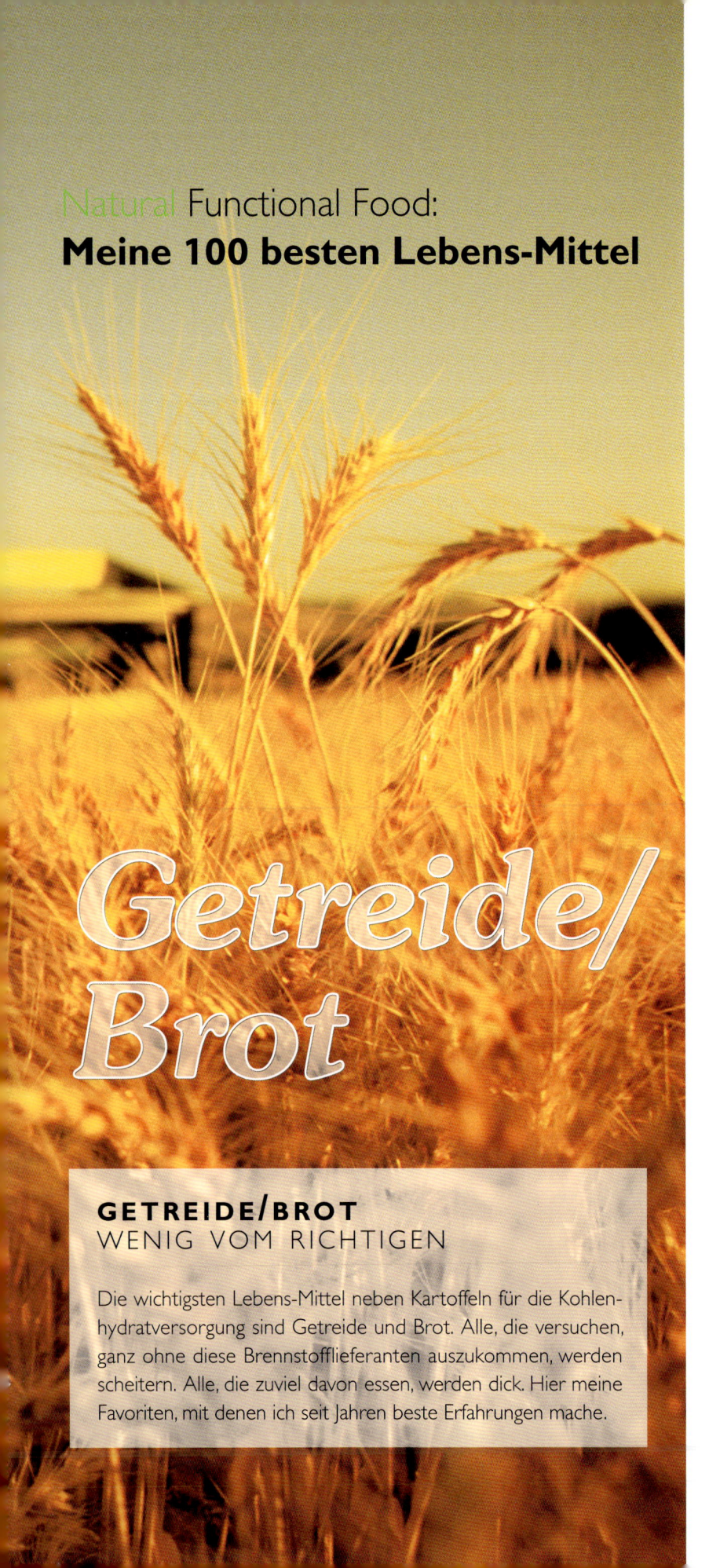

Natural Functional Food:
Meine 100 besten Lebens-Mittel

Getreide/Brot

GETREIDE/BROT
WENIG VOM RICHTIGEN

Die wichtigsten Lebens-Mittel neben Kartoffeln für die Kohlenhydratversorgung sind Getreide und Brot. Alle, die versuchen, ganz ohne diese Brennstofflieferanten auszukommen, werden scheitern. Alle, die zuviel davon essen, werden dick. Hier meine Favoriten, mit denen ich seit Jahren beste Erfahrungen mache.

DINKEL
„DAS BESTE KORN"

So lobte schon Hildegard von Bingen den Dinkel, ein aus dem Urweizen Emmer hervorgegangenes Korn. Was die kluge Äbtissin schon vor über 800 Jahren wußte, ist heute aktueller denn je: Das anspruchsvolle Urkorn entspricht in der Tat perfekt unseren heutigen Ernährungserfordernissen; es hat mehr Vitamine und Mineralstoffe als der Weizen, unser wichtigstes Brotgetreide. Dazu konzentrationsfördernde Kieselsäure und ein sehr wertvolles Eiweiß, das praktisch alle Aminosäuren enthält, die wir dem Körper von außen für den Proteinaufbau zuführen müssen (die sogenannten essentiellen).

Widerstandskämpfer Woher kommen diese phantastischen Eigenschaften? Der Dinkel ist ein Widerstandskämpfer. Er hat sich erfolgreich gegen alle Versuche gewehrt, aus ihm ein gedüngtes Hochleistungsgetreide zu machen. Doch damit hatte das im Mittelalter weit verbreitete Getreide quasi sein eigenes Todesurteil gesprochen, weil der viel ertragsstärkere Weizen den Dinkel fast völlig verdrängt hatte. Aber heute ist Dinkel wieder auf dem Vormarsch – und ich kann das fein-nussige Korn nur empfehlen. Vielleicht probieren Sie den Dinkel auch einmal in seiner grün geernteten Form, der deshalb Grünkern heißt. Dieses „Schwabenkorn" eignet sich besonders gut für Suppen.

ESSENER-BROT
ERSTES ÖKO-BROT DER WELT

So wurde noch vor einigen Jahrzehnten unser täglich Brot gebacken: Aus frisch vermahlenen vollständigen Körnern, am besten mit einem Sauerteig. Davon sind unsere „modernen" Brote mit ihren raffinierten Weißmehlen weit entfernt. Die Folge: Die Kohlenhydrate flutschen schnell ins

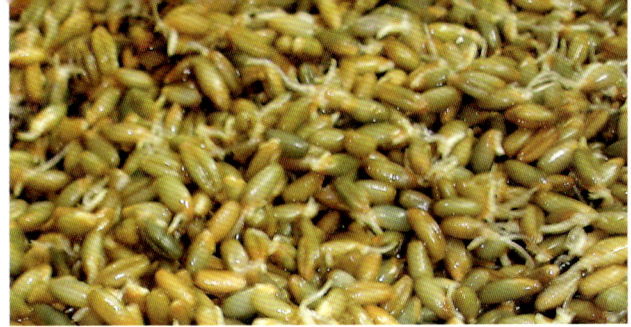

Erst keimen die Sprossen …

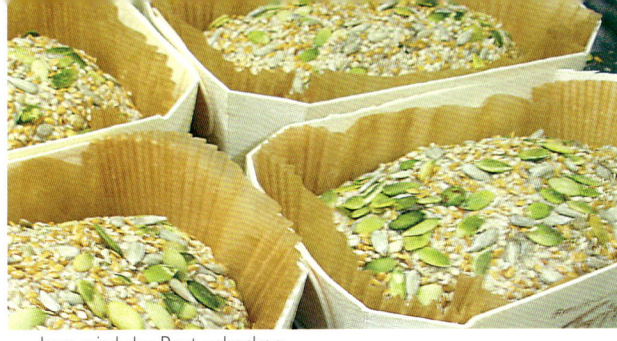

… dann wird das Brot gebacken

Blut, lösen einen Anstieg des Zuckerspiegels aus – eine der von Ärzten für ihre Diabetiker gefürchteten Zuckerspitzen. Ganz anders die echten Brote aus dem vollen Korn: Da tröpfeln die Kohlenhydrate ins Blut, und Werte schießen dafür nicht nach oben. Das beste Brot ist aber für mich seit Jahren eine spezielle Vollkornvariante, nämlich das

Brot der Essener: Die Ursprungsidee für dieses Brot kommt von einem jüdischen Volksstamm, den Essenern, die um die Zeit Jesu so etwas wie die erste Öko-Bewegung des Altertums waren. So stammt von ihnen das „Friedens-Evangelium", in dem sehr detailliert das Backen eines Brotes mit Sprossen beschrieben wird.

> „Laßt die Engel Gottes Euer Brot bereiten.
> Befeuchtet eueren Weizen,
> damit der Wasserengel an ihn trete"

So fängt das auf Qumran-Rollen überlieferte Evangelium an. Wichtig ist dabei die Textstelle ‚befeuchtet eueren Weizen': „Das Brot bleibt so länger saftig", sagt Fritz Schlundt von der Mühlenbäckerei Fritz, der nach der uralten Tradition ein Brot der Essener herstellt. Dabei werden **70 Prozent Roggensprossen** mit 30 Prozent Dinkelvollkornmehl vermischt. „Durch den Keimvorgang werden die Kohlenhydrate reduziert", erklärt Schlundt den Grund, warum bei diesem speziellen Volllkornbrot der glykämische Index (also der Übergang der Kohlenhydrate ins Blut) noch günstiger als im „normalen" Vollkornbrot ist.

Für mich ist das Brot aus München das Vitalbrot schlechthin. Teilweise habe ich es wochenlang auf meinen Reisen dabeigehabt (Sie merken, sonderlich viele Scheiben esse ich auch von diesem Superbrot nicht) – ohne daß es trocken geworden wäre. Natürlich backen auch andere dieses Brot, aber keiner macht es nach meiner Erfahrung so gut wie der Schwabe, der mitten im Münchner Stadtteil Haidhausen seine Bäckerei hat. Ein besonderer Vorteil dieses Brots: Es bleibt lange feucht.

HARTGRIESSPAGHETTI
PASTA PASST

Kein Schreibfehler! Natürlich kennen Sie Hartweizengrießnudeln – die Basis der beliebten Pasta. Aber auch mit dem säurearmen Dinkel lassen sich Spaghetti herstellen. Der harte Grieß beantwortet ausgezeichnet eine der heikelsten kulinarischen Fragen eines jeden Diabetes-Gourmets: Wie hältst Du´s mit den Kohlenhydraten?

Wir brauchen den Brennstoff Kohlenhydrate langsam ins Blut fließend – und eine der guten Methoden ist die Pasta, also Spaghetti, die ohne Ei aus Hartgrieß produziert werden. Daß die Italiener seit Jahrhunderten mit „ihrer" Pasta leben, ist sicher mit ein Grund, daß dort der Lebensstil-Diabetes bis vor kurzem praktisch unbekannt war.

„Al dente, per favore!" Aber auch für die Spaghetti gilt, ähnlich wie für die Kartoffel: Je „al denter", je besser. Also nicht zu Matsch kochen, schließlich schmecken sie dann ja auch nicht mehr. Übrigens: Allzuoft sollten Sie sich auch die Pasta nicht schmecken lassen: „Kleine Portionen Pasta sind o.k., aber lieber mit Tomatensauce oder Pilzragout als mit Sahnesauce. Und auch nicht jeden Tag", rät der Ernährungswissenschaftler Nicolai Worm.

KAMUT
DAS VERGESSENE URKORN

Bereits um die Zeit 4000 vor Christi kultivierten die Ägypter im Tal des Nils dieses Getreide, sodaß es wohl als das älteste der Menschheit gilt. Lange Zeit geriet dieses Urkorn dann in totale Vergessenheit; erst seit rund 30 Jahren wird es wieder angebaut. Ein Segen, denn es ist Biogetreide pur; enthält sehr viel mehr Proteine als andere Sorten, steckt voller insulinaufbauendem Zink und dem Anti-Ager Selen. Dazu das volle Programm der B-Vitamine.

Getreide/Brot

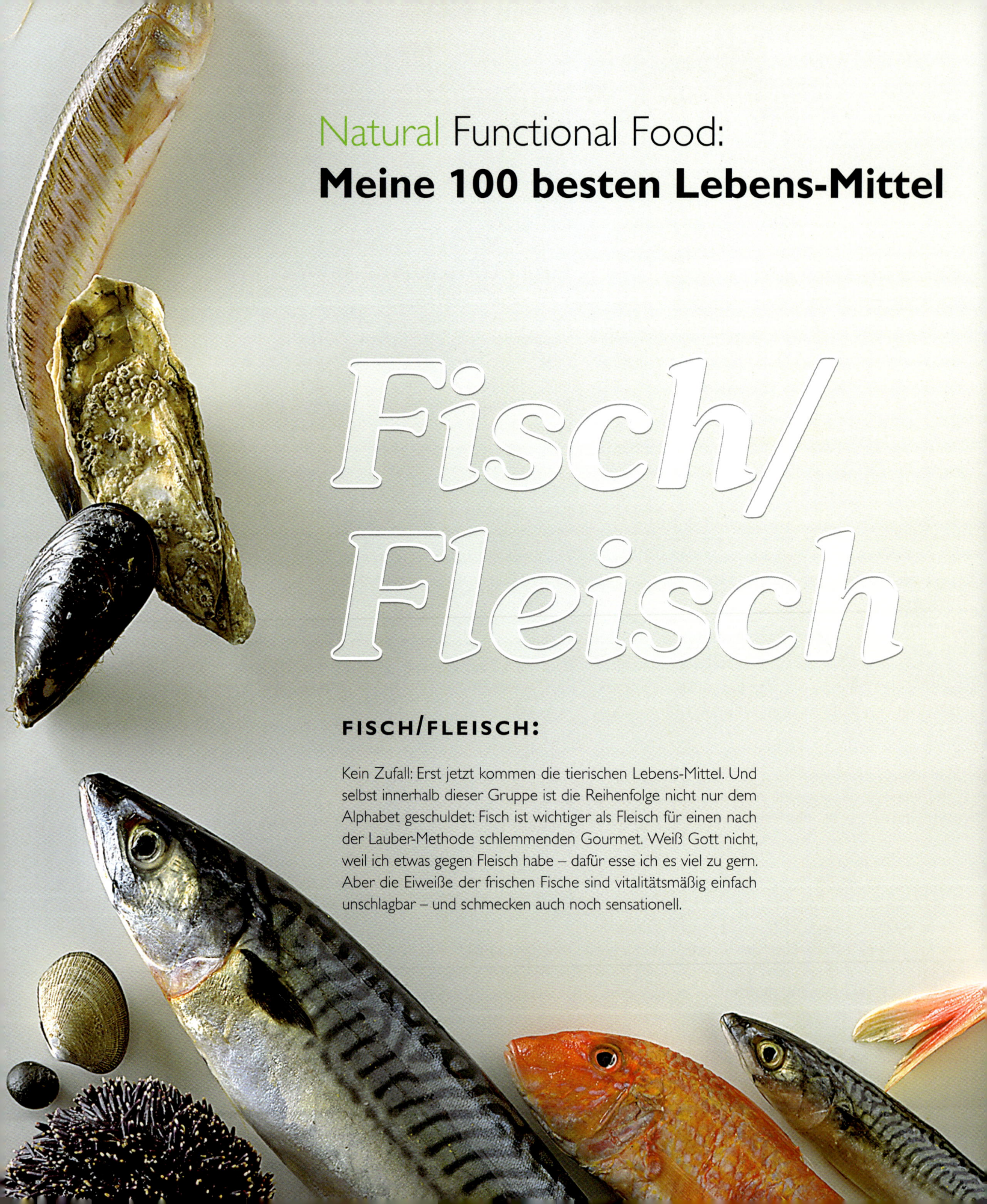

Natural Functional Food:
Meine 100 besten Lebens-Mittel

Fisch/
Fleisch

FISCH/FLEISCH:

Kein Zufall: Erst jetzt kommen die tierischen Lebens-Mittel. Und selbst innerhalb dieser Gruppe ist die Reihenfolge nicht nur dem Alphabet geschuldet: Fisch ist wichtiger als Fleisch für einen nach der Lauber-Methode schlemmenden Gourmet. Weiß Gott nicht, weil ich etwas gegen Fleisch habe – dafür esse ich es viel zu gern. Aber die Eiweiße der frischen Fische sind vitalitätsmäßig einfach unschlagbar – und schmecken auch noch sensationell.

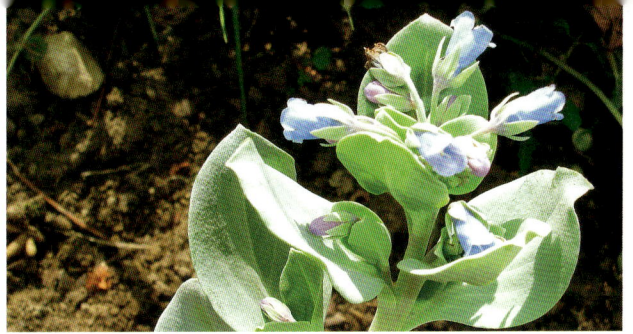

Blüht unschuldig blau: Das Austernkraut

AUSTERN
ANIMALISCHES APHRODISIAKUM

„Champagner und Red-Bank-Austern. Wirkung auf die Geschlechts. Aphrodis." So behandelt James Joyce in Ulysses die zwei Schlüsselsymbole des Schlemmens, den Champagner und die Auster. Immerhin, für die Auster ist die Wirkung als Aphrodis(iakum) nachgewiesen. Es ist leider ganz unprofan der hohe Zinkanteil, der höchste in einem Lebens-Mittel, der sich positiv auf die Produktion des Männer-Hormons Testosteron auswirkt.

Auch Diabetiker profitieren vom Zink, weil es dem Insulin auf die Beine hilft. Und dann sind da noch Vitamin A für den scharfen Blick und das nervenerregende B1. Aber auch Magnesium steht hier wie immer dienend bereit, wenn es um energieverbrauchende Prozesse im Körper geht. Und damit auch genügend ausdauernder Sauerstoff da ist, flutscht ordentlich viel Eisen in der Auster herum, die zur Abrundung des erotisierenden Cocktails auch noch zu rund zehn Prozent aus aufbauendem Eiweiß besteht.

Züngelnd So endet übrigens das „Austern"-Kapitel im Ulysses, einem Meisterwerk der Weltliteratur: „Frauenbrüste voll in ihrer Bluse aus Nonnenschleier, pralle hartaufgerichtete Nippel. Heiß zungte ich sie."

Ach so, Sie mögen gar keine Austern: Dann habe ich Ihnen eine pflanzliche Alternative, das Austernkraut. Ich hab´s im Westerwälder Klostergarten gekauft, und es schmeckt tatsächlich so wie Austern. Ob´s auch so wirkt? Probieren Sie´s aus.

> „Bei uns gibt es immer noch starke Nachwirkungen der alten calvinistisch-protestantischen Auffassung, daß Genuß Sünde ist."
> *Professor Meinard Miegel, Gesellschaftswissenschaftler*

FRISCHER MEERESFISCH
LOB DEM LEBENSSTIL-DIABETES

Ausnahmsweise einmal einig sind sich die Ernährungswissenschaftler: Frischer Meeresfisch ist das beste tierische Lebens-Mittel. Weil sie die Omega-3-Fettsäure enthalten, welche die dem Herzinfarkt oft vorausgehende Entzündung eindämmen kann. Leider kennen viele dieses Superfett, das ganz stark in „billigen" Fischen wie Makrele, Hering, Sardinen gespeichert ist, nur aus Fischölkapseln – welch ein Geschmackserlebnis entgeht ihnen!

Liebeserklärung Frische Meeresfische sind etwas vom Köstlichsten, was den Gourmet entzücken kann. Noch heute erinnere ich mich an einen gegrillten Loup de Mer in Kölns bestem Fischrestaurant, der L´Imprimerie: „Eigentlich sind es drei Portionen, aber der Chef liebt Euch heute", sagte der charmante französische Kellner, und so gab es für die Stammkunden den ganzen prächtigen Fisch für zwei – und auch zum Preis für zwei. Wie immer mit frisch gegrilltem Gemüse, mit Paprika, Frühlingszwiebeln, Brokkoli, Blumenkohl und Kartoffeln. Ein sehr reichliches Gelage, davor prächtige Steinpilze in Olivenöl mit Petersilie – und dazu natürlich eine Flasche trockenen Elsässer Riesling.

GeMessen essen Was sagt der Zucker zu solchem Luxus? Er bedankt sich eine Stunde nach dem Essen artig mit 112 und am nächsten Morgen mit einem Nüchternwert von 98. Diabetes, was willst du mehr? Dazu sind die Eiweißspeicher am nächsten Tag prall gefüllt mit dem leicht verdaulichen Eiweiß, vielen Vitaminen und Spurenelementen.

Wenn ich ein großes Anliegen habe, dann dieses: Schützen Sie den frischen Meeresfisch! Er ist neben dem saisonalen Gemüse, dem frischen Obst die wichtigste Bioressource für die Menschen – und für Lebensstil-Diabetiker ist er fast essentiell. „Essen Sie zweimal in der Woche Fisch", sagen die Experten. Leider sagen sie nicht, wo es geangel-

Fisch/Fleisch

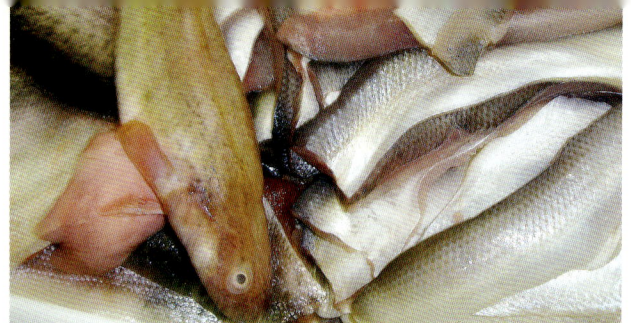

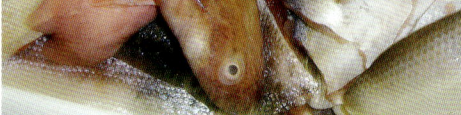

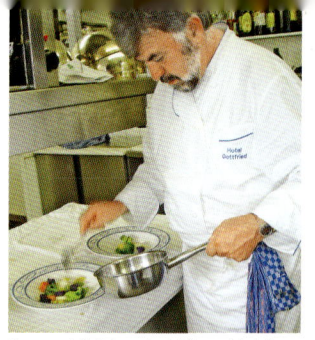

Pralle Frische der Fische … … und wenig später ein Gedicht aus Gemüse und Felchen bei Klaus Neidhart

Fisch/Fleisch

ten Frischfisch gibt, also keine gezüchtete Ware. Für Privatleute ist es nur schwer möglich, an gute Fische zu kommen (und ein richtiger Freund der Tiefkühlung werde ich wohl nicht werden).

Gute Restaurants bekommen da einen völlig neuen Stellenwert, weil die Top-Lieferanten haben, etwa Dieter Müller und Joachim Wissler in Bergisch-Gladbach. Bestellen Sie aber auch in diesen Häusern den Fisch am besten so, wie ich es Ihnen beschrieben habe: Möglichst „pur", gegrillt, gedünstet, mit reichlich Gemüse dazu. Sicher ist das nicht billig. Aber Sie haben ja die „Ausrede" Diabetes – und denken deshalb einfach „Lebensstil-Diabetes kann schön sein".

FRISCHER BINNENFISCH
DEUTSCHE PARADIESE

Da frischer Meeresfisch so schwer zu kriegen ist, bin ich immer auf der Suche nach Fischen aus unseren Seen und Flüssen – und habe auch schon prächtige Entdeckungen gemacht: Großer Plöner See, Schweriner See, Schalsee, Krakower See, Müritzsee, Tollonsee, Grimnitzsee, Rheinsberger See, Steinhuder Meer, Plauer See, Großer Müggelsee, Möhnesee, Dhünntalsperre, Rurtalsperre, Schwarzafluß, Tauber, Jagst, Großer Brombachsee, Isar, Donau, Ammersee, Starnberger See, Schluchsee, Bodensee, Tegernsee, Kochelsee, Inn, Chiemsee, Loisach, Hopfensee heißen die magischen Paradiese.

Natürlich war ich nicht überall, aber immer öfter fahre ich gezielt zu solchen Gewässern – und bin begeistert, wie gut auch frischer Fisch aus Deutschland schmecken kann, etwa die Forellen aus der Müritz in Mecklenburg-Vorpommern, die Maränen aus dem Plöner See, die Karpfen aus der Donau, die Bachforellen aus dem Schwarzwald, der Hecht aus dem Bodensee. Und immer wieder bin ich auf der Suche nach Züchtern, die Fische schonend aufziehen, wo in den Teichen das frische Wasser fließt, wo natürlich gefüttert wird – da ist es dann „normal", daß eine Forelle erst in 18 statt in acht bis zehn Monaten schlachtreif ist.

Solche prächtigen heimischen Fische stehen nach neuesten Erkenntnissen der Wissenschaftler auch von ihrem Nährwert den wilden Artgenossen aus den Meeren nicht sehr nach – auch sie haben hochwertiges Eiweiß.

So, nun habe ich Ihnen hoffentlich genügend Lust auf Entdeckungen gemacht. Und wenn Sie wirklich einmal sehen wollen, wie gut es bei uns schmeckt, fahren Sie zu Klaus Neidhart ins „Gottfried" nach Moos bei Radolfzell. Der beste Fischkoch des Bodensees zaubert Ihnen in Windeseile ein perfekt-leichtes Gericht mit den frischesten Schwanzflosslern auf den Tisch. Fragen Sie ruhig einmal nach der seltenen Trüsche mit ihrer herrlich großen Leber – dann vergessen Sie für den Rest des Lebens die gestopfte von der Gans.

GEFLÜGEL
BESTES VOM EIWEISS

Eine echte Eiweißbombe ist Geflügel. Bis zu einem Viertel des Fleisches kann das hochwertige Protein ausmachen, wobei es im Aufbau dem menschlichen Eiweiß ähnelt, also sehr leicht verträglich ist. Auch ist das Federvieh relativ cholesterinarm und wartet mit hochwertigen Vitaminen auf, etwa dem Niacin, das hilft Kohlenhydrate und Fette abzubauen. Eine gute Ergänzung bilden das entwässernde Kalium sowie das für die Glukoseverwertung nützliche Zink.

Ideal! Schon aus diesen „chemisch-biologischen" Eigenschaften läßt sich ermessen, warum Geflügel ein so ideales Fleisch für alle ist – aber auch für Diabetiker, die sich oft mit erhöhten Cholesterinspiegeln herumschlagen. Allerdings finden Sie diese günstigen Eigenschaften vor allem bei Tieren, die sich artgerecht bewegen und ernähren können. Wenn in einem riesigen fensterlosen Stall über 30 000 Hühner zusammengepfercht sind, kann davon keine Rede mehr sein, abgesehen davon, daß der Gebrauch von Medikamenten fast unabdingbar erforderlich ist.

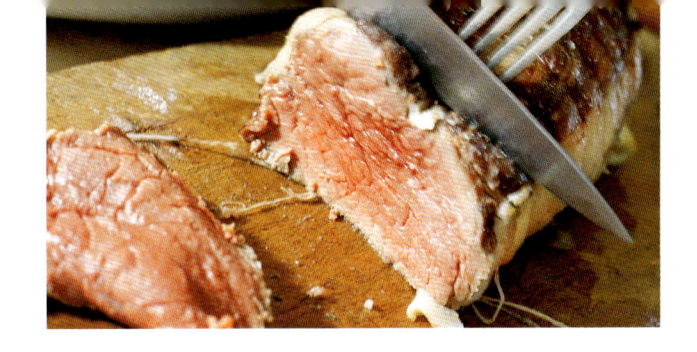

KALBFLEISCH
JE ROTER, JE LIEBER

Fleisch muß Beilage werden – das ist mein Grundverständnis. Bitte verstehen Sie das im übertragenen Sinne: Einfach innerhalb der Woche nicht soviel Fleisch essen, ein- oder zweimal genügt. Wenn es aber Fleisch gibt, dann kommt bei mir nur das beste auf den Tisch, möglichst von einem Metzger, der noch genau weiß, wo seine Ware herkommt. Damit ist sichergestellt, daß es gut gehalten wurde, etwa das leicht verträgliche Kalbfleisch nicht so anämisch weiß daherkommt – was auf nichts anderes schließen läßt, als daß das Kalb unter einem quälenden Eisenmangel leidet.

Je roter, je vitaler – so muß Kalbfleisch sein. Dann ist es nicht nur gesund, dann schmeckt es auch am besten, wie Sie meinem Rezept im „Winter" entnehmen können. Was Sie beachten müssen, um so ein gutes Stück zu bekommen, sagt Ihnen der Metzger Martin Senn, ebenfalls jemand, dessen Arbeit ich seit langem begleite.

Auch Ihnen empfehle ich: Suchen Sie Fleisch nicht nach den Sonderangeboten aus, sondern suchen Sie sich einen Metzger, zu dem Sie Vertrauen aufbauen können. Einer, der Ihre Frage „Wo kommt das Fleisch her" offen beantwortet, Sie vielleicht sogar einlädt, mal mit zu den Bau-

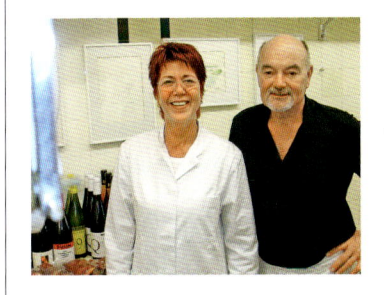

Fisch/Fleisch

„Warum verkaufen Sie Les-Landes-Poularden, Herr Rochow?"

Erst zum Kölner Dom, dann in die Apostelnstraße zu Karin und Hans Georg Rochow von der Wildhandlung Gustav Brock.

Hans Georg Rochow, Spezialist für Geflügel und Wild in Köln, erklärt mir das Geheimnis der exzellenten französischen Qualität:

„Das sind kleine Züchter aus Les Landes bei Biarritz, bei denen die Poularden wirklich frei laufen können. Sie erhalten ein spezielles Futter, das zu 75 Prozent aus Mais besteht und am Schluß sogar aus Maisbrei, weil die Tiere soviel laufen, daß sie kaum Fett ansetzen und deshalb ohne den Brei das Fleisch zu trocken wäre. So ist es wunderbar fest und doch saftig-zart.

Kein deutscher Züchter arbeitet so aufwendig, hinzu kommt auch eine spezielle Schlachtung, die trocken arbeitet. Das alles ist zeitaufwendig, insgesamt dauert es rund vier Monate, bis die Tiere schlachtreif sind, was sonst häufig in der halben Zeit geschieht. Deshalb, und weil es gar nicht so viele Tiere gibt, kostet eine solche Poularde auch rund 24 Euro. Aber so ein Tier ist ja dann auch etwas ganz Besonderes, was Sie nicht jeden Tag essen. Schade übrigens, daß die meisten Köche mit so einem tollen Produkt wenig anfangen können, weil sie den Umgang nicht gelernt haben, mit Ausnahme von Leuten wie etwa Franz Keller von der Adlerwirtschaft in Hattenheim."

Wildhandlung Brock. Hans Georg Rochow, Apostelnstraße 44, 50667 Köln, Telefon: 0221/2578181

Fisch/Fleisch

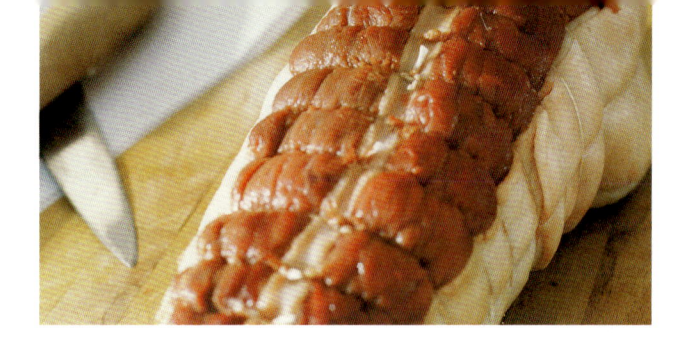

ern zu kommen. Ich habe das mit Martin Senn gemacht, war im Schwarzwald bei den kleinen Bauern, wo das Vieh an steilen Hängen kräftiges Gras frißt – dann denken Sie anders über Fleischpreise.

WILD
SEIT JAHRMILLIONEN GEEICHT

Ja, ich stehe dazu: Wild gehört für mich zur Diabetes-Ernährung – und zwar aus zwei Gründen: Zum einen hat das Fleisch von Rehen, von Hirschen wirklich Geschmack, wobei ich nicht den „Haut Gout" vom zu langen Abhängen meine (das esse ich partout nicht), sondern den intensiven Duft nach Wald. So ißt ein Reh würzige Bucheckern, Eicheln und nascht an über 80 Pflanzen, wodurch ein einmaliges Geschmackskonzentrat entsteht. Aber natürlich nur, wenn das Wild wirklich wild war, wenn es frei herumspringen konnte und nicht in Gattern gehalten wurde, wie viele „wilde" Stücke, die oft in Gasthäusern verkauft werden sollen.

Vom Internisten empfohlen: Aber es gibt gerade für Diabetiker auch ein gewichtiges gesundheitliches Argument – und das lasse ich Ihnen von dem Internisten Dr. Markus Gaisbauer von der Malteser Fachklinik für Naturheilverfahren in Brückenau erklären: „Unser Körper hat sich über Jahrmillionen in Einklang mit der Natur entwickelt. Der Stoffwechsel ist darauf geeicht, Wurzeln, Blätter, Beeren, Samen und das eine oder andere Stück Wildfleisch zu verarbeiten." Und noch etwas: „Wildes Wild" enthält besonders viel von der Aminosäure Taurin, welche hilft, das Fett besser zu verwerten – schlanker Genuß sozusagen!

„Warum schmeckt das Hinterwälder so gut, Herr Senn?"

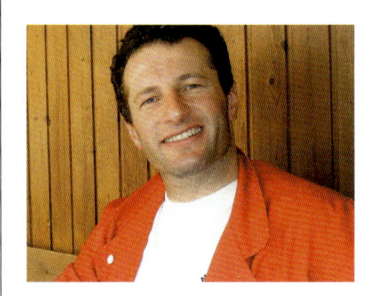

Schlachtet noch selbst: Metzger Martin Senn.

„Direkt vom Keltenrind, einer der ältesten Rinderrassen Europas, stammt das Hinterwälderrind ab. Kleinwüchsiger ist diese Rasse, sie wird auch nicht so schwer. Gerade mal so um die 200 Kilo liegt das Schlachtgewicht; andere Arten kommen auf deutlich mehr. Dabei dauert es einige Monate länger, bis die Tiere dieses Gewicht erreichen. Dafür ist das Fleisch dann wunderbar feinfaserig, hat einen herrlichen Eigengeschmack und ist schön marmoriert. Um so ein gutes Produkt zu bekommen, wird nicht mit Kraftfutter gefüttert, sondern mit Heu aus den Hochtälern des südlichen Schwarzwaldes, wo mein Vieh im Sommer selbstverständlich draußen auf der Weide steht. Und was auch ganz wichtig ist: Das Kalb steht bei seiner Mutter. Diese Mutterkuhhaltung entspricht dem natürlichen Verhalten des Tieres – und die Qualität wird enorm verbessert.

Verkaufe ich die Hinterwälder als Kalbfleisch, dann schlachte ich das Tier spätestens nach 16 Wochen. Aber schon nach dieser relativ kurzen Zeit hat das Fleisch einen kräftigen eigenen Geschmack. Wichtig ist auch, daß ich selbst schlachte, wodurch ich den optimalen Zeitpunkt bestimmen kann."

Bleibt anzumerken, daß Martin Senn dieses hochwertige Produkt zu einem absolut vernünftigen Preis verkauft, das Kilo um die 14 Euro – soviel zu dem Thema „Gutes muß immer teuer sein."

Landmetzgerei Senn, Hauptstraße 28, 79591 Eimeldingen, Telefon: 07621/62598. Eimeldingen liegt mitten im Markgräflerland, rund 10 Kilometer nördlich von Basel.

Natural Functional Food:
Meine 100 besten Lebens-Mittel

Milch-produkte

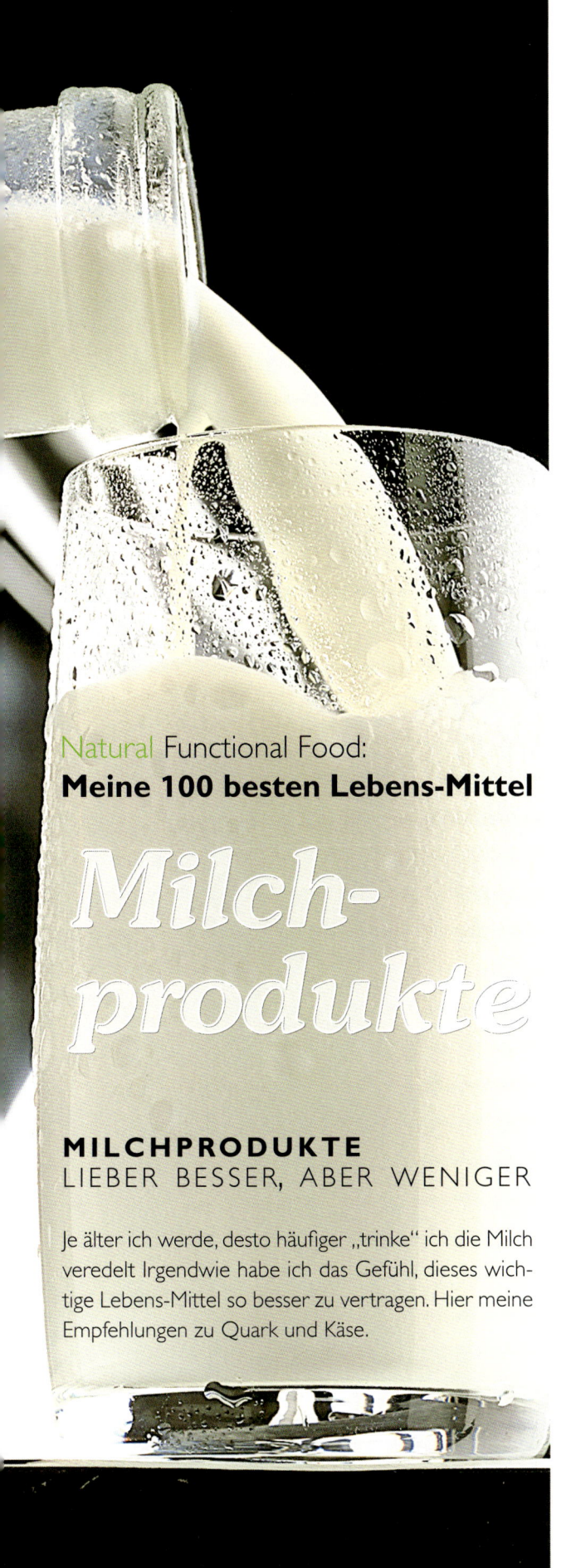

MILCHPRODUKTE
LIEBER BESSER, ABER WENIGER

Je älter ich werde, desto häufiger „trinke" ich die Milch veredelt Irgendwie habe ich das Gefühl, dieses wichtige Lebens-Mittel so besser zu vertragen. Hier meine Empfehlungen zu Quark und Käse.

QUARK
MIT 40 FÄNGT DAS LEBEN AN

Milch, ein paar Milchsäurebakterien dazu – fertig ist der Quark, den die Bayern auch Topfen nennen. Ich liebe dieses leicht verdauliche Milchprodukt, das bei mir Ausgangspunkt vieler Gerichte ist. Wobei ich ein klein wenig Milch dazugebe, damit die Masse sämiger wird, aber auch, weil der Milchzucker hilft, das Kalzium für die Knochen besser aufzunehmen. Am liebsten schneide ich in den Quark frische Gurken- und Knoblauchscheiben, würze mit Minze, dazu Salz und Pfeffer – schon habe ich ein perfektes Gericht.

Hochprozenter Früher habe ich immer die magere Stufe genommen. Aber dann schmeckt der Topfen auch so: mager. Heute nehme ich ihn so, wie die Natur ihn liefert – beispielsweise meinen Lieblingsquark, den 40prozentigen vom Demeter-Gut „Haus Bollheim" aus Zülpich bei Köln. Da fängt der Geschmack, da fängt das Leben im Lebens-Mittel an. „Ja, aber das Fett", sagen Sie zu Recht. Das ist drin, natürlich. Deshalb reicht mir das Halb-Liter-Glas auch eine ganze Woche

JOGHURT
NATURAL FUNCTIONAL FOOD

Noch ein wenig Warenkunde: Aus der sauergelegten Milch (ursprünglich eine Methode, um das schnell verderbliche Produkt haltbar zu machen) entsteht Joghurt durch den Zusatz spezieller Bakterienkulturen. Diese kleinen Helfer sind auch entscheidend am Geschmack beteiligt – und an der gesundheitlichen Wirkung. Vor allem die probiotischen Stämme sorgen dafür, daß die Milchsäurebakterien nicht sofort von den Verdauungssäften im Darm attackiert werden – und so bis in den Dickdarm gelangen, wo sie den Kampf mit fäulnisbildenden Bakterien aufnehmen können.

Milchprodukte

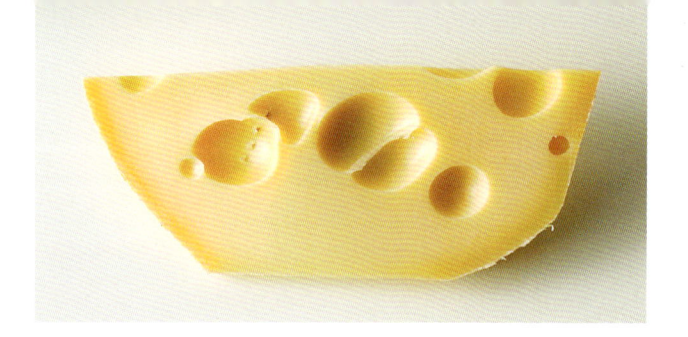

Gerade ältere Menschen sollten diese „Natural Functional Food"- Kraft besonders in Anspruch nehmen.

Allerdings funktioniert dieser Mechanismus am besten, wenn der Joghurt während der Herstellung nicht erhitzt wurde. Dann läßt sich auch die Milchsäure, die aus dem Milchzucker entstanden ist, am besten verwerten.

Dickmilch von der Oma Inzwischen bevorzuge ich eine spezielle Sauermilchvariante, die Dickmilch. Da hat das Gut Bollheim eine so gute, daß ich richtig ärgerlich werde, wenn sie mal nicht da ist. Einem Freund habe ich die zum 60. Geburtstag mit der Anmerkung geschenkt: „Es gibt sie noch, die traditionellen Produkte, die schmecken wie früher." Und dann passierte etwas Spannendes: Dieser Mann, der noch nie etwas für Bio übrig hatte, fuhr an den Severinsplatz in die Kölner Südstadt – wegen der dicken Milch. Das meine ich mit den guten Produkten: Sich drum kümmern, Zeit dafür aufwenden.

MOLKE
SCHÖN WIE EINE KAISERIN

Was die feinen Damen der römischen Gesellschaft bis hin zur Kaiserin zur Schönheitspflege nutzten, wird heute als Wundermittel wiederentdeckt: Molke, ein Produkt, das bei der Sauerlegung der Milch entsteht. Im Gegensatz zur Milch enthält die Molke aber wenig Fett und Kalorien.

Dafür glänzt die Molke mit den Fitneß-Mineralien Kalium, Kalzium und Magnesium, enthält Vitamine und äußerst hochwertiges Eiweiß. Von daher ideal für Entschlackungskuren (aber nicht für Leute, die Milchzucker schlecht vertragen) und als Leistungszurückbringer für Sportler.

Großer Vorteil: Die Molke ist im Gegensatz zu Käse schwach basenbildend, hilft also beim Entsäuern.

KÄSE
MEINE GROSSE LEIDENSCHAFT

Oft kann ich auf Wurst verzichten (bis mich dann der Heißhunger auf eine Bratwurst überkommt; am liebsten übrigens eine gegrillte „St. Galler" in der Schweiz). Aber auf Käse verzichte ich nie. Süchtig bin ich nach Käse, der bei mir allerdings praktisch nur in der Variante Rohmilch (also aus nicht pasteurisierter Milch) auf den Tisch kommt. Nur dann entfaltet sich der unvergleichliche Geschmack. Aus dem unerschöpflichen Reservoir – allein Frankreich hat über 1000 Sorten – drei meiner Favoriten:

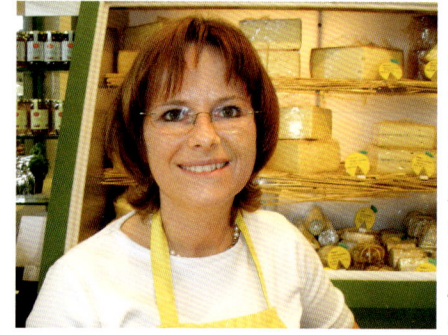

Hat die besten Käse, weiß die schönsten Geschichten dazu: Susanne Hoffmann vom Tölzer Kasladen auf dem Münchner Viktualienmarkt.

Beaufort: Essen Sie Geschichten
Guter Käse ist fett! So, das mußte mal gesagt werden. Natürlich habe ich immer wieder einmal die mit 10, 20 Prozent Fettgehalt probiert – aber irgendwann bin ich von den „Kastraten" wieder zu den Originalen zurückgekommen. Was heißt das? Wenig essen, aber nur die besten.

„**Mit Abstand der beste** Käse der Alpen ist der Beaufort", sagt Susanne Hoffmann mit ihrem unvergleichlich tiefen Timbre. Wunderschöne Geschichten erzählt die Besitzerin des „Tölzer Kasladen" in München „Sie müssen auch die Mühen bezahlen; ich war oben bei den Bauern, habe gesehen, wie sie ihre Kühe von 1500 Meter auf die höchste Käsehöhe in Europa treiben, auf 2500 Meter. Da, schmecken Sie mal." In der Tat, es schmeckt unvergleichlich. „Das ist der vom Juni, den vom Mai fand ich nicht so toll." Gutes, das seinen Preis wert ist.

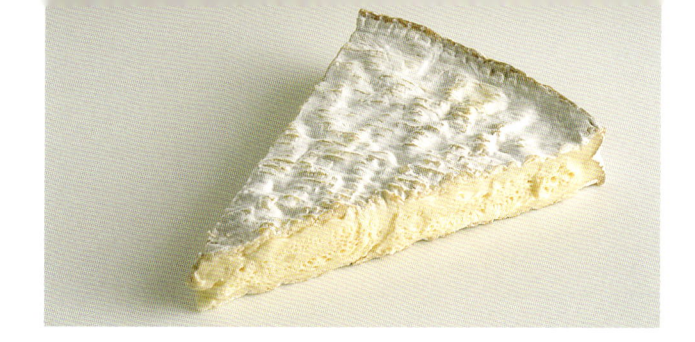

Wie eine heilige Handlung esse ich daheim diesen Käse, wissend, daß die 50 Prozent Fettanteil (Gott sei Dank nur in der Trockenmasse, auf den gesamten Käse wird's deutlich weniger) halt ein idealer Geschmacksträger sind. Dieser Käse ist wirklich perfekt, um rote Weine aufzuschließen.

Doch noch etwas Gesundheitliches: Die Hartkäse sind grandiose Lieferanten von Kalzium, mit an vorderster Front der Parmesan. Wobei mein Favorit der Pecorino Sardo ist, also der aus Sardinien, wo es die meisten fitten 100jährigen gibt. So ein Stück Käse nach dem Essen neutralisiert übrigens auch perfekt die Mundflora – erspart also fast die Zahnbürste.

Harzer: Protein pur

Manchmal hat Susanne Hoffmann einen ganz besonderen Käse: den Stozenkäse aus Österreich. Der entspricht unserem Harzer, nur daß er noch viel besser schmeckt, eine wahre Delikatesse ist. Das läßt sich von unserem Harzer nicht wirklich behaupten. Aber angemacht mit Zwiebeln und Essig (das gibt die „Musik" zum Handkäse) ist es schon eine passable Mahlzeit.

Wenn ich Protein-Power brauche, dann greife ich zum Harzer. Von dem können Sie übrigens quasi unbegrenzte Mengen essen, denn er ist praktisch fettfrei. Aber so ist die Natur: Macht's nichts, schmeckt's auch nicht so gut.

Ziegenkäse: Dem Menschen ähnlich

„Am nächsten der menschlichen Milch kommt die von der Ziege, deshalb ist sie auch sehr gut verträglich", sagt der Käsehändler auf dem Lörracher Wochenmarkt. Nur, mir schmeckt die Milch nicht. Dafür aber um so mehr die Käse aus dieser Milch. Sei es in der frischen Form mit frischen Feigen, sei es als gut gereifter Crottin de Chavignol aus dem Loiretal.

92 Käsesorten beschreibt Susanne Hoffmann in Ihrem Buch „Edler Käse und seine Geheimnisse", Edition Lifestyle. Eine leckere Lektüre.

Je fetter, desto besser!

Ich muß es gestehen, auch ich bin ein leidenschaftlicher Käsefan. Je fetter, desto besser schmecken die meisten Sorten. Dafür begrenze ich die sonstige Menge an aufgenommenen tierischen Fetten, was mir bei Wurst leicht fällt.

Die große Mode, so viele mehrfach ungesättigte Fette/Öle wie möglich aufzunehmen, habe ich nie mitgemacht, da solche Fette schnell auch im Körper ranzig werden (oxidieren) und die Blutgefäßwände schädigen, also die Arteriosklerose fördern. Und jetzt gibt es eine neue, erstmals gut fundierte („Evidenz-basierte") Empfehlung einer europäischen Expertengruppe, welche sagt, nicht mehr als 10 % der Gesamtkalorien dürfen mehrfach ungesättigte Fettsäuren („PUFA") ausmachen. Von den einfach ungesättigten Fettsäuren des Olivenöls kann man ohne Risiken doppelt soviel aufnehmen. Dabei sollten natürlich Fette nicht mehr als ein Drittel der Gesamtkalorien ausmachen.

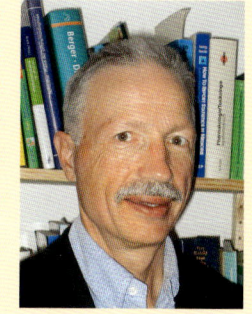

Ihr Prof. Hubert Kolb

Schlemmt wissenschaftlich: Prof. Hubert Kolb

Milchprodukte

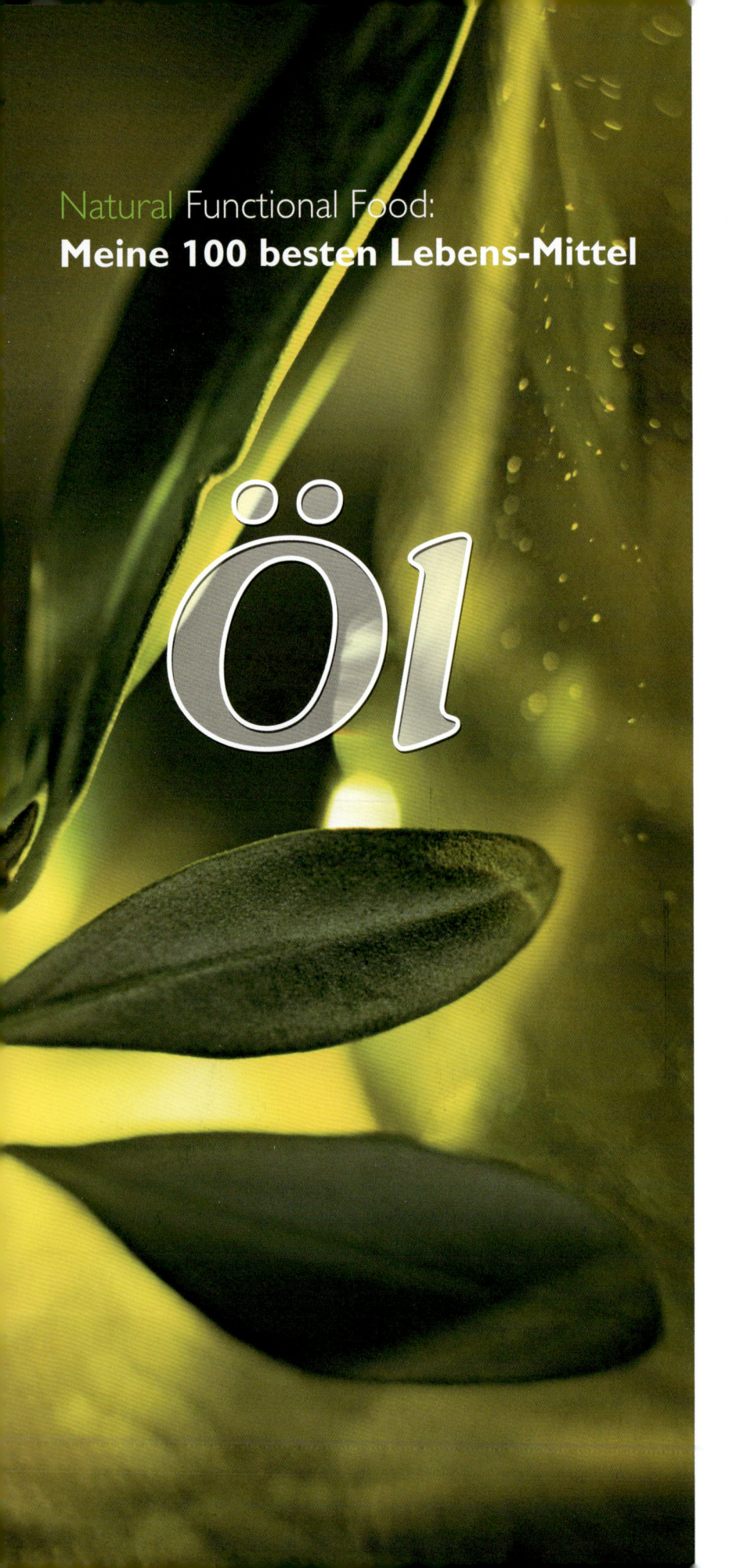

Natural Functional Food:
Meine 100 besten Lebens-Mittel

ÖL
SCHMIERMITTEL FÜR DIE GELENKE

Es gibt so viele tolle Öle, etwa von der Walnuß, sogar aus Pinienkernen. Aber nach meiner Erfahrung werden doch in der Regel nur einige wenige der „Gelenkschmiermittel" verwendet. Von denen stelle ich Ihnen die vor, die gesundheitlich zu den besten gehören – und die ich selbst gerne verwende. Ein weiteres, das Traubenkernöl, habe ich bei den Trauben präsentiert. Und das sehr gute „Omega-3-Öl" aus dem Leinsamen erwähne ich nur unter Vorbehalt, weil es zwar gesund ist, aber auch sehr schnell ranzig wird.

OLIVENÖL
DER DOKTOR HAT NICHT IMMER RECHT

Mit richtig schlechtem Gewissen habe ich eine Zeitlang mein geliebtes Olivenöl genossen. Das war zu der Zeit, als ich noch Vorträge von Dr. Michael Spitzbart im Ohr hatte, der guruhaft „vor der Extrarunde Olivenöl über den Salat" warnte. Prinzipiell stimmt es, daß zuviel Fett nicht gut ist. Aber wer „trinkt" schon Olivenöl, das ja fast schon so etwas wie ein Heilmittel ist. So nehmen etwa die Kreter fünfmal mehr Fett zu sich als die Skandinavier – und leben trotzdem gesünder.

Erklären läßt sich dieses Paradoxon durch den heftigen Gebrauch von Olivenöl in den Mittelmeerländern. Zu mindestens 70 Prozent besteht es aus einfachen ungesättigten Fettsäuren, die das „gute" HDL-Cholesterin steigern und dem „bösen" LDL den Kampf ansagen. Zur Verbesserung der Blutfettwerte tragen auch die Phenolverbindungen in kaltgepreßtem Öl bei. So bleiben die Blutgefäße sauber, und die Arterienverkalkung wird deutlich vermindert, was fit bis ins hohe Alter hält – weshalb die

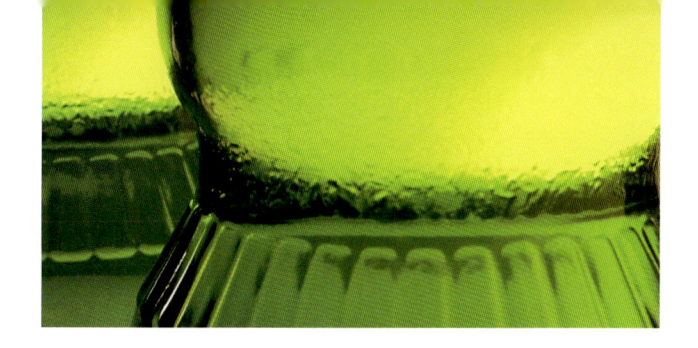

Olivenöl liebenden Sardienier zu den fittesten Alten Europas gehören. Dazu radikalenfangendes Vitamin E und entzündungshemmende sekundäre Pflanzenrohstoffe, die sogar Krebs bekämpfen können. Der US-Forscher Gary Beauchamp von der University of Philadelphia hat sogar herausgefunden, daß natives kaltgepreßtes Olivenöl einen Stoff enthält (allerdings nur in geringer Menge), der ähnlich wirkt wie das Schmerzmittel Ibuprofen.

Guter Rat, nicht mal teuer Aber die Gesundheit ist nur ein Aspekt, genauso wichtig ist der Genuß. Aber welches Öl kaufen? Da gibt es eine verläßliche Adresse, das ist der „Feinschmecker". Immer wieder testen die Redakteure dieser allem Gesunden sonst leider leicht abholden Gourmetzeitschrift Olivenöle und entlarven durch Labortests auch die sensationell billigen Öle aus dem deutschen Handel oft als minderwertig. Dabei müssen gute Öle nicht einmal teuer sein. In „Gesund genießen", einem Sonderheft des Feinschmeckers, entdeckte ich ein sehr gutes aus Griechenland schon für 5 Euro den halben Liter. Das ist natürlich die Ausnahme, aber zwischen 5 und 10 Euro gibt es sehr vernünftige Qualitäten.

Übrigens: Es gibt nichts Köstlicheres als frisch geröstetes Weißbrot mit gedünsteten Tomaten und darüber ein speziell für kalte Gerichte geeignetes Öl.

RAPSÖL
EINE VERNUNFTEHE

Es gibt Produkte, von denen weiß ich, daß Sie gesund sind. Die verwende ich dann auch immer brav, gebe viel Geld dafür aus, um etwas zu finden, was auch noch gut schmeckt. Und weil ich weiß, daß gerade beim Raps gerne gentechnisch gearbeitet wird, kaufe ich Bioware – und ärgere mich dann, daß es beim Anbraten kurz wie in der Maschinenfabrik riecht. Aber dann denke ich wieder an das einmalig günstige Verhältnis von Omega-6-Fettsäuren (die aus dem Leinöl) und Omega-3-Fettsäuren, an das viele Vitamin, an die cholesterinsenkende Wirkung – und hoffe immer noch auf eines, das so gut schmeckt wie Olivenöl!

Wie fit macht Fett?

Darauf antwortet **Dr. Siegfried Schlett** von der „Klösterl-Apotheke" in München:

Nicht das Fett ist unser größter Feind, sondern schlechtes Fett. Unsere Fettpolster bieten dem Körper Schutz vor äußeren Einwirkungen und Temperaturschwankungen. Es lösen sich darin Vitamine, und Fette sind eine Ausgangssubstanz für die Energiegewinnung und bilden wichtige Grundbausteine für Zellwände und Membranen. Zu den wirklich gefährlichen Fetten zählen gesättigte Fette, Transfette und oxidierte Fette, etwa durch überhitzte Pommes.

„Freund-Fette" sind dagegen vor allem für ältere Leute die Omega-3-Fettsäuren aus Meeresfischen wie Makrele, Hering und Heilbutt. Oliven- und Rapsöl sind reich an Fettsäuren, die den Stoffwechsel im Alter nicht belasten. Für die 20- bis 50jährigen sollte eine ausgewogene Bilanz zwischen Olivenöl, Sonnenblumenöl, Heringssalat, geräucherten Makrelen und auch nicht zu fettem Schweinefleisch die Fettzufuhr bestimmen.

Noch ein Wort zum Cholesterin: Für die Funktion der Hormone und viele Steuerungsfunktionen ist es als Rohstoff unerlässlich – und der Cholesterinspiegel hängt nur zu rund 15 Prozent von der Ernährung ab, das meiste produziert die Leber selbst.

Quelle: „Schönkost", Kirchheim-Verlag, Mainz

Öle

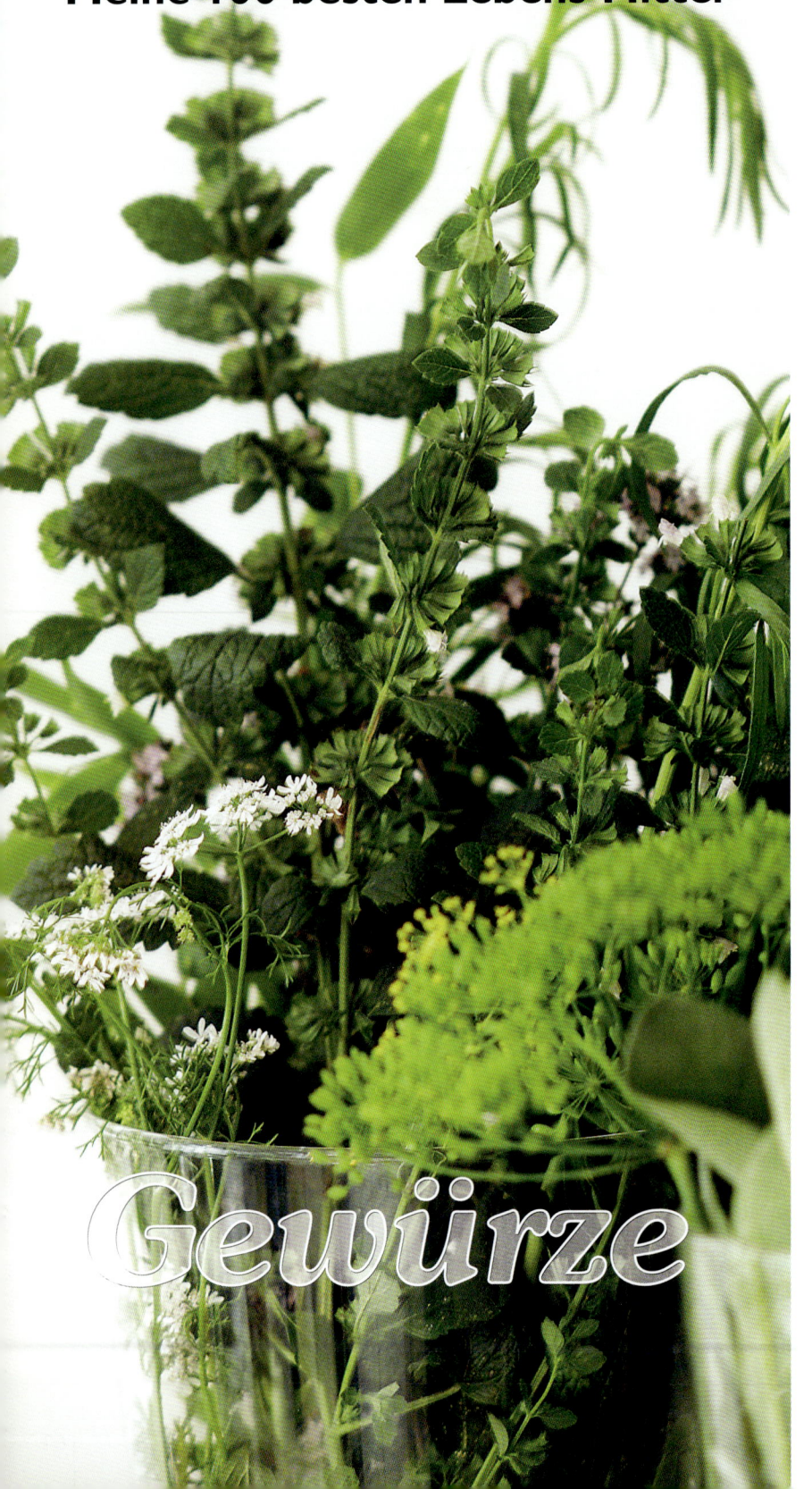

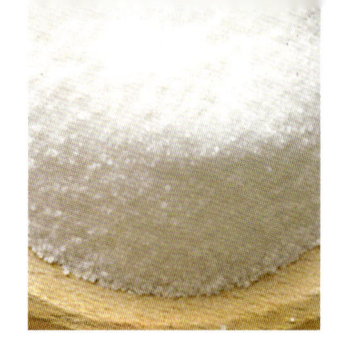

Natural Functional Food:
Meine 100 besten Lebens-Mittel

GEWÜRZE
KLEINE KRAFTWERKE

Wildkräuter, Gewürze – das rechtfertigt fast ein eigenes Buch. Aber keine Angst, ich beschränke mich auf die für Sie wichtigsten. Was nicht heißt, daß Schnittlauch, Petersilie, Basilikum, Borretsch, Dill, Salbei, Pimpernelle, Majoran, Lavendel, Koriander nicht wichtig wären – aber die verwenden Sie ja eh, wie ich, regelmäßig.

SALZ
LIEBER 84 STATT 2

Wußten Sie, daß Salz 84 Inhaltsstoffe enthält? Allerdings nur, wenn Sie es in diesen drei Formen kaufen: als Steinsalz, als Kristallsalz und Meersalz. Dagegen fehlen beim Speisesalz 82 der Stoffe; da ist nur noch Natriumchlorid drin. Besonders empfohlen wird von Experten für medizinische Zwecke das Kristallsalz, das im Himalaya gewonnen wird und von dem es heißt, daß die 84 Salz-Stoffe in genau derselben Frequenz wie die menschliche schwingen.

Schwingung hin oder her – ich bevorzuge die Fleur de Sel, die wunderbaren „Blütensalze", die aus dem Atlantik gewonnen werden, sei es in Frankreich oder in Portugal. Ein frisches Baguette, eine leicht gesäuerte Butter, ein Hauch Fleur de Sel darüber – perfekt.

INGWER
HEIMATLOS, ABER WIRKSAM

Irgendwie mag ich die milde Schärfe der Knolle, über die das Pflanzenbuch Schönfelder schreibt „Heimat unbekannt". Schon morgens findet sich frisch geriebener

Gewürze

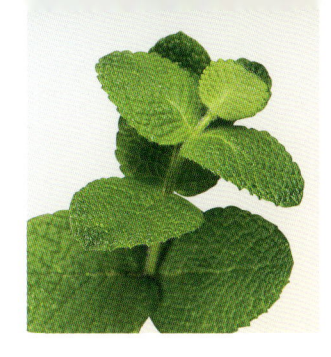

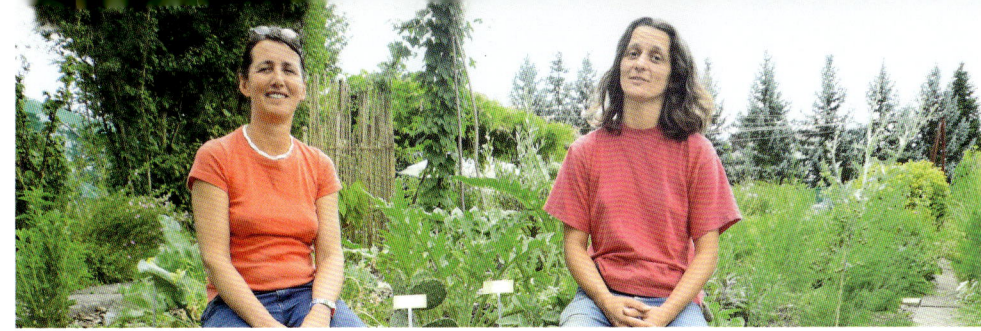

Hegen über 30 Zuckerzähmer in Laubers Diabetesgarten: Katharina Bucher und Bina Thürknauf

"Zingiber" in meinem Müsli, und die Kürbissuppe esse ich wohl vor allem deshalb, damit ich ordentlich mit Ingwer würzen kann. Besonders gerne habe ich es, wenn sich aus der Wurzel heraus schon wieder ein neuer Trieb bildet – den knabbere ich dann auch schon mal roh.

Doch die milde Würze mit ihren ätherischen Ölen hat es in sich. Sie wirkt gegen Bakterien, hemmt Entzündungen, auch werden Magenschleimhaut und Leber geschützt. Und wer auf große Fahrt geht, packt sich statt einer großen Reiseapotheke einfach eine kleine Knolle Ingwer ein – wirkt und schmeckt lecker.

MINZE
EINE UNENDLICHE GESCHICHTE

"Wer alle Kräfte, Arten und Namen der Minzen vollständig aufzählen kann, ebenso auch gut sagen könnte, wie viele Fische im Roten Meer schwimmen." So beschreibt der berühmteste Klostergärtner des Mittelalters, Walahfried Strabo vom Kloster Reichenau, die unendliche Vielfalt der Minzen. Über 50 Arten und noch viel mehr Unterarten sind heute bekannt – und was machen wir? Kaugummi und Zahnpasta – gut, noch After Eight. Aber das hat die wunderbar erfrischende Pflanze nicht verdient.

Köcheln (nicht kochen!) Sie einmal mit Minze, gerade mit selbstgezogener. Keine Angst, Minzen wachsen fast zu gut, wuchern gerne. Deshalb am besten in einem Topf ziehen. Ich habe amerikanische Bergminze, Provencalische Minze, Marokkanische Minze, 4711-Minze. Zum Gurkensalat, zur Erbsensuppe, zu Früchten, zum Fleisch, zum Joghurt (ich tue sie ins Müsli) möchte ich sie nicht missen.

Und die medizinische Wirkung? Beruhigt den Magen, aber noch wichtiger: Stimuliert die Sinne.

THYMIAN
ASPIRIN VOM ACKER

Als heilige Pflanze verehrten die Ägypter eine unscheinbare Pflanze mit großer Wirkung: den Thymian. Auch wir haben heute allen Grund, uns tief vor dem unscheinbaren Kräutchen zu verneigen: Denn der Lippenblütler besitzt Inhaltsstoffe, die in der Wirkung der Salicylsäure vergleichbar sind – und die steht für nichts anderes als für das altbekannte Aspirin.

Satte 180 mg von dem Wunderstoff enthalten 100 Gramm Thymian, so viel wie kaum eine anderes Kraut. Denn die nur in Pflanzen natürlich vorkommende Salicylsäure schützt Herz und Kreislauf, gilt als krebsvorbeugend, hemmt Entzündungen. "Hemmt Entzündungen?" Da war doch noch etwas: Natürlich, schließlich sagen ernstzunehmende Theorien, daß auch der Diabetes eine typische Entzündungsreaktion ist. Also, jetzt wissen Sie, womit Sie Ihre Bohnen, Ihre Tomaten, Ihre Auberginen, Ihre Karottensuppe würzen.

Übrigens: Vergleichbare Wirkung hat ein weiteres kleines Pflänzchen: das Bohnenkraut.

Lauber's Diabetes Garten
Bringt den Zucker in Balance

Von Aloe bis Zimt reicht in meinem Diabetes Garten die Palette der über 30 Pflanzen, denen eine Zucker balancierende Wirkung zugeschrieben wird. Angelegt habe ich den Garten in Riehen/Basel in der "Gärtnerei am Hirtenweg" mit den beiden Ökogärtnerinnen Bina Thürkauf und Katharina Bucher. Es ist ein Heilpflanzengarten, aus dem nichts verkauft wird – aber einige wichtige Pflanzen wie etwa Stevia oder Aloe lassen sich in der Gärtnerei erwerben. Am 4. September 2009 gibt es in der Gärtnerei den "Gartentag", zu dem ich Sie gerne begrüße.
www.hirtenweg.ch

Gewürze

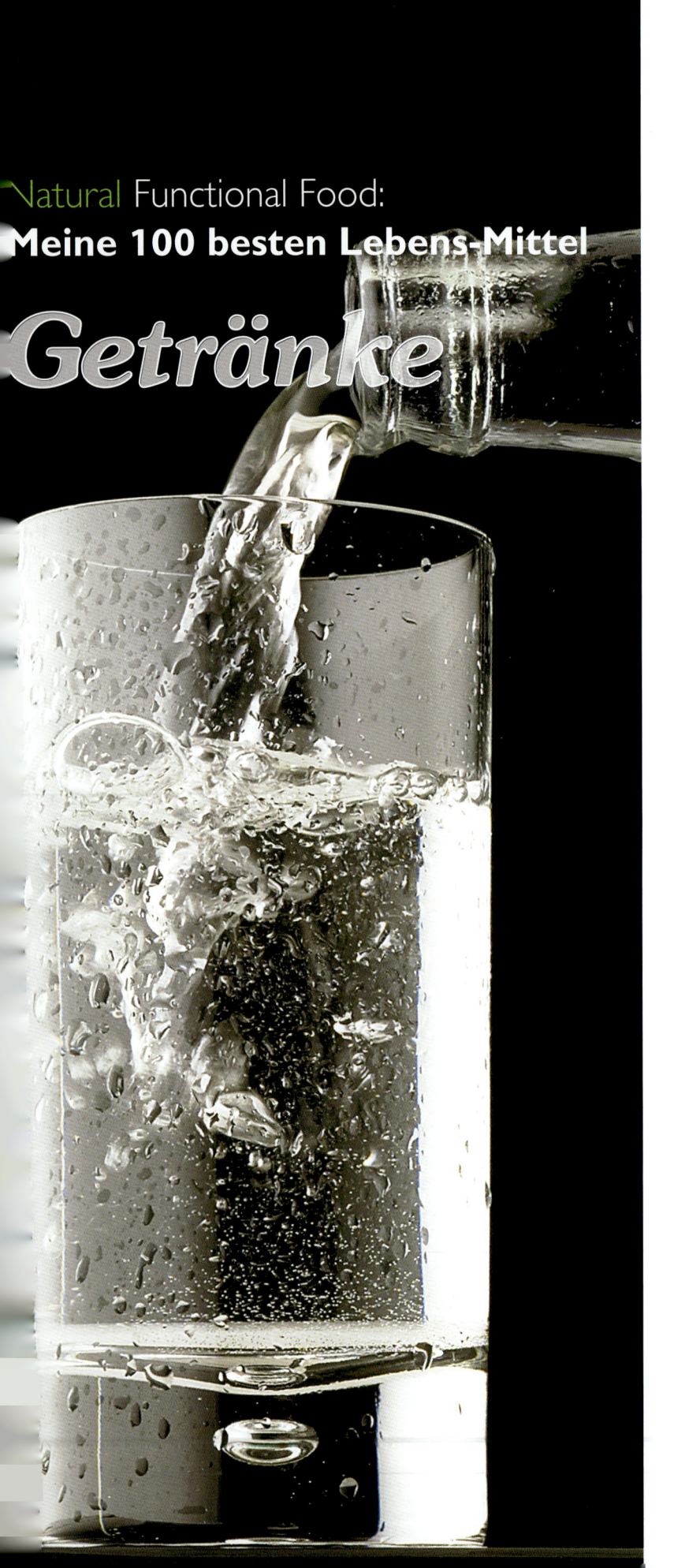

Natural Functional Food:
Meine 100 besten Lebens-Mittel

Getränke

GETRÄNKE
WASSER UND WEIN

Mindestens zwei Liter Flüssigkeit am Tag braucht der Körper. Hier einige ganz persönliche Tips von mir:

MINERALWASSER
AQUA SANTA

Es war der faszinierendste Teil meine Reise quer durch Deutschland zu den guten Produkten und Produzenten, der Besuch bei Johann Abfalter, dem Inhaber der St. Leonhardsquelle in Bad Leonhardspfunzen. An Selbstbewußtsein gebricht es dem ehemaligen Bauunternehmer aus dem Südbayerischen nicht. „Ich habe das Gefühl, alle haben auf mich gewartet."

Es ist etwas dran am großen Wort: Wer in einen deutschen Öko-Bio-Markt geht, ob ein ganz kleiner, ob ein ganzer großer, findet immer eines: Mineralwasser von der St. Leonhardsquelle. Quasi aus dem Nichts heraus, in etwas über zehn Jahren, hat Abfalter ein kleines Wasserimperium aufgebaut, mit Quellen, die immer einem Kriterium gehorchen: Sie sind artesianisch, will heißen, das Wasser fließt ohne großen Pumpendruck aus dem Boden – und es hat oft einen weiten Weg hinter sich: „Von 200 Kilometer von hier vom Ötztal-Gletscher kommt Wasser, das bis zu 200 Jahre alt ist", erzählt der über 60jährige. Überhaupt kann er wunderbar erzählen, etwa vom japanischen Wissenschaftler Mascuru Emoto, der die Sprache des Wassers entschlüsselt und photographiert hat – wunderschöne Kristalle für jede seiner Quellen, abgedruckt auf der Rückseite seiner großen 1-Liter-Flaschen.

„Jetzt machen wir einen Wassertest", sagt Abfalter plötzlich, stellt sieben Gläser auf, schenkt aus Flaschen und Kanistern (von seinen neuen Quellen) ein und sagt

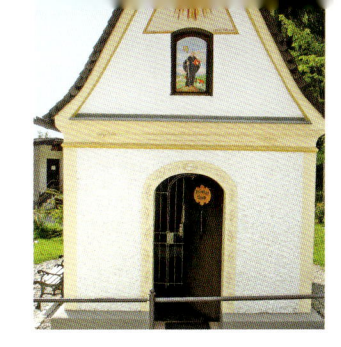

Eine Kapelle behütet das Wasser …

… das nebenan abgefüllt wird.

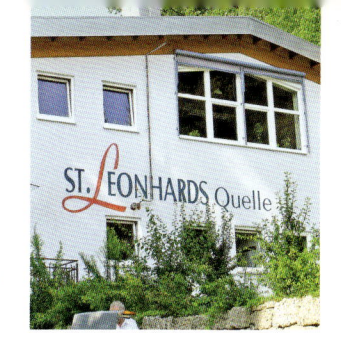

feierlich: „Sehr andächtig probieren und nur eines zählt, wie weich das Wasser ist." Mir kommen alle ähnlich weich vor, bis auf eines, „das ist ganz anders", sage ich. „Dann ist das Ihr Wasser", sagt Abfalter wie aus der Pistole geschossen, „es ist die Lichtquelle". Seinen vielen Frequenzanalysen nach, die er von den Instituten, mit denen er arbeitet, hat, müßte es zwar die Sonnenquelle sein. Aber auch sonst ist Abfalter flexibel, ist immer auch ganz Unternehmer. Auf das kohlensäurehaltige „Medium" angesprochen, meint er „ja Sie haben Recht, das Medium dürften wir eigentlich nicht machen, die Kohlensäure verfälscht die Information im Wasser, aber die Kunden wollen´s".

„Das Lebendige Wasser" Aber schon ist Abfalter wieder Prophet, redet über eine Analyse der Qualität der Trinkwässer deutscher Großstädte, „da habe ich eine Bombe in der Hand", und kommt zu seinem Lieblingsthema, mit dem er sein Wasser marketingtechnisch genial positioniert hat, als „Das Lebendige Wasser". Und was macht das Leben aus?

- „Es muß von selbst aus der Erde kommen."
- „Es muß ohne Ozon in der Flasche haltbar sein." (die meisten Quellen ozonieren stilles Mineralwasser)
- „Es muß keimreduzierend wirken."

Ob´s stimmt? Seine Konkurrenten wollen den Erfolgsmann nicht direkt angreifen, der es immerhin in den illustren Beirat Mineralwasser bei der Stiftung Warentest gebracht hat. Und so weiß ich bis heute nicht, ob er Recht hat mit seiner Behauptung, „was hinten auf der Flasche steht, können Sie vergessen, nur Pflanzen können anorganische Stoffe verstoffwechseln".

Irgendwann werde ich es wissen, denn der Quirlige sprudelt schon wieder vor Plänen, erzählt von einem kommenden geheimnisvollen Schlankheitstrunk (bei dem er wahrscheinlich auch an sich selbst denkt), spricht davon, daß die Frequenzen seiner Wässer mit den Frequenzen angegriffener Organe eine Verbindung eingehen, und meint abschließend: „Lebendes Wasser bringt alles in Ordnung, für jede Krankheit gibt es ein Wasser." Ich trinke seitdem die Lichtquelle.

Warum erzähle ich Ihnen das alles? Weil es mich beeindruckt hat – und weil ich Sie auffordern möchte, Ihre eigenen Erfahrungen mit dem lebendigen Wasser zu machen. Und versuchen Sie nie, Bad Leonhardspfunzen zu finden, eher finden Sie das Bermuda-Dreieck.

Schwebender Lauber

Lieber Herr Lauber, danke daß Sie eine gewisse Distanz zu solchen Vorstellungen bewahren. Man sollte aber die wundervolle Heilkraft des Glaubens an die Wirkung von „lebendigem" Wasser nicht unterschätzen (der „Plazebo-Effekt"). Leider funktioniert das bei Skeptikern nicht.

Spezialrat: Schlank durch Wasser
Dafür brauchen Sie kein Aqua Santa, es geht auch Leitungswasser: Wer täglich 1,5 Liter maximal 22 Grad warmes Wasser trinkt, verliert pro Jahr rund 2,5 Kilo Gewicht, stellte Dr. Michael Boschmann von der Berliner Charité fest. Wahrscheinlich dadurch, vermutet der Wissenschaftler, daß der Körper Energie aufwenden muß, um die Flüssigkeit auf die Körpertemperatur von 37 Grad zu erwärmen. Ob das auch mit kaltem Bier funktioniert, wird noch erforscht.

Wer weiß?

Das mit dem Bier ist wohl ein Karnevalsscherz!

Getränke

GEMÜSESAFT
CLIMBING ME SOFTLY

Noch vor einigen Jahren war ich ja Fan von Obstsäften – bis ich nach einer Stunde beim Messen merkte, wie die Werte nach oben schossen. Seitdem trinke ich das Konzentrat von der Orange, dem Apfel nur noch verhalten. Dafür habe ich etwas entdeckt, was ebenfalls angenehm schmeckt, dafür dem Blutzucker aber mehr konveniert, ihn nur soft klettern läßt, die Säfte von Gurken, Tomaten – und in kleinen Mengen, von Karotten und Roten Beeten.

Aber auch wenn ich Gemüse gare, wenn ich den Blumenkohl, den Fenchel, die Kartoffeln sanft dünste, trinke ich hinterher gerne das Wasser – was natürlich am besten geht, wenn Sie biologische Ware nehmen.

KRÄUTERTEE
„KITTEL ISCH GFLICKT"

Beiläufig eindringlich wie immer ging es beim Fernsehkoch Vincent Klink zu: „Da nimscht a Handvoll frische Minze, Wasser drüber, der Kittel isch gflickt", dozierte er. Womit der Schwabe meint, geht schnell, schmeckt gut. Regelmäßig trinkt der Nachdenklichste und Bodenständigste unter den deutschen Köchen seinen Tee. Und immer häufiger sehe ich gerade auch bei vielbeschäftigten Managern Tees aus Brennesseln, aus Hagebutte, aus Thymian auf den Konferenztischen – wahrscheinlich weil es auch hilft, die ständigen Hiobsbotschaften besser zu verdauen.

Auch ich will speziell meinen Eisenkraut- (auch Verbene genannt) Tee nicht mehr missen. Aber auch frischer Salbei, Lavendel landen bei mir gerne im Teeglas – vor allem am Nachmittag. Morgens trinke ich ja etwas anderes, einen richtigen Muntermacher, den Grüntee, der bei den 15 natürlichen Zuckersenkern beschrieben ist.

WEIN
WELCH EIN WUNSCH

Zum segensreichen Wirken des trockenen Weins sage ich nach den natürlichen Zuckersenkern auf alles Wichtige. Hier bleibt nur Platz für einen sehnsüchtigen Wunsch von Kurt Tucholsky:

„Schade, daß man Wein nicht streicheln kann."

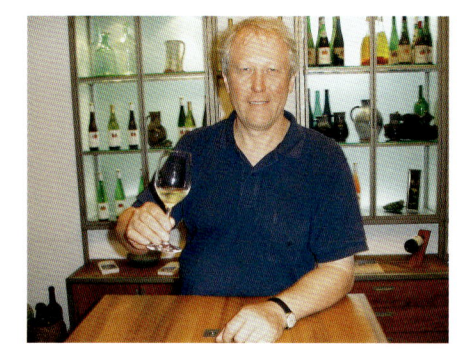

Wein und Design: Winzer Hermann Dörflinger in seiner vom Künstler Konrad Winzer gestalteten Probierstube.

Jetzt sind Sie gefordert!

100 Produkte habe ich für Sie zusammengetragen. Ich hoffe, daß ich Ihnen Lust auf meine subjektive Auswahl gemacht habe – und möchte Sie ermuntern, die Lebens-Mittel auszuprobieren, eigene Erfahrungen zu machen, meine Liste abzuwandeln, zu ergänzen, sodaß im Laufe der Zeit ein immer umfassenderes Kompendium des gesunden Diabetes-Genusses entsteht.

Soweit ich es als fragender Publizist und Diabetes-Betroffener konnte, habe ich für Sie bei diesen Produkten angeführt, wie sie sich positiv auf den Zucker auswirken. Da ist wie gesagt eine starke subjektive Komponente dabei, was ja auch den Reiz ausmacht.

Richtig objektiv dagegen ist die folgende Liste mit 15 natürlichen Zuckersenkern, die ich zusammen mit dem Wissenschaftler Professor Dr. Hubert Kolb aufgestellt habe.

Magische Kräfte: **Die natürlichen Zuckersenker**

Danke, Professor Kolb! Das, was Sie auf den folgenden Seiten lesen, war wissenschaftliche Schwerstarbeit – auch für einen wie den Düsseldorfer Immunbiologen, der wie kein zweiter in Deutschland Zugang zu Studien über die Wirkung von Nahrungsmitteln und ihrer Komponenten hat. Aber der Aufwand hat sich gelohnt. Erstmalig liegt jetzt eine vollständige, wissenschaftliche Bewertung der Substanzen vor, die auf natürliche Weise den Blutzucker beeinflussen. Entstanden ist diese 15er-Liste (plus die 3 „Diabetes-Mineralien") aus meinen jahrelangen Recherchen sowie den Arbeiten von Professor Kolb, der sich seit Jahrzehnten damit beschäftigt, wie die Bestandteile der Nahrung, der Nahrungsergänzung sich auf den Stoffwechsel auswirken.

Eingeteilt hat Professor Dr. Hubert Kolb die Zuckerzauberer in zwei Kategorien:

Die pflanzlichen Insulinfabriken

Das sind Pflanzen, die neben weiteren positiven Wirkungen auch zu einer vermehrten Produktion von Insulin führen – und damit eine aktive und schnellwirkende Senkung des Blutzuckers erreichen. Dazu gehören, **geordnet nach ihrer Wirksamkeit:**

- **Kletterrebe** Gymnema silvestris; Gurmar, was „Zuckerstörer" heißt
- **Bockshornklee** Trigonella foenum graecum, was „Griechisches Heu" heißt
- **Brennessel** Urtica dioica
- **Stevia** Stevia rebaudiana
- **Aloe Vera** Aloe barbadensis

Die pflanzlichen Insulinverstärker

In diese Kategorie fallen Substanzen, die das im Körper vorhandene Insulin besser wirken lassen, was wissenschaftlich heißt: Verminderung der Insulinresistenz. Diese Resistenz auf das Insulin ist eine der wesentlichen Ursachen für das massive Ansteigen der Diabetikerzahlen insbesondere bei jüngeren Leuten.

Sehr wichtig sind aber auch Pflanzen die dafür sorgen, daß die aufgenommene Nahrung nicht so schnell ins Blut geht – was verhindert, daß der Blutzucker sehr schnell ansteigt. Wissenschaftlich heißt das: Verzögerung der Resorption. Hier die Resistenzverminderer und Verzögerer, **geordnet nach ihrer Wirksamkeit**.

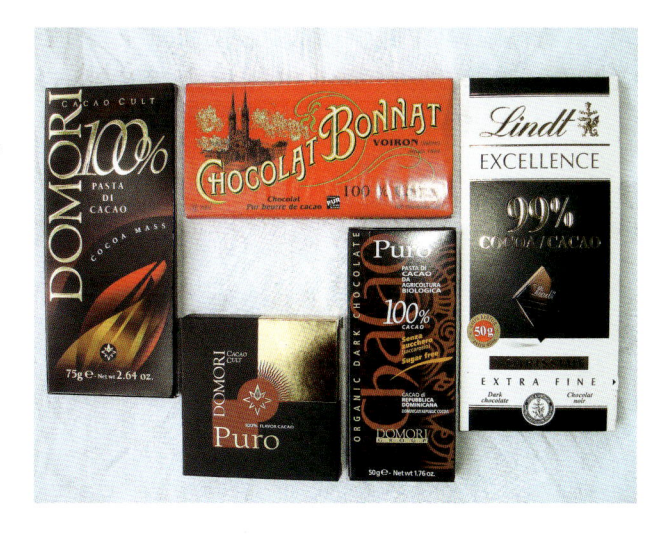

So schön kann Zuckersenken sein: Schokoladen mit hohem Kakaogehalt. Mein Favorit ist die Chocolat Bonnat.

- **Bittergurke** Momordica charantia, Bittermelone, Balsambirne
- **Kaktusfeigen** Etwa Opuntia ficus indica oder Nopal
- **Grüntee** Camellia sinensis, Thea sinensis
- **Knoblauch** Allium sativum
- **Zimt** Cinnamomum cassia, Zimtrinde
- **Kakao** Theobroma cacao
- **Erdmandelflocken** Cyperus esculentus, Chufas Nüßli
- **Löwenzahn** Taraxacum
- **Sauerkraut** Brassica oleracea var. capitatat f. alba
- **Essig**

Sicher, einige der aufgeführten Stoffe sind bereits bekannt, etwa die Wirkung von Zimt. Andere, wie etwa Bittergurken und Bockshornklee, sind selbst in der Fachwelt bislang wenig bekannt. Was ist das Besondere an der von Professor Kolb aufgestellten Tabelle und den nachfolgenden Datenblättern? Daß es konkrete Hinweise auf wirksame Mengen, aber auch auf mögliche Risiken gibt – und dann natürlich die Vollständigkeit, die ich in dieser Form bislang nirgends gesehen habe.

Natural Functional Food statt Pillen

Ganz bewußt haben Professor Kolb und ich, wo möglich, darauf verzichtet, konkrete Produkte vorzustellen, etwa Zimtkapseln. Denn unser Credo lautet „Natural Functional Food" – und da ist es konsequent, daß wir uns dafür interessieren, wie diese aktiven Zuckersenker in ihrer natürlichen Form wirken. Deswegen war es auch mein Ziel, möglichst viele der Substanzen in nachkochbare Rezepte einfließen zu lassen.

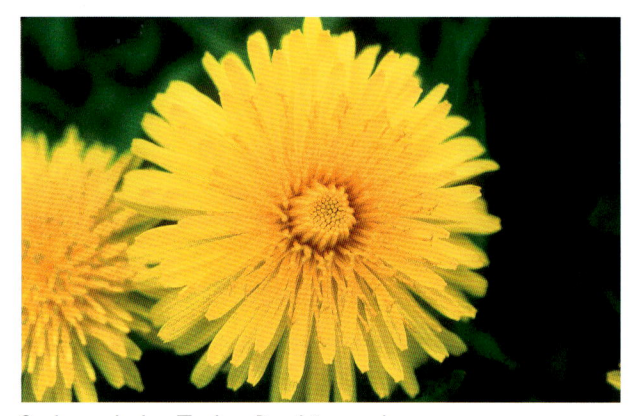

Senkt auch den Zucker: Der Löwenzahn

Professor Kolb und ich sind überzeugt, daß unsere Liste erst einen Anfang bildet. Denn noch viele weitere Pflanzen, wie etwa Wildkräuter, aber auch Fischöl, haben offensichtlich ebenfalls zuckerregulierende Wirkungen, die im einzelnen noch der Forschung harren. Auch deshalb hoffen wir auf einen weiteren großen Erfolg von „Schlemmen wie ein Diabetiker", um die begonnene Arbeit fortzuführen. Damit wir Ihnen ein noch breiteres Kaleidoskop bieten können an blutzuckersenkendem Natural Functional Food.

Pflichtlektüre! Das müssen Sie wissen

Zwei wichtige Hinweise zum Schluß: Im Anschluß an die „offizielle" Liste von Professor Kolb finden Sie noch einen Zuckersenker, den ich sehr schätze – dem Professor Kolb aber ein wenig skeptisch gegenübersteht, was er auch in seinem Kolb-Kommentar begründet: Wein.

Und: Aus meinen Vorträgen, aus Zuschriften weiß ich, daß viele glauben, die Substanzen würden ganz von alleine zaubern, daß es beispielsweise allein reicht, genügend Zimt zu essen. Dem ist nicht so! Auch diese aktiven Stoffe sind Ergänzer. Sie ersetzen keine vernünftige Lebensführung, und sie ersetzen vor allem nicht die Notwendigkeit von Bewegung. Im Gegenteil: Ihre volle Zauberkraft entfalten sie mit Laufen, weil sie dann noch besser wirken.

Messen! Messen! Messen!

Lesen Sie nun unsere Liste und passen Sie vor allem bei den „Insulinfabriken" auf, daß Sie nicht in den Unterzucker kommen, denn jeder Körper reagiert anders, und für manche oder manchen kann bereits die „wirksame Dosis" zu wirksam sein, vor allem, wenn Sie mehrere Senker kombinieren. Aber da schützt Sie vor unliebsamen Überraschungen bekanntlich die erste Säule meiner Methode: Messen. Also ruhig am Anfang häufig messen, damit Sie merken, wie Ihr Blutzucker auf die magischen Kräfte reagiert.

Sie werden nicht jedes Detail von jedem Datenblatt verstehen. Trösten Sie sich, ich auch nicht. Aber es ging uns darum zu zeigen, daß Professor Kolb sein Urteil über den Nutzen der natürlichen Zuckersenker nach dem heutigen Stand der wissenschaftlichen Faktenlage gefällt hat. Experten wissen dadurch, wie Professor Kolb seine Wertung begründet. Sie als Nutzer wissen, daß die Wertung fundiert ist.

DIE NATÜRLICHEN ZUCKERSENKER

DIE PFLANZLICHEN INSULINFABRIKEN:
Kletterrebe: Eine 2000 Jahre alte Heilpflanze

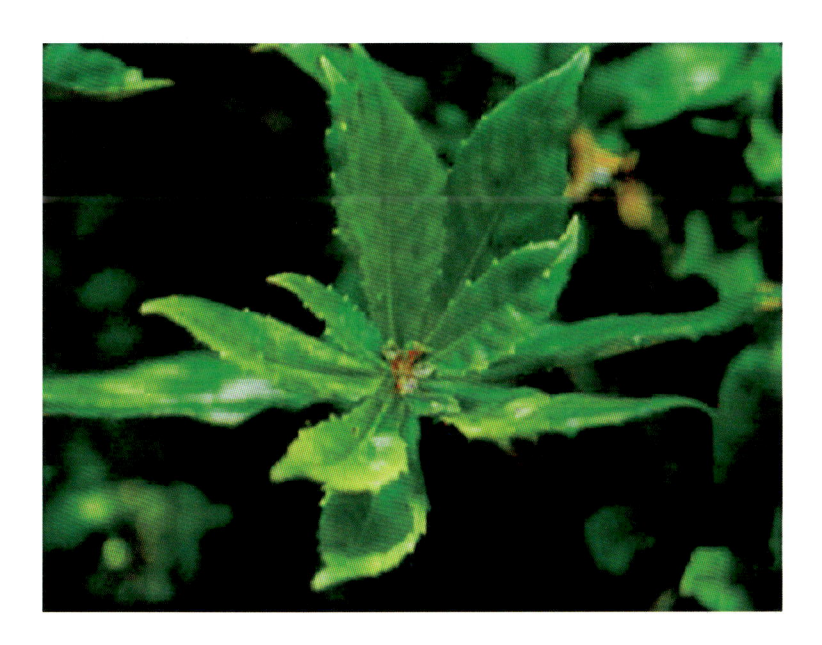

Wäre ich Affe, hätte ich es gut. Dann könnte ich im Urwald von Südindien persönlich eine der ältesten Pflanzen gegen den Diabetes inspizieren: die sich bis zu 30 Meter an Bäumen hochrankende Kletterrebe. Seit 2000 Jahren werden die Blätter dieser Rebe in der Ayurveda-Medizin verwendet. Von allen Stoffen, die hier vorgestellt werden, habe ich die Kletterrebe leider noch nie in der natürlichen Form bekommen. Was ich besonders deshalb bedauere, weil ich gerne einmal einen besonderen Effekt ausprobiert hätte, der zu dem Namen „Zuckerzerstörer" geführt hat: Das Kauen der Blätter blockiert den Geschmack für Süßes. Damit wäre die Rebe der ideale „Kaugummi" für unsere süßsüchtigen jugendlichen Lifestyle-Diabetiker.

Vorschlag für Pharmafirmen: Die Suche nach wirksamen Arzneien im Labor wird immer schwieriger – und unbezahlbarer. Deshalb wäre es eine gute Sache, wenn die führenden Pharmafirmen „die größte Apotheke der Welt", die Urwälder mit ihren noch vielen unerforschten Substanzen, vor der Zerstörungswut der Menschen retten würden.

WIRKSAME INHALTSSTOFFE
Gymnemoside (Triterpen-Glykoside), und weitere Saponine, das Polypeptid Gurmarin, plus weitere Stoffe, deren Wirkung noch gar nicht erforscht ist.

WIRKUNGSMECHANISMUS
Verstärkte Insulinproduktion ✓
Bessere Insulinwirkung ✓
Resorptionsverzögerung ✓

DETAILS ZUM WIRKUNGSMECHANISMUS
Die Saponine und Glykoside bewirken innerhalb weniger Stunden im Tierversuch den Abfall erhöhten Blutzuckers, vermutlich durch die gleichzeitig ausgelöste Insulinsekretion. Das Saponin Gymneminsäure und das kleine Protein Gurmarin haben eine starke Hemmwirkung auf die Geschmackswahrnehmung für Süßes. In zwei Studien an Lifestyle-Diabetikern bewirkte die tägliche Einnahme von 400 Gramm Blätterextrakt über einen Zeitraum von bis zu 2,5 Jahren eine Absenkung des Nüchternblutzuckers, des HbA_{1c}-Wertes und der Menge an Anti-Diabetes-Medikamenten. Die Glykoside hemmen weiterhin die Aufnahme von Glukose und von Fetten aus dem Darm und senken den Triglyzeridspiegel, vemutlich auch den Cholesterinspiegel, sagen Tierversuche, aber auch praktische Erfahrungen aus Indien.

WIRKSAME DOSIS
Bisher erprobt: 400 mg pro Tag

TOXIZITÄT/RISIKEN
Die Wirkung von antidiabetischen Medikamenten kann verstärkt werden, mit dem Risiko der Hypoglykämie (Unterzucker). Obwohl in zwei klinischen Studien keine Nebenwirkungen beschrieben werden, besteht keine gesicherte Erfahrung zur Einnahme über einen längeren Zeitraum. Als Bestandteil der Ayurveda-Medizin gibt es aber eine lange Erfahrung in der kurweisen Anwendung.

GESAMTBEWERTUNG
Ein relativ starkwirkender pflanzlicher Extrakt mit weiteren Indikationen wie Husten, Verstopfungen und Leberkrankheiten.

DIE NATÜRLICHEN ZUCKERSENKER

DIE PFLANZLICHEN INSULINFABRIKEN:

Bockshornklee: Macht den Curry scharf

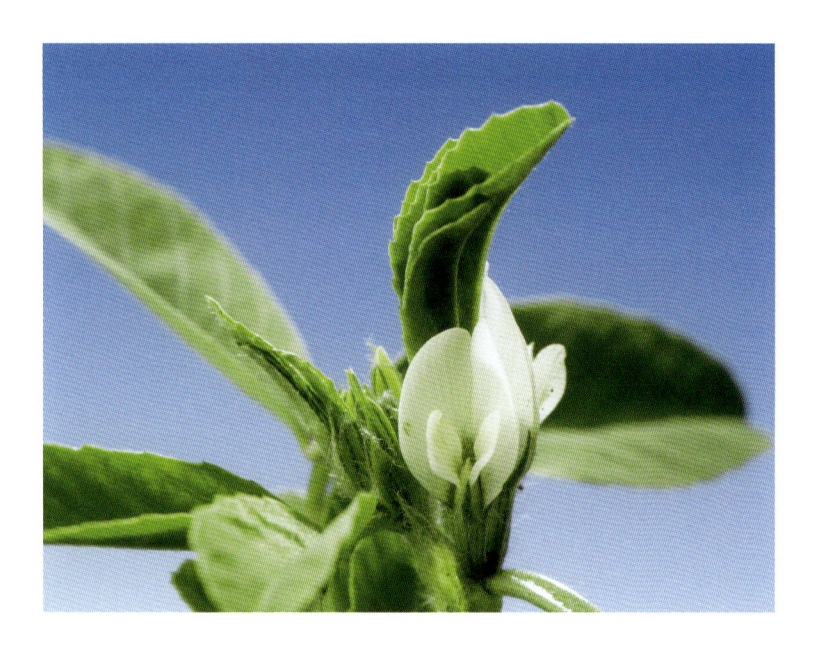

Mit diesem Klee experimentiere ich schon lange – und ich habe mich richtig gefreut, daß die Pflanze in meinem Baseler Diabetes-Garten gleich so gut gediehen ist. Obwohl kaum jemand den Namen kennt, hat praktisch jeder schon einmal Bockshornklee gegessen: Der gemahlene Samen ist ein wichtiger Bestandteil der Currys. Sie finden in diesem Buch viele Rezepte mit Bockshornklee, vor allem mit der gekeimten Form, weil dann der scharfe Geschmack milder wird, sich allerdings auch die Wirkung vermindert. Den Samen gibt es in guten Reformhäusern oder in Apotheken.

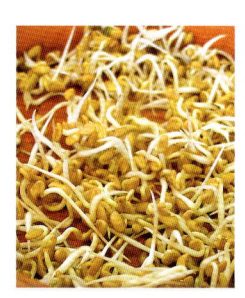

Zuckersenker gekeimt: Sprossen vom Bockshornklee

WIRKSAME INHALTSSTOFFE

Ballaststoffe/Schleimstoffe (Cellulose/Galactomannan), ca. 50% Prozent Ölgehalt, ca. 6% Saponine, Trigonellin (N-Methylnicotinsäure), Hydroxyisloleucin

WIRKUNGSMECHANISMUS

Verstärkte Insulinproduktion	✓
Bessere Insulinwirkung	✓
Resorptionsverzögerung	✓

DETAILS ZUM WIRKUNGSMECHANISMUS

Wegen der vielen potentiell antidiabetisch wirksamen Inhaltsstoffe sind Hauptwirkungsmechanismen noch nicht sicher geklärt. Sicher ist aber ein starker Effekt der Ballaststoffe, deren löslicher Teil als Schleim im Magen/Darm andere Nährstoffe „umschließt", was einen schnellen Blutzuckeranstieg verzögert. Ebenso gesichert ist die Stimulation der Insulinproduktion durch Samenextrakte. Der günstige Effekt auf den Glukosestoffwechsel bei Lifestyle-Diabetikern ist in mindestens 10 kleinen Studien beschrieben. Noch fehlen große Studien und harte Kontrollen, aber die antidiabetische Wirkung wird durch Tierversuche gestützt und kann daher als gesichert angenommen werden.

WIRKSAME DOSIS

ab 5 Gramm Samen

TOXIZITÄT/RISIKEN

Bei weiter Verbreitung als Gewürz- und Medizinpflanze, insbesondere in Südeuropa und Indien, sind Risiken nicht bekannt. Ein Übermaß an Ballaststoffen kann Durchfall bewirken und die Wirkung oral aufgenommener Medikamente schwächen. Auch können größere Mengen des Samens potentielle Risiken in der Schwangerschaft bergen.
Bei größeren Mengen kann es möglicherweise zu einer leichten Hypoglykämie (Unterzucker) kommen.

GESAMTBEWERTUNG

Ein potenter Lieferant von Ballaststoffen mit zusätzlichen direkten Effekten auf eine bessere Insulinproduktion und -wirkung.

DIE NATÜRLICHEN ZUCKERSENKER

DIE PFLANZLICHEN INSULINFABRIKEN:
Brennessel: Renaissance eines Heilklassikers

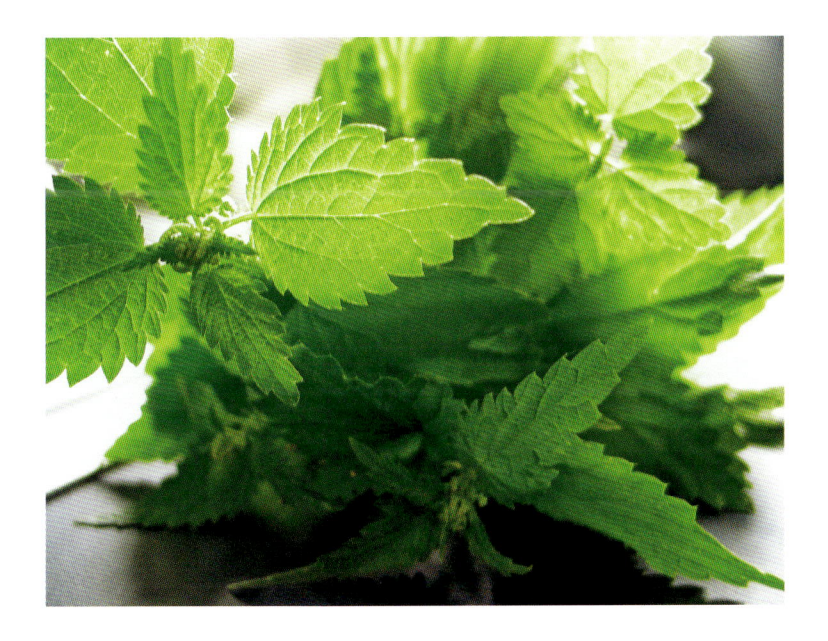

Jahrzehntelang als Unkraut geschmäht und ausgerissen, erlebt die Brennessel derzeit eine Renaissance als Gemüse und Heilpflanze. Es ist wirklich eine „Wiedergeburt", denn schon der große griechische Arzt Dioskurides, aber auch Hildegard von Bingen und Paracelsus priesen die heilende Wirkung, die weit über den Diabetes hinausgeht. Auf prosaische Weise lobte der Verfasser des Struwwelpeter, der Arzt Dr. Heinrich Hoffmann, die grüne Nessel:

> „Brennessel, verkanntes Kräutlein, dich muß ich preisen.
> Dein herrlich Grün in bester Form baut Eisen,
> Kalk, Kali, Phosphor, alle hohen Werte,
> entsprießend aus dem Schoß der guten Mutter Erde."

WIRKSAME INHALTSSTOFFE

Welche Inhaltsstoffe für die gute Wirkung bei Diabetes verantwortlich sind, ist noch nicht richtig bekannt. Aber es gibt viele Kandidaten. Allein in den Blättern: Caffeoyläpfelsäure, Scopoletin, Sitosterol, reichlich Mineralstoffe wie etwa Kieselsäure, Histamin, Serotin (das „Glückshormon"), Ameisensäure. Dazu noch viele Wirkstoffe in der Wurzel wie etwa Lignane, Ceramide, Lectin, Polysaccharide, Vitamin E (der Radikalenfänger).

WIRKUNGSMECHANISMUS

Verstärkte Insulinproduktion ✓
Bessere Insulinwirkung
Resorptionsverzögerung ✓

DETAILS ZUM WIRKUNGSMECHANISMUS

Extrakte der Blätter enthalten Wirkstoffe, welche die Insulinproduktion anregen, sowie Wirkstoffe, welche die Glukoseaufnahme aus dem Darm verlangsamen. Bei letzterem könnte eine mäßige Hemmung der alpha-Glukosidase beteiligt sein.

WIRKSAME DOSIS

Extrakt, Tee oder Sud aus einem gehäuften Löffel Blätter

TOXIZITÄT/RISIKEN

Der jahrhundertelange Gebrauch von jungen Brennesseln als Salat oder für Heilzwecke hat keine wesentlichen Risiken offenbart. Auch die Verwendung von Produkten aus Brennesseln in kontrollierten Studien zur Behandlung der gutartigen Prostatavergrößerung hat keine gesundheitlichen Risiken offenbart. Selten kann es zu Magenbeschwerden oder Durchfall kommen. Eine schwach blutverdünnende Wirkung könnte bei Personen mit Blutgerinnungsstörungen nachteilige Effekte haben. Die Wirkung von sedierenden (beruhigenden) Medikamenten könnte verstärkt werden.

GESAMTBEWERTUNG

Insgesamt sind Wirkstoffe aus Brennesselblättern und Stengeln mit erstaunlich guten Effekten bei Diabetes wie auch bei Allergien und Entzündungen (Arthritis) ausgestattet. Erst jetzt nimmt sich die Forschung in größerem Umfang dieser Pflanze an.

DIE NATÜRLICHEN ZUCKERSENKER

DIE PFLANZLICHEN INSULINFABRIKEN:

Stevia: „Zucker", der Zucker senkt

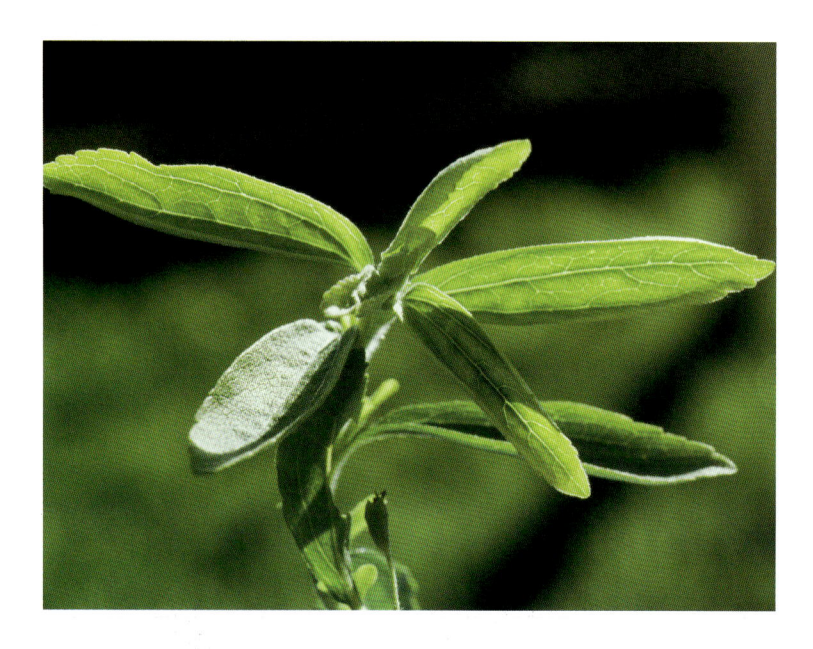

Ein Wunderstoff aus Südamerika: Stevia. Ein kleines Blättchen des grünen Strauches, der auch bei uns prächtig gedeiht (ich habe mehrere Pflanzen) – und schon stellt sich eine intensive Süße ein. Kein Wunder, daß diese Pflanze der „klassischen" europäischen und amerikanischen Zuckerindustrie ein Dorn im Auge ist und sie bislang die Zulassung verhindern konnte, obwohl etwa in Japan und Südamerika seit Jahrzehnten Stevia ohne Probleme im großen Stil verwendet wird. Jetzt, wo Stevia aber vor der Zulassung steht, bin ich natürlich stolz, daß in Schlemmen dieser süße Stoff, der kein Süßstoff ist, zum ersten Mal fundiert in die Diabetologie eingeführt worden ist.

Viele Gärtner bieten die Pflanze auch bei uns an (etwa Marianne Meyer auf dem Münchner Viktualienmarkt, cirka Höhe Frauenstraße/Ecke Reichenbachstraße), getrocknetes Pulver (Steviosid) wird oft als Badezusatz verkauft. Die Analyse von Professor Kolb bezieht sich auf die konzentrierte getrocknete Form – und kommt zu dem Schluß: „Keine Anhaltspunkte für Bedenken – ein empfehlenswerter Stoff." Meine Rezepte verwenden die frischen Blätter.

WIRKSAME INHALTSSTOFFE
Diterpen-Glykoside: Steviosid und Rebaudisoid A
WIRKUNGSMECHANISMUS
Verstärkte Insulinproduktion ✓ Bessere Insulinwirkung ✓ Resorptionsverzögerung
DETAILS ZUM WIRKUNGSMECHANISMUS
Die beiden Glykoside wirken zum einen auf die insulinproduzierenden Betazellen ein und lösen eine Insulinproduktion aus, vermutlich durch erhöhtes Einströmen von Kalziumionen. Weiterhin dämpfen die Stevia-Glykoside die Glukoneogenese in der Leber, vermutlich durch Hemmung der Phosphoenolpyruratxarboxykinase. Dies und eine Modulation der Genexpression in verschiedenen Geweben tragen zur Minderung der Insulinresistenz bei. In Tiermodellen des Typ-2-Diabetes werden stark günstige Effekte auf die Insulinproduktion, den Glukosestoffwechsel und den Blutdruck beobachtet. Eine blutzuckersenkende Wirkung bei Typ-2-Patienten wurde in einer kleinen Studie in Dänemark im Jahr 2004 gezeigt. Weniger gut kontrollierte Studien aus den 80er und 90er Jahren zeigen ähnliche Wirkungen auch bei Gesunden. Relativ gut belegt ist ebenfalls der blutdrucksenkende Effekt.
WIRKSAME DOSIS
In den Studien wurde von 10 Gramm getrockneten Blättern zu einer Mahlzeit ausgegangen, was 1 Gramm Steviosid entspricht. Erwägenswerte Alternative: 1 bis 3 frische Blätter nehmen.
TOXIZITÄT/RISIKEN
Obwohl der Süßstoff aus Stevia in der EU noch nicht als Lebensmittel zugelassen ist, haben der traditionelle und der neuzugelassene Gebrauch in anderen Ländern (vor allem Japan), die Ergebnisse aus klinischen Studien sowie klassische Labortests und Tierversuche zur Toxizität und Allergierisiken keine Anhaltspunkte für Bedenken gegeben. Abgesehen von einer inzwischen kritisierten Studie aus den 80er Jahren.
GESAMTBEWERTUNG
Ein empfehlenswerter Süßstoff und ein interessanter Ansatz zur Verbesserung der Stoffwechselsituation.

DIE NATÜRLICHEN ZUCKERSENKER

DIE PFLANZLICHEN INSULINFABRIKEN:
Aloe Vera: Auch gut gegen Diabetes

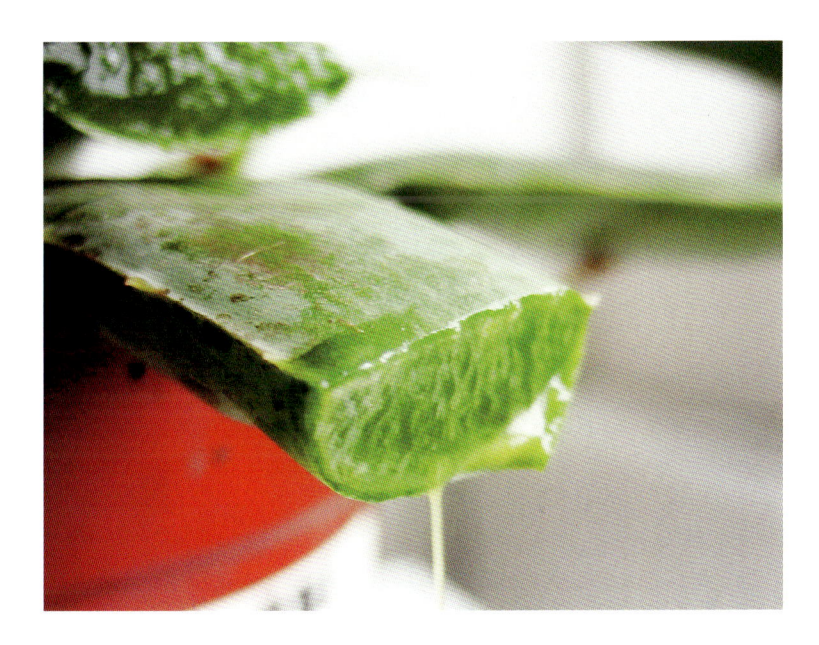

Wo ist angeblich nicht überall Aloe Vera drin: Im Joghurt, in der Seife, in Säften. Doch wer hat schon einmal Aloe Vera wirklich in konzentrierter Form probiert? Ich habe den wunderbaren Glibberstoff schon häufig aus dem Blatt der Wüstenpflanze geschabt und gemerkt, daß er bitter schmeckt – wie vieles, das zuckerregulierend ist. Diese Bitternis ist sicher ein entscheidendes Merkmal für die noch nicht endgültig bewiesene Wirkung bei Diabetes – wie bei vielen anderen Anwendungen. Deshalb empfehle ich auch hier die Nutzung des natürlichen Produktes. Es ist in Deutschland mit vernünftigem Aufwand beschaffbar – etwa bei ausgewählten Importeuren tropischer Früchte.

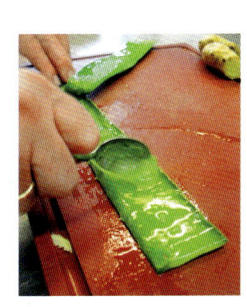

Schaben und verdünnen: Pur ist das Aloe-Gel zu bitter

WIRKSAME INHALTSSTOFFE
Bezüglich Diabetes sind die Inhaltsstoffe noch nicht genau identifiziert, scheinen aber der Klasse der Polysaccharide (Aloemannan, Acemannan im Aloe-Gel) und zu den Anthrachinon (Aloin A und B im Aloe-Saft/Latex aus den äußeren Blatt-Teilen) zu gehören.

WIRKUNGSMECHANISMUS	
Verstärkte Insulinproduktion	**Vermutet**
Bessere Insulinwirkung	**Vermutet**
Resorptionsverzögerung	

DETAILS ZUM WIRKUNGSMECHANISMUS
In Versuchen mit Ratten, die an Diabetes leiden, wurde fast immer ein blutzuckersenkender Effekt beobachtet, sowohl bei Typ 1 wie Typ 2. Als Wirkungsmechanismus kommt eine Förderung der Insulinproduktion wie auch eine Minderung der Insulinresistenz in Frage. In beiden Fällen könnte die in vielen anderen Studien beobachtete antioxidative und antiflammatorische Wirkung des Blattextraktes verantwortlich sein. In zwei klinischen Studien mit Typ-2-Diabetes wurde in Südindien eine Absenkung des Nüchternblutzuckers beschrieben. Leider sind seit diesen Studien aus dem Jahr 1996 keine weiteren Untersuchungen an Menschen bekanntgeworden.

WIRKSAME DOSIS
Ein Eßlöffel Gel aus dem Inneren der Blätter.

TOXIZITÄT/RISIKEN
Gelegentliche allergische Reaktionen. Anthrachinon-haltige Präparate (Aloe-Saft aus den äußeren Blatt-Teilen) haben abführende Wirkung und sind potentiell schädlich bei Daueranwendung. Anthrachinon-freies Aloe-Gel (aus dem Inneren der Blätter) ist als neuartiges Lebensmittel verkehrsfähig und demnach risikoarm. Trotzdem ist die Sicherheit während der Schwangerschaft und bei kleinen Kindern nicht eindeutig belegt.

GESAMTBEWERTUNG
Die antioxidative und antientzündliche Wirkung von Aloe-vera-Gel ist sicher belegt und ein positiver Effekt beim Lebensstil-Diabetes sehr wahrscheinlich. Wegen der noch wenig beschriebenen Inhaltsstoffe und ihrer Wirkungsweise ist von einer Dauerbehandlung zur Zeit noch abzuraten.

DIE NATÜRLICHEN ZUCKERSENKER

DIE PFLANZLICHEN INSULINVERSTÄRKER:

Bittergurken: Asien hat es besser

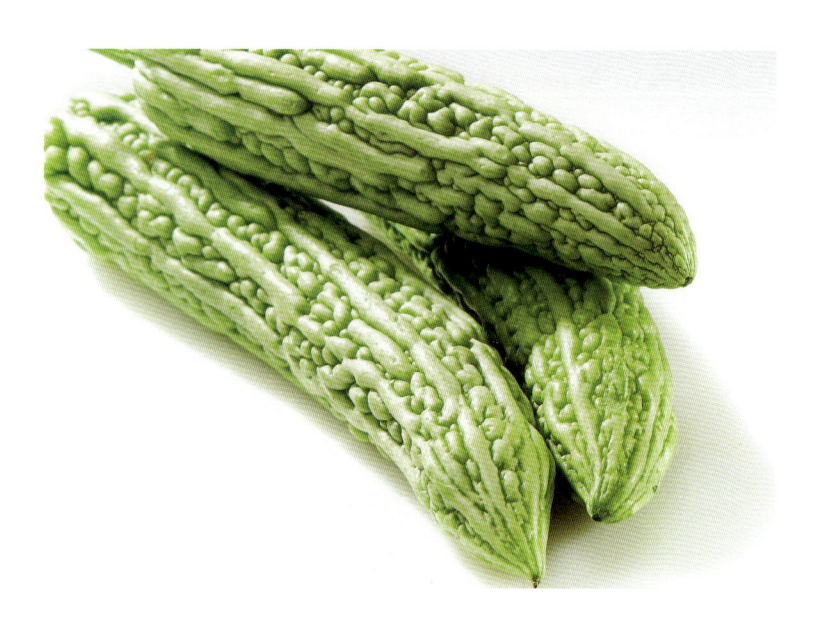

Ausgerechnet eine Gurke ist ein guter Insulinverstärker. Aber natürlich keine gewöhnliche, sondern eine, die das ist, was ihr Name verspricht: bitter. Dabei sind diese Gurken, die fast wie unsere aussehen, nur gefurchter sind, kein weltfremdes Produkt. Vielmehr ist die Bittergurke, die es bei uns auch frisch in Asienläden gibt, im Fernen Osten eines der wichtigsten Grundnahrungsmittel – womöglich ein Grund dafür, daß die traditionelle asiatische Küche (nicht das, was es bei unseren „Chinesen" gibt) kaum Diabetes kennt. Übrigens: Früher waren unsere Gurken auch bitterer – aber das wurde weggezüchtet. Ich bin intensiv auf der Suche nach der guten alten Bitternis in unseren Gurken.

Im „Bittergurken-Festival" bei den Sommergerichten finden Sie Rezepte mit der Gurke.

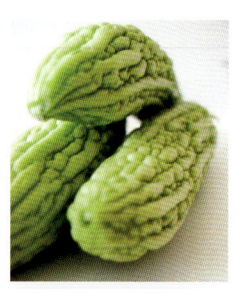

WIRKSAME INHALTSSTOFFE
Charantin (das ist Beta-Sitosterol-Beta-D-glucosid und Alpha-5, 25-Stigmastadien-3-O-Beta-D-glucosid) 1:1, p-Insulin
WIRKUNGSMECHANISMUS
Verstärkte Insulinproduktion ✓ (wahrscheinlich) Bessere Insulinwirkung ✓ Resorptionsverzögerung
DETAILS ZUM WIRKUNGSMECHANISMUS
Beobachtet werden eine Hemmung der Blutzuckerneubildung in der Leber, ein besserer Glukosetransport in die Zellen, Minderung der Insulinresistenz und manchmal eine verbesserte Insulinproduktion. In Tierversuchen: Bessere Verbrennung von Blutzucker in der Leber. Senkung schlechten Cholesterins LDL, Erhöhung des guten Cholesterins HDL. Nach einiger Zeit eine Verbesserung des Langzeitwertes HbA_{1c}.
WIRKSAME DOSIS
100 Gramm Gurke pro Tag.
TOXIZITÄT/RISIKEN
Weit verbreitetes Lebensmittel außerhalb Europas, daher keine ungewöhnlichen Risiken. Trotzdem gibt es einige wenige ungünstige Faktoren: Eine abortive Wirkung im Tierversuch, einschließlich einer Fertilitätsabnahme. Einzelne Berichte zu hypoglykämischen Krämpfen bei Kindern (Unterzuckerung) nach Bittermelonentee, was aber auf eine Überdosierung zurückführbar sein kann. Deshalb Vorsicht bei Extrakten der Bittergurke.
GESAMTBEWERTUNG
Die blutzuckersenkende Wirkung ist gut nachgewiesen. Eine lange Erfahrung in der Volksmedizin. Extrakte der Gesamtfrucht enthalten Stoffe, die bei Aufnahme in größerer Menge potentielle Risiken für Kinder und in der Schwangerschaft bergen.

DIE NATÜRLICHEN ZUCKERSENKER

DIE PFLANZLICHEN INSULINVERSTÄRKER:

Kaktusfeigen: Die Wüste ruft, der Zucker sinkt

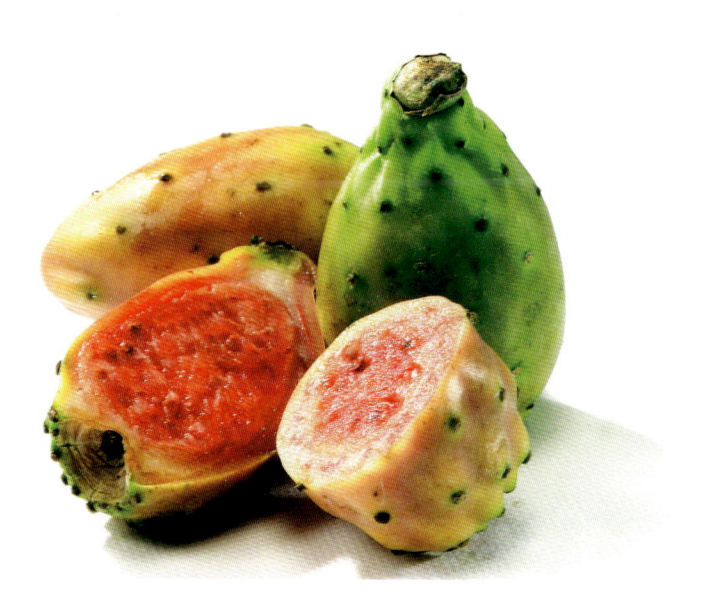

Wieder einmal eine Wüstenpflanze, die zuckersenkende Eigenschaften hat. Und überdies noch eine, die ausgezeichnet schmeckt. Ich habe die Früchte der Kakteen im Herbst in Spanien immer sehr gern frisch gesammelt und mit großem Genuß verzehrt. Seitdem ich nun noch weiß, daß sie auf den Schlemmertisch des Lebensstil-Diabetikers gehören, esse ich sie noch lieber. Im Herbst-Menue finden Sie eine sehr schöne Suppe mit der Feige. Eine besonders potente Form ist der Nopal-Kaktus aus Südamerika.

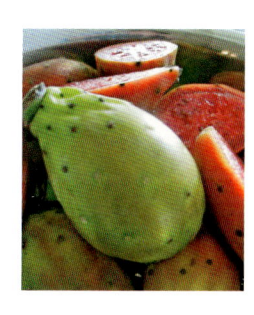

Genießen Gourmets und Lifestyle-Diabetiker: Kaktusfeigen

WIRKSAME INHALTSSTOFFE
Betalaine, Flavonoide, Beta-Sisterol, Polysaccharide, Pektin
WIRKUNGSMECHANISMUS
Verstärkte Insulinproduktion Bessere Insulinwirkung ✓ Resorptionsverzögerung ✓
DETAILS ZUM WIRKUNGSMECHANISMUS
Die wasserbindenden Ballaststoffe können im Darm Zucker und Fett einschließen und so die Nährstoffaufnahme verlangsamen. Der hohe Gehalt an Betalainen (der rote Farbstoff der Frucht) und an bestimmten Flavonoiden könnte über eine antioxidative Wirkung die Insulinresistenz mindern. Beta Sisterol und verschiedene Polysaccharide wirken vermutlich in ähnlicher Richtung. Wenige kontrollierte klinische Studien bei Typ-2-Betroffenen zeigten, daß der tägliche Verzehr von 500 Gramm Kaktusfeigen eine Absenkung des Blutzuckers bewirken kann. Tierversuche hingegen zeigten nicht immer einen Effekt auf den Blutzuckerspiegel. Andere Studien mit 250 Gramm Kaktusfeigen pro Tag zeigten günstige Effekte auf Cholesterinspiegel und die Aggregationsneigung der Blutplättchen (schwacher Aspirin-ähnlicher Effekt).
WIRKSAME DOSIS
Etwa 250 Gramm, vielleicht auch weniger
TOXIZITÄT/RISIKEN
Früchte und Blattsprossen werden roh oder gekocht gegessen. Bei einer weiten Verbreitung als Lebensmittel, insbesondere in Mexiko und im Mittelmeerraum, sind Risiken nicht bekannt. Ein Übermaß an Ballaststoffen kann Durchfall bewirken und die Wirkung von oral aufgenommenen Medikamenten schwächen.
GESAMTBEWERTUNG
Ein gut schmeckendes, ballaststoffreiches Produkt, das zusätzlich potente Wirkstoffe gegen oxidativen Stress enthält, der den Diabetes und seine Komplikationen vermutlich begünstigt.

DIE NATÜRLICHEN ZUCKERSENKER

DIE PFLANZLICHEN INSULINVERSTÄRKER:

Grüntee: Einer, der dem Zucker nicht „grün" ist

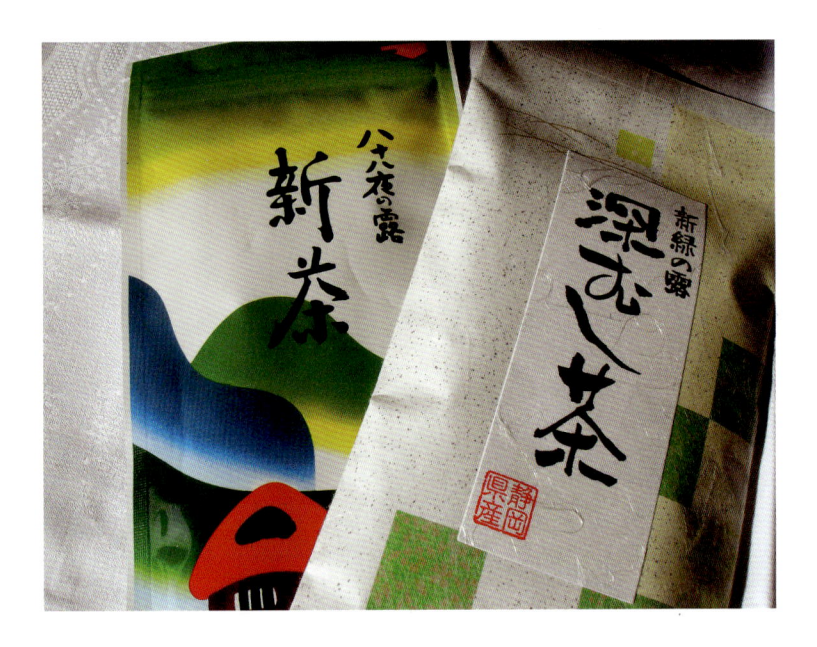

Seitdem bei mir der Lebensstil-Diabetes im Jahr 1999 so massiv ausgebrochen ist, trinke ich praktisch nur noch Grüntee – offensichtlich eine instinktive Reaktion des Körpers, und eine richtige. Wobei ich praktisch nur japanische Sorten trinke, weil sie einfach am besten schmecken, auch wenn sie etwas teurer sind. Aber gerade in diesem Buch wollen wir ja den Diabetes mit Genuß und nicht mit Askese besiegen. Auch Sie werden nach einiger Zeit merken, daß Sie diesen Tee nicht mehr missen wollen, weil er mehr als ein Getränk, fast so etwas wie eine Kultur ist. So, jetzt sind Sie gut eingestimmt auf die nebenstehende, fundierte Analyse von Professor Kolb.

Ein ganz besonderer Teehändler: Werner Merten vom „Tea House" in München, Sendlinger Straße, hat alle wichtigen Anbaugebiete persönlich besucht. www.teahouse.de

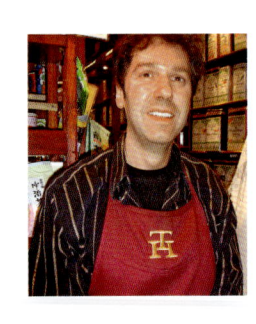

WIRKSAME INHALTSSTOFFE
Catechine, insbesondere Epigallocatechin-3-Gallat (EGCG); dies sind Polyphenole aus der Flavonoid-Gruppe; eine zusätzliche Wirkung anderer Inhaltsstoffe, etwa Alkaloide, ist denkbar.

WIRKUNGSMECHANISMUS	
Verstärkte Insulinproduktion	
Bessere Insulinwirkung	✓
Resorptionsverzögerung	

DETAILS ZUM WIRKUNGSMECHANISMUS
In der Zellkultur und bei Nagetieren läßt sich ein starker antioxidativer und antientzündlicher Effekt mit günstigen Auswirkungen auf eine Vielzahl von Parametern nachweisen. Im Bereich Diabetes ist dies eine verbesserte Glukosetoleranz, verminderte Glukoneogenese in der Leber (Neubildung von Zucker), Hemmung von Übergewicht, Minderung der Insulinresistenz, Induktion des Glukosetransporters IV, Schutz der insulinproduzierenden Betazellen und Minderung mikrovaskulärer Komplikationen (mit Ausnahme einer möglichen verstärkten oxidativen Schädigung von Bindegewebe). Beim Menschen gibt es überraschend wenige Studien zum Themenbereich Diabetes, aber die Befunde zeigen einheitlich eine verbesserte Glukosetoleranz, Senkung der Triglyzeridspiegel nach Mahlzeiten und eine Verminderung des oxidativen Stresses im Blutgefäßsystem. Der molekulare Mechanismus beruht vermutlich primär auf der Hemmung pro-inflammatorischer Signalwege und der Induktion der endothelialen NO-Synthase.

WIRKSAME DOSIS
1 Tasse Grüntee

TOXIZITÄT/RISIKEN
Für Grüntee sind abgesehen von der Tein- (entspricht Koffein) Belastung bei großen Teemengen keine Gesundheitsrisiken bekannt. Grüntee enthält ähnlich viel Koffein wie Schwarztee.

GESAMTBEWERTUNG
Ein sehr gesundes Getränk. Schwarztee hat ebenfalls positive Gesundheitswirkungen, der Gehalt an Catchinen ist nur ca. ein Drittel von Grüntee, dafür sind noch andere Polyphenole, etwa Theaflavine enthalten.

DIE NATÜRLICHEN ZUCKERSENKER

DIE PFLANZLICHEN INSULINVERSTÄRKER:

Knoblauch: Wirkt, weil er stinkt

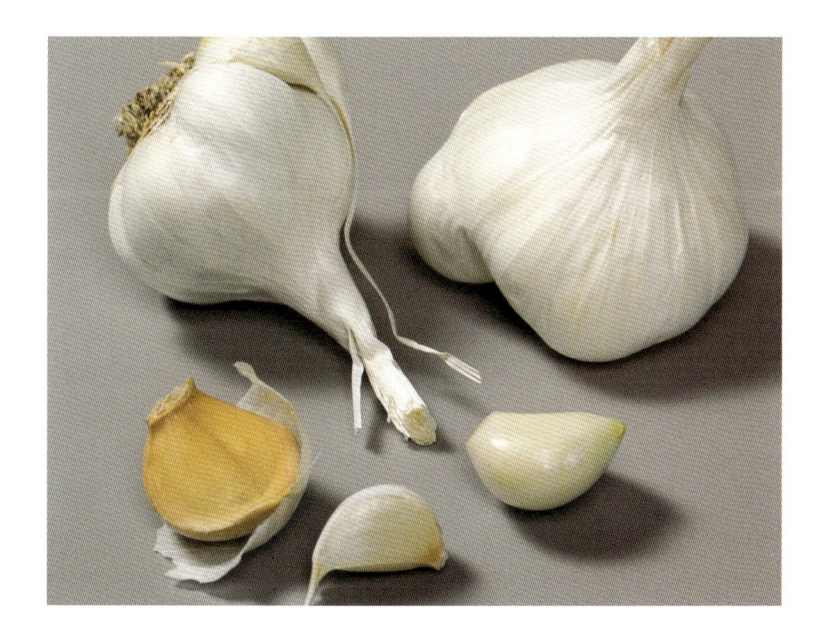

Ein echter Prüfstein für Natural Functional Food: Knoblauch. An Knofi scheiden sich die Geister. Die einen rümpfen entsetzt die Nasen, übrigens Männer wie Frauen gleichermaßen, die anderen sind begeistert. Zu letzteren gehöre ich; mit Knoblauch bin ich aufgewachsen, die Knolle gehört zu meinem Leben – und daß sie nun auch so positiv auf den Zucker wirkt, verstärkt meine Liebe. Natürlich wirkt er dann am besten, wenn er stinkt. Aber schauen Sie in meine Rezepte. Sie werden erstaunt sein, wie „dezent" sich der starke Duft in Gerichte einbinden läßt. Übrigens: Je frischer er ist, desto sanfter er ist.

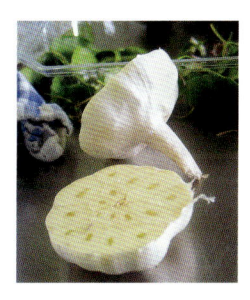

WIRKSAME INHALTSSTOFFE

Diallyldsulfide wie Alliin; oxidiert leicht zum stark riechenden Allicin als Diallylsulfidoxid; Diallyl-Trisulfide, weitere organische Schwefelverbindungen

WIRKUNGSMECHANISMUS

Verstärkte Insulinproduktion ✓
Bessere Insulinwirkung ✓
Resorptionsverzögerung

DETAILS ZUM WIRKUNGSMECHANISMUS

Ausführliche kontrollierte Studien haben die früheren Berichte über eine Verbesserung der Blutlipide (etwa Cholesterin, Triglyzeride) nicht bestätigen können. Gleichzeitig wird aber trotzdem eine hemmende Wirkung auf die Entwicklung der Arteriosklerose beobachtet. Hierfür könnte die antientzündliche Wirkung von Knoblauch verantwortlich sein. Weiterhin besteht eine leichte blutdrucksenkende und blutverdünnende Wirkung. Eine günstige Wirkung auf den Diabetes bei Menschen ist nicht belegt. Hingegen sind kürzlich mehrere Untersuchungen bei diabetischen Tieren mit überzeugenden Ergebnissen publiziert worden. Knoblauch senkte den Blutzucker, verbesserte die Insulinproduktion und Insulinwirkung. Ähnliche Wirkungen sind bei Diabetes-2-Betroffenen zu erwarten.

WIRKSAME DOSIS

Eine bis drei rohe Zehen am Tag

TOXIZITÄT/RISIKEN

Ernsthafte Risiken sind bei diesem langgenutzten Lebensmittel nicht bekannt. Die leichte Verzögerung der Blutgerinnung (Blutverdünnung) kann bei Blutungsneigung ungünstig sein, ebenso kann die gerinnungshemmende Wirkung von Präparaten wie Aspirin, wie auch mancher Kräuter, verstärkt werden. Allergien gegen Liliengewächse wie Knoblauch kommen selten vor. Roher Knoblauch kann bei sehr empfindlichen Menschen die Mund- und Magenschleimhaut reizen oder Durchfall auslösen.

GESAMTBEWERTUNG

Ein allgemein gesundheitsförderndes Lebensmittel mit leider unangenehmen Geruchserscheinungen für viele Mitmenschen.

DIE NATÜRLICHEN ZUCKERSENKER

DIE PFLANZLICHEN INSULINVERSTÄRKER:
Zimt: „Zucker" nimmt Zimt

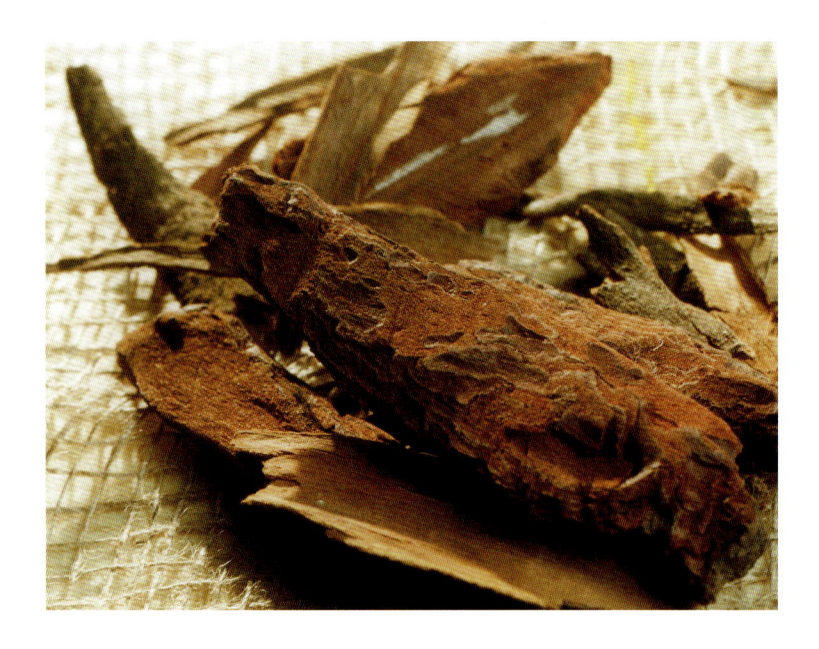

WIRKSAME INHALTSSTOFFE
Nicht genauer identifizierte Polyphenole und vermutlich weitere Inhaltsstoffe

WIRKUNGSMECHANISMUS
Verstärkte Insulinproduktion Bessere Insulinwirkung ✓ Resorptionsverzögerung

DETAILS ZUM WIRKUNGSMECHANISMUS
Die Polyphenole und die gegebenenfalls anderen Inhaltsstoffe verbessern die Funktion des Insulinrezeptors (verbesserte Phosphorylierungsraten). Im Tierversuch wird die Insulinresistenz verbessert. In bisher einer kontrollierten Studie bei Diabetes 2 verbesserte 1 Gramm Zimtpulver täglich den Nüchternblutzucker nach 40, aber noch nicht nach 20 Tagen. Höhere Dosen waren kaum besser wirksam. Weiterhin wurden Blutlipidwerte (Triglyzeride, Cholesterin) abgesenkt.

WIRKSAME DOSIS
1 Gramm pro Tag, vielleicht auch weniger

TOXIZITÄT/RISIKEN
Die bisherige Studie berichtete nicht über Nebenwirkungen nach 60 Tagen, selbst nach Einnahme von bis zu 6 Gramm pro Tag. Grundsätzlich ist bei Langzeiteinnahme solch ungewöhnlich hoher Dosen von Gewürzen Vorsicht geboten. Dies gilt auch für die Schwangerschaft. Der Bestandteil Zimtaldehyd kann Allergien auslösen. Der Gehalt an blutverdünnendem Kumarin könnte bei hohen Dosen und vorhandener Blutungsneigung zum Problem werden.

GESAMTBEWERTUNG
Ein wirksamer Ansatz zur Verbesserung der Stoffwechselsituation, für den aber über den einmaligen kurweisen Einsatz hinaus noch keine Erfahrung besteht.

Eine festgefügte Verbindung bekommt eine neue Bedeutung: Zucker und Zimt. Was bei uns als zuckriges Weihnachtsgewürz ein Schattendasein führt, ist ein mächtiger Diabetes-Wirkstoff. „Nimmt" der Zucker Zimt, dann muß er vor der Macht des Ayurveda-Gewürzes kuschen. Aber das Ganze funktioniert natürlich nur, wenn der Zimt ohne zuckrige Begleitung genommen wird.

Im herbstlichen „Zimt-Festival" finden Sie Rezepte mit der braunen Stange und auch in meinem Müsli kommt das Gewürz vor. Müßig zu sagen, daß ich natürlich keine Zimtkapseln brauche, sondern ganz im Sinne von „Natural Functional Food" nur die ganzen Stangen oder noch besser: Blüten nehme und diese selbst mahle – was übrigens am einfachsten in der guten alten Kaffeemühle geht.

DIE NATÜRLICHEN ZUCKERSENKER

DIE PFLANZLICHEN INSULINVERSTÄRKER:

Kakao/Bitterschokolade: Trau keiner unter 80

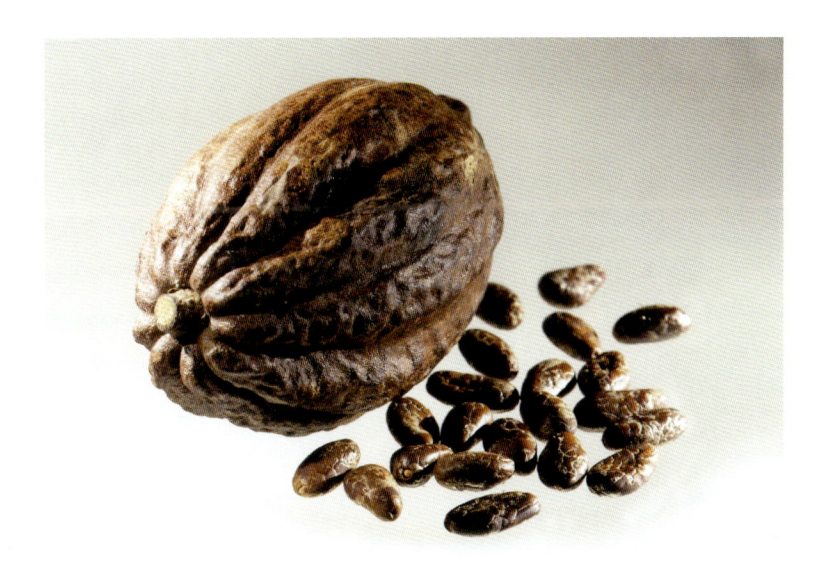

WIRKSAME INHALTSSTOFFE
Polyphenole - hier Flavanole sowie deren oligomeren Derivate (Procyanidine)

WIRKUNGSMECHANISMUS
Verstärkte Insulinproduktion Bessere Insulinwirkung ✓ Resorptionsverzögerung

DETAILS ZUM WIRKUNGSMECHANISMUS
In mehreren klinischen Studien minderte der tägliche Genuß von 100 Gramm Schokolade die Insulinresistenz, den Blutdruck und den Cholesterinspiegel, trotz des Fettgehaltes der Schokolade (weil pflanzliches Fett). Der Effekt war um so stärker, je kakaohaltiger die Schokolade war. Weiße Schokolade war wirkungslos. Weiterhin wurde für die Polyphenole der Schokolade ein Aspirin-ähnlicher Schutzeffekt auf die Blutgerinnung beobachtet. Der genaue Wirkungsmechanismus ist unklar, jedoch wird angenommen, daß die anti-oxidative Wirkung der Flavanole und Procyaninidine den oxidativen Streß von Leber- und Muskelzellen mindert und so deren Reaktion auf Insulin verbessert.

WIRKSAME DOSIS
Nach den bisherigen Studien 100 Gramm pro Tag. Geringere Mengen wirken auch, aber schwächer.

TOXIZITÄT/RISIKEN
Die für den Schokoladengenuß bekannten „Risiken" sind die hohe Kalorienaufnahme und bei Schokoladen mit unter 80 % Prozent Kakao-Anteil die zu hohe Zuckeraufnahme. Bei manchen Personen auch eine Verstopfung oder andere Magen/Darm-Unverträglichkeiten.

GESAMTBEWERTUNG
In Maßen genossen ein gesunder Genuß.

Schöner läßt sich der Gedanke von „Schlemmen wie ein Diabetiker" nicht begründen: „In Maßen genossen ist Bitterschokolade ein gesunder Genuß", schreibt Professor Kolb. Das freut auch mich ganz besonders, weil der Verzicht auf Schokolade, den ich mir selbst auferlegt hat, immer ein unzufriedenes Gefühl zurückließ.

Die plumpe Süße der meisten Schokoladen (selbst in einer 70prozentigen 100-Gramm-Tafel sind 12 Gramm Zucker) brauche ich längst nicht mehr. Ich esse nur noch die bitteren Sorten ab 80 Prozent – und das empfehle ich auch Ihnen. Dann freue ich mich über die nervenstärkende Wirkung, etwa der 100prozentigen „Pasta di Cacao" von Domori – und genieße gleichzeitig noch den zuckersenkenden Effekt.

DIE NATÜRLICHEN ZUCKERSENKER

DIE PFLANZLICHEN INSULINVERSTÄRKER:

Erdmandel: Ballast, der das Leben leichter macht

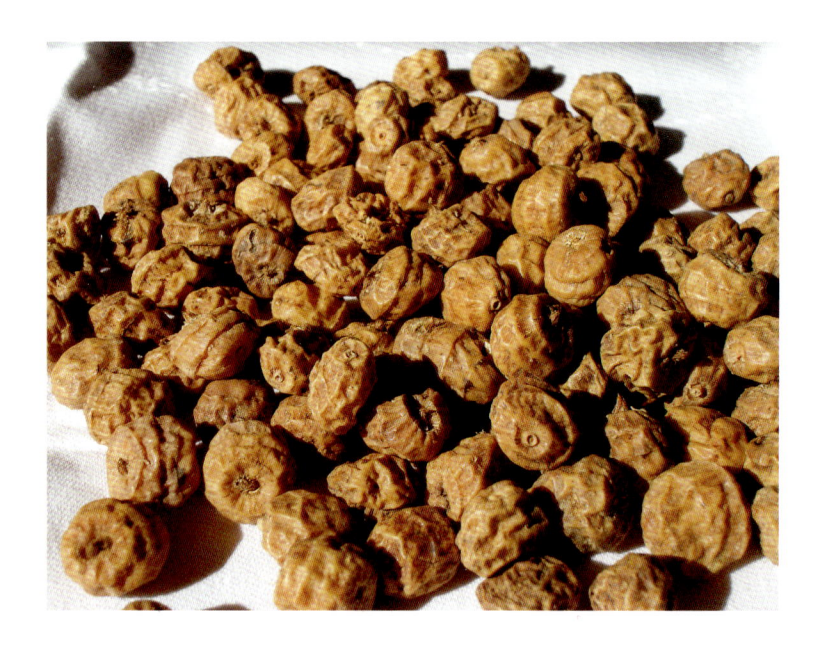

WIRKSAME INHALTSSTOFFE
Ballaststoffe, rund 25 % der mandelgroßen Erdknolle (daher der Name) bestehen daraus, davon ein Drittel löslich (quervernetzte Polysaccharidketten aus Xylose, Arbabinose, Glukose, Glukuronsäure, Galaktose, Mannose). Ca. 25 % Ölgehalt (reich an ungesättigten Fettsäuren)

WIRKUNGSMECHANISMUS
Verstärkte Insulinproduktion Bessere Insulinwirkung Resorptionsverzögerung ✓

DETAILS ZUM WIRKUNGSMECHANISMUS
Die Ballaststoffe quellen im Magen/Darm auf und „umschließen" andere Nährstoffe. Dadurch wird deren Aufnahme verlangsamt und ein schneller Anstieg des Blutzuckers vermieden.

WIRKSAME DOSIS
Ab 1 Eßlöffel (10–15 Gramm)

TOXIZITÄT/RISIKEN
Bei weiter Verbreitung als Lebensmittel vor allem in Nordafrika und Spanien sind Risiken nicht bekannt. Ein Übermaß an Ballaststoffen kann Durchfall bewirken und die Wirkung von oral aufgenommenen Medikamenten schwächen.

GESAMTBEWERTUNG
Ein wohlschmeckender Lieferant von Ballaststoffen, gut geeignet zur Beimischung zum Essen. Wegen des relativ hohen Gehalts an ungesättigten Fettsäuren besteht die Gefahr der Oxidation bei längerer Lagerung in Flockenform, außer in einer Vakuumverpackung.

Darauf bin ich stolz: In dem längst vergriffenen Buch „Nutze die Heilkraft unserer Nahrung", das ich bei der über 100 Jahre alten Tante Bertha gefunden habe, stand der erste Hinweis auf die positive Wirkung der Erdmandel. Dann habe ich systematisch versucht, das Produkt zu bekommen (die ganzen Nüsse auf dem Bild oben haben mir Freunde aus Spanien mitgebracht). Und ich will die Erdmandel zu einem Diabetes-Lebens-Mittel zu machen.

Inzwischen läßt sich die aus Marokko und Spanien stammende „Mandel" als Flocken in Bio-Läden bekommen. Für dieses Buch habe ich etliche Rezepte entwickelt, wo ich die Erdmandel eingebunden habe. Die Erdmandel ist der ideale Schlemmer-Gehilfe: Sie macht es möglich, gut zu essen, ohne daß sogleich der Zucker schnell ansteigt.

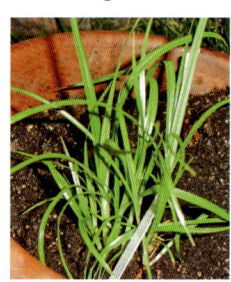

Gras wird Nuß: Meine Erdmandel-Pflanze

DIE NATÜRLICHEN ZUCKERSENKER

DIE PFLANZLICHEN INSULINVERSTÄRKER:

Löwenzahn: Zähmt den Zucker

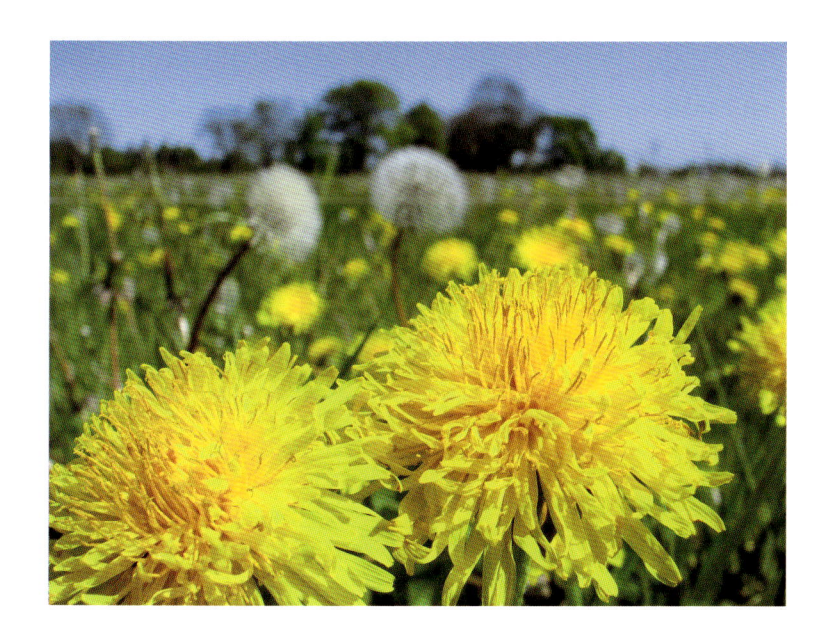

WIRKSAME INHALTSSTOFFE	
Bitterstoffe Germacranolide und Eudesmanolide, Triterpene wie Taraxasterol, Flavonoide, Phenolcarbonsäuren, Cumarine, Phytosterole, Mineralstoffe wie Kalium, Calcium, Phosphor, Mangan, Eisen, Vitamin C und das B-Vitamin Cholin; im Herbst hohe Anteile an Inulin	

WIRKUNGSMECHANISMUS	
Verstärkte Insulinproduktion	
Verstärkte Insulinwirkung	**Denkbar**
Resorptionsverzögerung	✓

DETAILS ZUM WIRKUNGSMECHANISMUS

Die vielen Bitterstoffe regen den Appetit an, unterstützen die Verdauung, helfen bei der Ausscheidung von Giftstoffen und erleichtern im Verein mit dem Cholin die Arbeit der Leber. Durch die schneller eintretende Verdauung nimmt das Hungergefühl rascher ab, was bei der Gewichtsnormalisierung hilft. Auch hilft das Cholin bei der Regulierung des Cholesterinspiegels und der hohe Gehalt an Kalium wirkt harntreibend (daher „pissenlit" im Französischen) und entwässernd. Auch erleichtern die Bitterstoffe die Arbeit der Bauchspeicheldrüse, und sie lassen möglicherweise das Insulin besser wirken.
Ebenfalls einen schlank machenden Effekt hat speziell im Herbst das in der Pflanze im hohen Maße enthaltene Inulin, ein Mehrfachkohlenhydrat, das vergleichbar mit Artischocke und Schwarzwurzel ohne Insulinsekretion verstoffwechselt wird.

WIRKSAME DOSIS

10 Gramm frische Blätter oder 5 Gramm frisch geerntete Wurzel.

TOXIZITÄT/RISIKEN

Ein in der Volksmedizin traditionell verwendetes Mittel, von dem keine negativen Wirkungen bekannt geworden sind.

GESAMTBEWERTUNG

Ein gut verträgliches, wohlschmeckendes Heilmittel, das noch viel Potential als Schlankheits- und Diabetesstoff bietet.

Schon als Kinde faszinierte mich der Löwenzahn: Als Pusteblume. Später konnte ich kaum das Frühjahr erwarten, um die ersten zart-bitteren Blätter zu pflücken, sie unter den Kartoffelsalat zu mengen. Inzwischen grabe ich auch die Wurzeln aus, reinige sie gründlich, schneide sie millimeterdünn, frittiere sie leicht im Olivenöl, salze, pfeffere sanft, beträufle sie mit einem Hauch Zitrone – eine köstliche Vorspeise.

Daß sich die Dreieinigkeit der Pflanze aus Blüten, Blättern und Wurzeln auch positiv auf den Blutzucker auswirkt, überrascht mich nicht. Denn alles am „Pissenlit", wie die Franzosen den Gelbblütler sehr richtig nennen, ist leicht bitter – und bitter ist das, worauf unser Stoffwechsel seit Jahrtausenden von Natur aus programmiert ist.

DIE NATÜRLICHEN ZUCKERSENKER

DIE PFLANZLICHEN INSULINVERSTÄRKER:

Sauerkraut: Stolz, ein „Kraut" zu sein

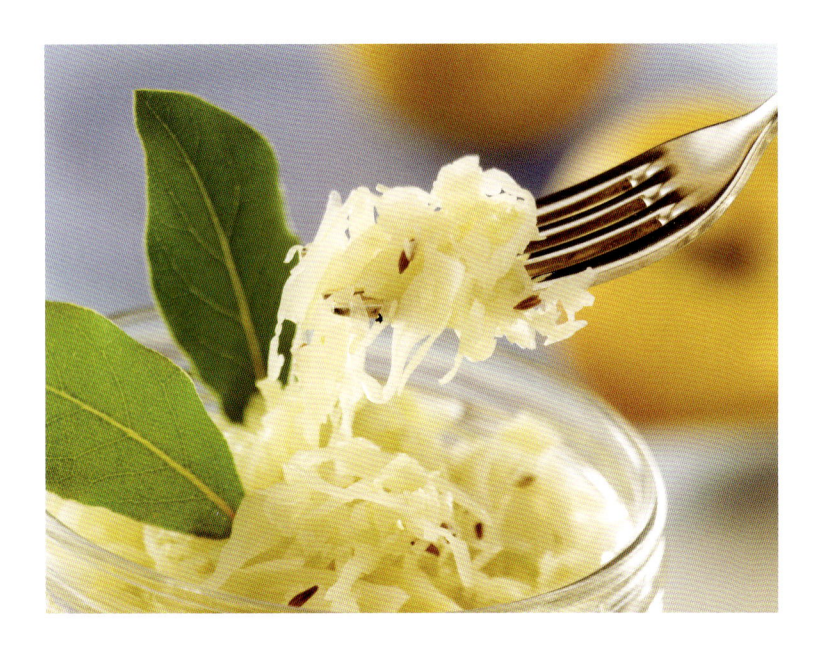

Als „Krauts" verspotten uns immer noch gerne die Engländer und Amerikaner. Und was machen wir? Wir schämen uns ob unseres Nationalgerichtes und sind ein Volk von Döner- und Pizzaessern geworden. Dabei haben wir allen Grund, auf unser Sauerkraut stolz zu sein.

Denn der „unter Luftabschluß vergorene feingeschnittene Weißkohl" schmeckt nicht nur ausgezeichnet, sondern vermindert auch den Anstieg des Blutzuckers nach dem Essen, was Pizza und Döner nicht können. Schöne Rezepte mit Sauerkraut, darunter eines von Spitzenkoch Dieter Müller, bietet mein „Sauerkraut-Festival" im Winter. Noch etwas: Sauerkraut soll auch die Kräfte der Liebe befördern. Aber nicht den Amis und Engländern sagen.

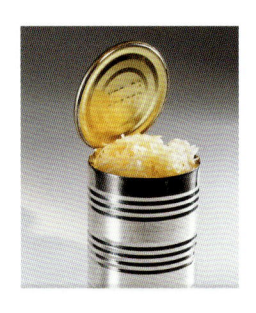

WIRKSAME INHALTSSTOFFE
Milchsäure, Milchsäurebakterien, Ballaststoffe
WIRKUNGSMECHANISMUS
Verstärkte Insulinproduktion   Bessere Insulinwirkung — **Denkbar**   Resorptionsverzögerung — ✓
DETAILS ZUM WIRKUNGSMECHANISMUS
Der primäre Effekt dürfte auf einer verlangsamten Nahrungsaufnahme beruhen. Dabei wird der Säureeffekt (siehe Essig) mit dem großen Anteil von Ballaststoffen kombiniert, was die Aufnahme von Nährstoffen aus Bestandteilen der Mahlzeit verlangsamt.   Zu einer oft behaupteten direkt blutzuckersenkenden Wirkung von Sauerkraut oder Sauerkrautsaft fehlen Untersuchungen. Für Isothiocyanat, das Abbauprodukt der Glukosinolats während der Gärung oder im Darm, ist im Tierversuch und in der Zellkultur eine krebshemmende Wirkung beschrieben, aber kein Effekt auf den Blutzucker.
WIRKSAME DOSIS
Eine Portion Sauerkraut
TOXIZITÄT/RISIKEN
Es bestehen bei manchen Personen Magen/Darm-Unverträglichkeiten.
GESAMTBEWERTUNG
Der Gesundheitswert wird seit Jahrhunderten beschrieben. Auch wenn sorgfältige kontrollierte Studien fehlen, ist ein günstiger Effekt auf den Stoffwechsel sicher.

DIE NATÜRLICHEN ZUCKERSENKER

DIE PFLANZLICHEN INSULINVERSTÄRKER:

Essig: Sauer senkt Zucker

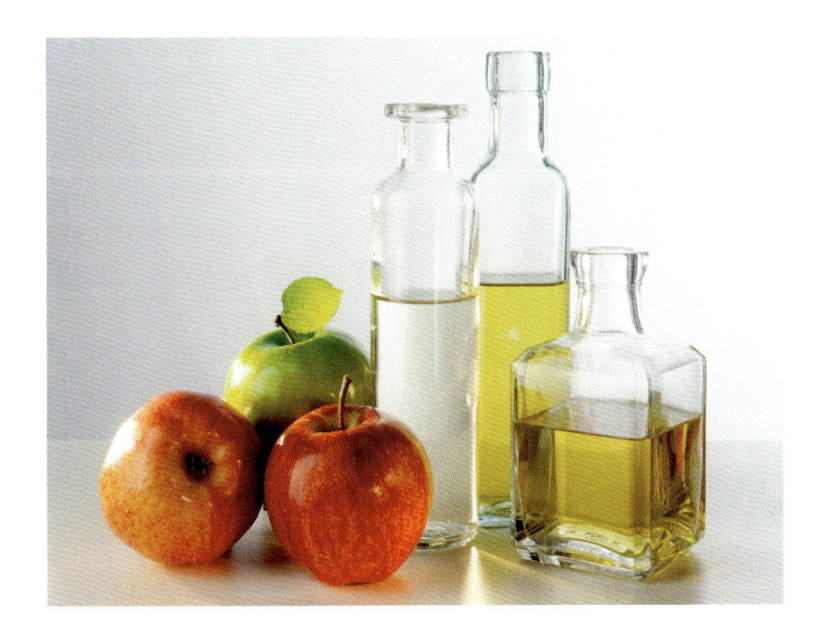

Mein Instinkt hat nicht getrogen: Seit Jahren ist Essig ein wichtiger Bestandteil meiner Ernährung; täglich nehme ich ihn zu mir, sei´s in meinen Salatsaucen, sei´s wenn ich Lust habe, morgens schon mal einen Teelöffel verdünnt auf nüchternen Magen. Der meist verwendete Essig bei mir ist inzwischen der naturtrübe Apfelessig. Übrigens wirkt Essig, der schon seit über 1000 Jahren als Lebens- und Heilmittel verwendet wird, auch desinfizierend.

Essig kann übrigens auch allein vor dem Essen getrunken ein wahres Genußmittel sein – etwa von dem Wiener Essigmacher Erwin Gegenbauer.

WIRKSAME INHALTSSTOFFE
Essigsäure, andere milde organische Säuren, wie etwa Propionsäure
WIRKUNGSMECHANISMUS
Verstärkte Insulinproduktion Bessere Insulinwirkung Resorptionsverzögerung ✓
DETAILS ZUM WIRKUNGSMECHANISMUS
Bisher liegen nur wenige Studien vor. Diese zeigen aber einheitlich, daß die Einnahme von Essig vor/zu Beginn einer Mahlzeit (auch in Form eines Sauerteigbrotes oder einer zuckerfrei eingelegten Essiggurke) den Anstieg des Blutzuckerspiegels während/nach der Mahlzeit verlangsamt. Und daß vor allem der gefürchtete Anstieg sogenannter „Zuckerspitzen" nach dem Essen geringer ausfällt. Ebenso ist der Anstieg der Konzentration von Insulin im Blut geringer, die Insulinresistenz wird gemildert.
WIRKSAME DOSIS
20 ml Essig pro Tag, verdünnt oder als Salatsauce
TOXIZITÄT/RISIKEN
Es bestehen bei manchen Personen Magen/Darm-Unverträglichkeiten.
GESAMTBEWERTUNG
Ein altes Volksheilmittel (Apfelessig verdünnt getrunken) findet jetzt eine wissenschaftliche Rechtfertigung. Wegen der Säurebelastung der Schleimhaut muß die Aufnahme sorgsam dosiert werden.

DIE NATÜRLICHEN ZUCKERSENKER

BALANCEAKT: MEIN SPEZIELLER ZUCKERBALANCIERER

Wein: Halbiert das Diabetes-Risiko

Jetzt ist die „offizielle", von Professor Hubert Kolb verfaßte Liste mit den magischen Zuckerregulierern, zu Ende – und es kommt noch von mir ein spezieller Balancierer des Zuckers: **Wein**. Mit ihm habe ich persönlich gute Erfahrungen gemacht; auch die jeweilige Literatur hat für mich keinen schwerwiegenden Grund gegen eine Aufnahme in die Liste gegeben. Lesen Sie meine Meinung zu dem „Magier" – und lesen Sie, was Professor Kolb in seinem Kommentar dazu sagt.

Wein: Halbiert das Diabetes-Risiko

Nie werde ich dieses Bild vergessen, wie der Leitende Oberarzt der Deutschen Diabetes-Klinik, Professor Dr. Stephan Martin, auf einer gemeinsamen Veranstaltung eine Flasche Riesling hochhält: „Es ist nicht klug, den Menschen mit Diabetes generell den Wein zu verbieten." In der Tat, es gibt gute Gründe für eines der ältesten Lebens-Mittel der Welt, das schon in der Bibel ausführlich gerühmt worden ist – und getrunken worden ist. So wurden im Heiligen Land zu Zeiten Jesu über 60! verschiedene Sorten Wein angebaut. Und bis heute hat der Wein innerhalb der christlichen Kirchen eine herausgehobene rituelle Stellung.

> „Wein stärkt den kranken Magen,
> erfrischt die ermatteten Kräfte,
> heilt die Wunden an Leib und Seele"
> *Augustinus*

Was macht nun den Wein gerade für Lebensstil-Diabetiker so interessant?

Es ist seine Fähigkeit, die Neubildung von Zucker in der Leber zu vermindern. So kann „der tägliche Genuß von 50 bis 300 ml Wein dazu beitragen, die Wahrscheinlichkeit des Diabetes-Ausbruchs zu halbieren", sagt Dr. med. habil. Richard Klatt in seinem Buch „Lange leben mit Genuß". Wobei der Leiter einer internistischen Privatpraxis in Baden-Baden als tägliche Obergrenze zwei Viertele pro Tag für Männer empfiehlt – und die Hälfte davon für Frauen.

Ähnlich positiv wie der Arzt aus der Kurstadt urteilt Dr. Michael Müller, Chefarzt für Innere Medizin am Marienhospital Osnabrück: „Wir wissen aus Studien, daß das Risiko an Typ-2-Diabetes zu erkranken, bei geringem Alkoholkonsum sinkt." Alkoholkonsum, sagt der Chefarzt – und ich sage, Wein. Warum? Natürlich funktioniert das Ganze auch mit Bier oder noch besser mit Schnaps, vor allem Hefe- und Topinamburbränden. Aber Bier hat wie jeder Alkohol nicht nur ordentlich Kalorien, sondern fördert auch ganz besonders den Appetit – was dann dick macht. Und bei Schnaps sind schnell die kritischen Mengen überschritten – denn alles was über 40 mg Reinalkohol (entspricht zwei Viertele Wein) bei Männern (bei Frauen wieder die Hälfte) hinausgeht, ist schädlich.

French Paradox Zusätzlich sprechen für Wein gerade bei Diabetikern ganz spezielle Argumente: Einige seiner Inhaltsstoffe, vor allem die Flavonoide, wirken als Antioxidantien – und erhöhen damit die Fließeigenschaften des Blutes und erhöhen den Anteil des gefäßschützenden HDL-Cholesterins. Letzteres ist gerade für Diabetiker mit ihren oft vorgeschädigten Arterien sehr wichtig. Auch wirkt moderater Weingenuß tendenziell als Schutzfaktor vor dem Herzinfarkt, einer Krankheit, die besonders gerne Diabetiker trifft. Daß daran etwas ist, zeigen Studien zum „French Paradox": Trotz höherem Alkoholkonsum ist die Quote der Herzinfarkte im Nachbarland geringer als bei uns. Übrigens sind die genannten Inhaltsstoffe im Rotwein, wie etwa Resveratrol, noch etwas stärker als im Weißen vertreten.

Süße „trockene" Weine

Ist Wein nun gleich Wein? Ein klares Nein. Für mich muß Wein generell trocken sein – und für Diabetiker erst recht. Natürlich ist „trocken" für ein „nasses" Produkt ein unmöglicher Ausdruck, richtiger wäre durchgegoren – aber das erlauben die Weinbürokraten nicht. Nun ist trocken aber auch nicht gleich trocken. Das Weinrecht erlaubt trockene Weine, die bis zu 9 Gramm Restzucker haben können – und wenn nicht trocken draufsteht, etwa bei vie-

DIE NATÜRLICHEN ZUCKERSENKER

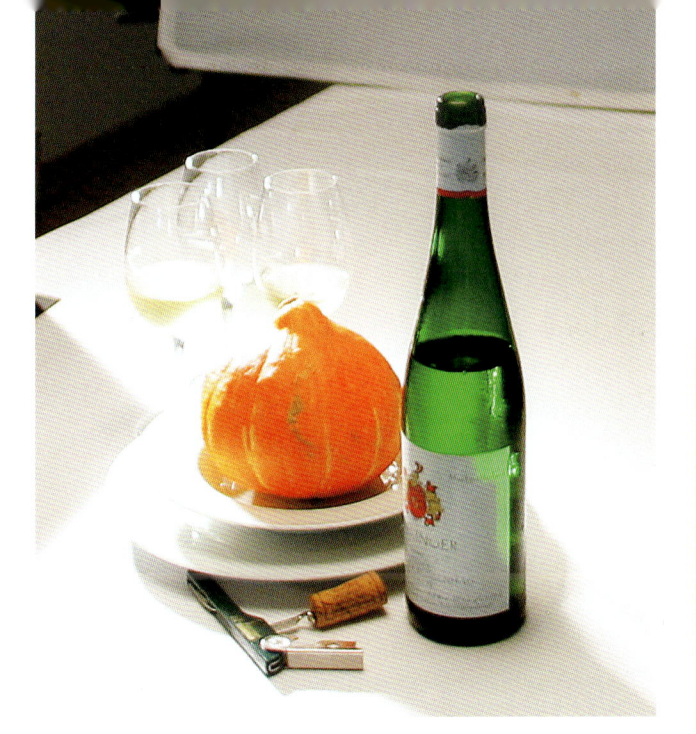

Seit über 100 Jahren nur trockene Weine: Weingut Hermann Dörflinger, Mühlenstraße 7, 79379 Müllheim, Tel. 07631/2207.

Prof. Kolbs Meinung zu: Wein

Wein scheint ja in Maßen genossen gesund zu sein, auch wenn es schwierig ist, das ganz sicher zu beweisen. Schließlich ist durchaus wahrscheinlich, daß Menschen, die in Maßen Wein genießen, grundsätzlich gesünder leben als andere, schauen Sie sich nur selbst an. Na ja, zur Gesundheit gehört auch Lebensfreude, und da ist Wein ziemlich gut drauf. Darum genieße ich ihn auch. Alkohol schädigt aber auch Hirn, Leber und vieles mehr. Daß Alkohol in der Leber die Glukoseneubildung hemmt und daher den Blutzucker senkt, muß man nicht unbedingt als gesund ansehen. Schließlich ist ja damit die normale Leberfunktion durch Alkohol beeinträchtigt!

len der wunderbaren deutschen Rieslinge, sind noch weit mehr süße Teilchen drin. Damit wird für mich aber der positive Effekt wieder konterkariert.

Deshalb empfehle ich die trockenen Weine meiner Markgräfler Heimat, die praktisch immer unter 4 Gramm Restzucker haben – und trotzdem fantastisch schmecken, wie etwa die in den Rezepten von „Schlemmen wie ein Diabetiker" empfohlenen von Hermann Dörflinger aus Müllheim. Ebenfalls empfehlen kann ich Ihnen die Weine von Maria und Karlheinz Ruser aus Lörrach, vor allem ihre sehr guten Gutedel, die selten über 1 Gramm Restzucker haben (07621/49620). Auch die Roten strotzen vor Kraft und vertragen es locker auch einmal einen Tag geöffnet zu bleiben – kaum denkbar bei den teuren Italienern und Franzosen. Die beiden Winzer, die Sie natürlich herzlich von mir grüßen, schreiben übrigens auf ihre Flaschen den Restzuckergehalt – was die meisten anderen Weinerzeuger wohlweislich lassen.

Vorsicht übrigens, wenn Sie zuckersenkende Medikamente nehmen. Alkohol verstärkt deren Wirkung, sodaß Sie womöglich in einen gefährlichen Unterzucker kommen können. Was dagegen hilft? Messen natürlich. Ich habe einmal eine ganze Weile ausführlich gemessen und richtig gemerkt, wie sich die Werte nach unten bewegt haben. Probieren Sie´s doch bei sich ebenfalls aus, wenn Sie unsicher über die Wirkung sind.

Schätze der Urwald-Apotheke

Fassungslos staunte ich auf einer Forschungsreise in den mexikanischen Urwald, welche Fülle an natürlichen Zuckersenkern die Natur noch für uns bereithält: Zusammen mit Dr. Helmut Wiedenfeld von der Universität Bonn fuhr ich auf Einladung der Universität von Mexiko City eine Woche lang durch den Regenwald und durfte dabei sein, wie wir die bislang nur den Indianern bekannte kiloschwere Wurzel des Lianenbaumes Cocolmeca ausgruben. Erste Analysen ergaben nun, daß sich in der Wurzel hochwirksame Substanzen zur Blutzuckerregulierung befinden.

Gut bekannt sind in Mexiko als Diabetes-Heilpflanzen die schon von den Mayas benutzten Blätter des Cecropia-Baumes oder Stoffe aus der Rinde des Acosmium-Baumes. Aufgefallen auf den Märkten ist mir immer wieder die Elemuy genannte Wurzel eines Baumes und dann ein Stoff, auf dem die größten Diabetes-Hoffnungen ruhen, die Opuntia strepthacanta, eine medizinisch hochwirksame Art des bekannten Nopal-Kaktus. Nicht zu vergessen ist auch der Lapacho-Baum, der Substanzen enthält, welche einen schnellen Anstieg des Blutzuckers nach dem Essen verhindern.

Die Diabetes-Mineralien: **Wo ist am meisten drin?**

Chrom: Crackt die Kohlenhydrate

Das blinkende chemische Element hilft, die Kohlenhydrate aufzuspalten, das Insulin besser wirken zu lassen und die Insulinresistenz zu mildern. Lebensstil-Diabetiker haben meist einen zu geringen Chromspiegel. Alle Angaben in diesem Datenblatt beziehen sich auf die Variante Chrom III.

ANGABEN IN MIKROGRAMM PRO 100 G

Käse 80-5, Vollkornprodukte 50-30, Fleisch 50-5, Gemüse 20-1, Kartoffeln 30, Mais 30, Eier 30-20, Nüsse 20-5, Obst 20-1, Pflanzenöle 20

BESONDERS CHROMHALTIGE NATUR-PRODUKTE

Bierhefe 200, Weizenkeime 120, Edamer 80, Kakao 70, Linsen 70

WIRKUNGSSTÄRKE

schwach mittel **stark**

WIRKUNGSMECHANISMUS

Verstärkte Insulinproduktion ✓
Bessere Insulinwirkung ✓
Resorptionsverzögerung

DETAILS ZUM WIRKUNGSMECHANISMUS

Chrom verbessert durch Interaktionen mit Proteinen der Zelle die Insulinproduktion, die Insulinwirkung und vermindert die Insulinresistenz. Chrom ist für die Funktion vieler Proteine in der Zelle wichtig, es ist aber noch unklar, über welche Proteine Chrom den diabetischen Stoffwechsel begünstigt (Kandidaten sind besonders Proteine, welche die Funktion des Insulinrezeptors beeinflussen).

Mehr als 20 Studien bei Patienten mit Typ-2-Diabetes zeigen bei täglicher Aufnahme ein **Absinken des Nüchternblutzuckers**, Absinken der HbA_{1c}-Werte, eine Verminderung der Insulinresistenz und eine Verbesserung der Lipidwerte im Blut.

WIRKSAME DOSIS

0,05 – 0,2 mg (höhere Dosen sind möglicherweise noch wirksamer, aber meist nur durch spezielle Chromprodukte zu erreichen)

TOXIZITÄT/RISIKEN

Die in der Regel sehr kritische amerikanische Gesundheitsbehörde FDA (Food and Drug Administration) hat Chrom als gesundheitswichtiges Spurenelement mit einer Tagesdosis von 0,05 – 0,12 mg für Erwachsene definiert und keine Toxizität für eine entsprechende Nahrungsergänzung erkannt. Fachgremien haben ähnliche Aussagen gemacht.

GESAMTBEWERTUNG

Die Bedeutung von Chrom für einen gesunden Glukose- und Insulinstoffwechsel ist unbestritten. Chrommangel löst bei Tieren Diabetes aus. Die klinischen Studien belegen den Wert einer verbesserten Versorgung mit Chrom bei Typ-2-Diabetes. Die Höchstgrenze einer langfristig sicheren täglichen Dosis an Chrom ist nicht bekannt, **mit chromreichen Naturprodukten kann man kritisch hohe Chromdosen eigentlich nicht erreichen.**

Magnesium: Macht Insulin wirksamer

Was Sportler vor Muskelkrämpfen schützt, hilft auch beim Lifestyle-Diabetes: Das chemische Element bringt auch das Insulin in Form.

ANGABEN IN MILLIGRAMM PRO 100 G

Nüsse 250-100, Mais 120, Vollkornprodukte 100, Reis 60, Gemüse 60-15, Käse 50-30, Fisch 50-20, Salat 40-10, Obst 40-10, Fleisch 30, Kartoffeln 20

BESONDERS MAGNESIUMHALTIGE NATUR-PRODUKTE

Weizenkeime 250, Cashewnüsse 250, Bitterschokolade 250-200, Sojabohnen/mehl 240, Mandeln 220, Erdnüsse 180, Naturreis 150, Haferflocken 120

WIRKUNGSSTÄRKE

schwach **mittel** stark

WIRKUNGSMECHANISMUS

Verstärkte Insulinproduktion möglich
Bessere Insulinwirkung ✓
Resorptionsverzögerung ✓

DIE DIABETES-MINERALIEN

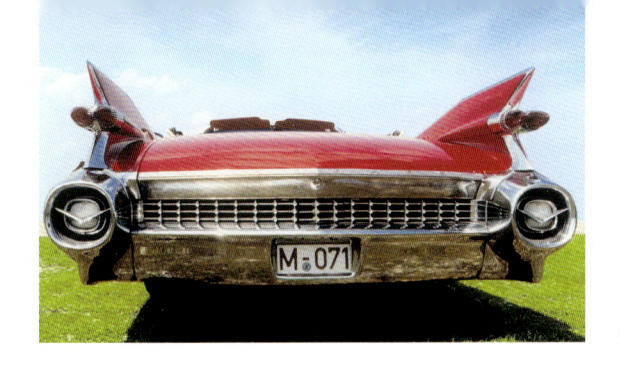

Old American Feeling, gute Zuckerwerte: Chrom

DETAILS ZUM WIRKUNGSMECHANISMUS

Magnesium(ionen) kommen in hoher Konzentration im Körper vor und beeinflussen die Funktion von vielen Eiweißen. Bei Typ-2-Diabetes ist die durchschnittliche Konzentration von Magnesium im Serum erniedrigt, trotz normaler Aufnahme von Magnesium mit der Nahrung. Grund ist vermutlich der stärkere Verlust von Magnesium über den Urin. In fast allen kontrollierten Studien bewirkte die zusätzliche Zufuhr von Magnesium(ionen) eine verbesserte Stoffwechselkontrolle mit besserer Insulinwirkung und verminderter Insulinresistenz bei Betroffenen mit Typ-2-Diabetes. Bei Tieren fördert Magnesiummangel die Entwicklung eines Diabetes.

WIRKSAME DOSIS

Die Gesamtaufnahme pro Tag sollte bei 400 mg für Männer und bei 300 mg für Frauen liegen. Diese Richtwerte wurden für Gesunde entwickelt. Bei Typ-2-Diabetes wird der Bedarf höher liegen.

TOXIZITÄT/RISIKEN

Die Zufuhr von Magnesium über Vitamin- oder andere Präparate kann bei empfindlichen Personen bereits ab Mengen von 100 mg eine Magen-/Darmstörung (Durchfall) auslösen.

GESAMTBEWERTUNG

Eine relative hohe Zufuhr von Magnesium, **wenn möglich über die natürliche Ernährung**, ist bei Typ-2-Diabetes empfehlenswert.

Zink: Stärkt das Immunsystem

Das Mineral ist einer der Schlüsselstoffe für fast alle Körperfunktionen, etwa die Stärkung der Immunabwehr. Bei Diabetikern verbessert Zink den Glukosestoffwechsel

ANGABEN IN MILLIGRAMM PRO 100 G

Nüsse 5-2, Fleisch 5-1, Käse 4-1, Gemüse 4-0,2, Vollkornprodukte 2, Mais 2, Eier 1, Milchprodukte 1-0,2, Obst 1-0,1, Salat 0,5-0,1

BESONDERS ZINKHALTIGE NATUR-PRODUKTE:

Austern 50+, Weizenkeime 10, Cashewnuß 5, Linsen 4

WIRKUNGSSTÄRKE

schwach	**mittel**	stark

WIRKUNGSMECHANISMUS

Verstärkte Insulinproduktion	**Denkbar**
Bessere Insulinwirkung	**Vermutlich**
Resorptionsverzögerung	

DETAILS ZUM WIRKUNGSMECHANISMUS

Zink ist ein körperweit wichtiger Mineralstoff, der wichtige Zellvorgänge, insbesondere auch die Abwehr von oxidativem Streß und Regenerationsprozesse beeinflußt. Da in der westlichen Welt ein Teil der Bevölkerung einen mäßigen Zinkmangel aufweist (gilt verstärkt für Typ-2-Diabetes), verbessert eine zinkreiche Ernährung verschiedene Körperfunktionen, darunter auch den Insulin/Glukosestoffwechsel.

Überraschenderweise gibt es keine brauchbaren klinischen Studien, welche direkt die Verbesserung der Insulinproduktion oder die Minderung der Insulinresistenz nach zinkreicher Ernährung zeigen, obwohl zumindest der Effekt auf die Insulinresistenz zu erwarten ist. Gesichert ist aber die Minderung des oxidativen Stresses bei Typ-2-Diabetes nach Aufnahme von Zinksalzen. Da oxidativer Streß die Insulinresistenz fördert, ist indirekt ein günstiger Effekt einer zinkreichen Nahrung auf den Glukosestoffwechsel beim Menschen belegt.

WIRKSAME DOSIS

Für Typ-2-Diabetes nicht speziell bestimmt. Die Empfehlungen umfassen den Bereich von 7-15 mg Zink pro Tag.

TOXIZITÄT/RISIKEN

Für hohe tägliche Mengen (100 mg Zink) ist ein deutlich erhöhtes Risiko für Prostatakrebs beobachtet worden. Im Tierversuch wirken solche hohe Dosen nicht mehr dem oxidativen Streß entgegen, sondern verstärken ihn.

GESAMTBEWERTUNG

Aufgrund der für Typ-2-Diabetes häufig existierenden Zinkmangelsituation ist die **Aufnahme zinkreicher Nahrung für viele Körperfunktionen als sehr günstig zu bewerten**, auch wenn harte Daten fehlen. Tägliche Dosierungen weit oberhalb der empfohlenen Mengen können Risiken bergen.

Tabus: **Die sieben Todsünden**

Es muß ein Ruck durch den Kopf gehen, um die erhöhten Zuckerwerte als ein Signal zu sehen, aktiv zu werden, etwas zu machen. Und dazu gehört auch, zu wissen, was an Ernährung und Ernährungsformen langfristig zwangsläufig gegen einen medikamentenfreien Weg spricht. Deshalb hier die sieben Todsünden, die in ihrer Konseqenz verhindern, daß Sie ein schlemmender Diabetiker werden können.

„Nur wer gesund is(s)t, kann auch schwelgen"
Heinz Winkler, Residenz, Aschau

1. Cola & Co: Der Zuckerschock

Ein kleines Fläschchen eiskaltes Cola – und schon sind mindestens 24 Gramm Zucker im Körper, was rund 6-8 kleinen Würfelchen entspricht. Hört sich ja nicht gerade schlimm an – dennoch sind die Folgen dramatisch: „Wer rund 70 Kilo wiegt, hat in seinem Körper rund 6 Gramm freiverwertbaren Zucker", rechnet Professor Kolb vor.

Plötzlich muß der Körper nun mit der 4fachen Menge fertig werden – und startet ein Notfallprogramm: Panikartig schüttet die Bauchspeicheldrüse Insulin aus, um die süße Masse zu bändigen. Meistens wird es in der Hektik sogar noch mehr Insulin, als gebraucht wird – und das macht dann auch noch dick, denn Insulin ist ein Masthormon; es gibt sogar ein Patent für den Einsatz in der Kälbermast.

Viele Experten sagen immer noch gerne, Zucker hat nichts mit Diabetes zu tun. Direkt gesehen stimmt das sogar. Langfristig über die dickmachende Zucker-Insulin-Schaukel sind die schnellen Zucker mit die Hauptursache für den Typ-2-Diabetes.

2. Süßigkeiten: Die Doppelklatsche

Scheinbar einfacher wird die Sache, wenn süße Riegel, süßes Eis, süße Desserts gegessen werden. Da schießt der Zucker nicht so schnell und so sofort meßbar in die Höhe wie mit den süßen Limonaden. Der Grund ist einfach: Meistens sind diese Leckereien gut in Fett gepolstert – und das wiederum dämpft den schnellen Anstieg des Zuckers.

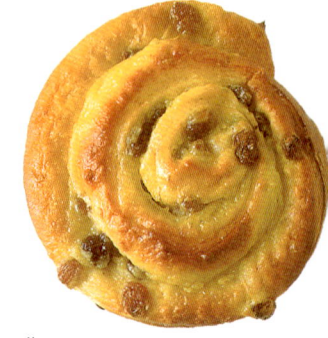

Ein Pyrrhussieg ist das natürlich. Diese Art von Fett (oft gehärtetes) macht natürlich meistens richtig fett. Und dann dazu noch als doppelte Klatsche die Kalorien der Kohlehydrate. Es sind vor allem diese versteckten Zucker, die wesentlich zur Ausbreitung der Diabetes-Epidemie beitragen. Waren es vor über 100 Jahren gerade mal zwei Kilo pro Person pro Jahr, die verzehrt wurden, ist es inzwischen die 20!fache Menge.

3. Süßstoffe: Die Insulinverwirrer

Sind denn wenigstens die Süßstoffe eine Rettung für die Zucker-Junkies? Leider auch nicht. Denn Acesulfam, Cyclamat, Saccharin und Thaumatin süßen zwar bei viel geringerer Menge sehr viel intensiver als unser Zucker – vor allem das aus exotischen Früchten gewonnene Thaumatin bis zu 2 000 mal stärker. Leider kann unsere Bauchspeicheldrüse bei den meisten Süßstoffen nicht zwischen „echtem" Zucker und Surrogat unterscheiden – und schüttet häufig wieder einmal zuviel Insulin aus, mit den vorher genannten Folgen.

Das Aspartam überlistet die insulinproduzierenden Zellen. Dafür listet die US-Zulassungsbehörde FDA einen ganzen Rattenschwanz an Nebenwirkungen auf, von Angstzuständen bis Zyklusbeschwerden – und für unseren Kontext besonders interessant: Probleme der Blutzuckerkontrolle. Also auch nichts.

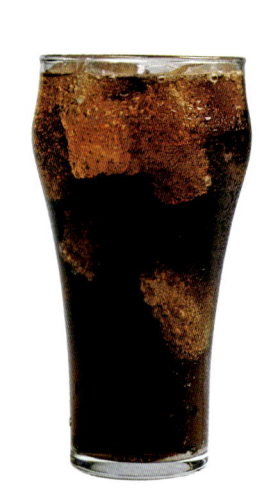

Aber was ist mit dem Fruchtzucker, der Fruktose, von der mir besonders nicht trocken arbeitende Winzer und die Eismacher vorschwärmen? Nach einer Langzeitstudie des Potsdamer Ernährungsinstituts DIfE ist die Fruktose vor allem in der Limo ein richtiger Dickmacher – und damit ein indirekter Diabetesmacher. Auch bekommen gerade manche Kinder davon Verdauungsbeschwerden.

Aber Sie empfehlen Stevia? Ja, Stevia wird in diesem Buch als Zuckersenker vorgestellt. Aber nur in seiner natürlichen Form als frisches Blatt. Da süßt die Pflanze unmerklich, macht etwa einen Rhabarber angenehm genießbar. In der konzentrierten Form als Steviosid fängt möglicher Weise wieder das an, was wohl die schlimmste Folge der Intensivsüßer ist: Die Gewöhnung an das Süße – eine Psychofalle, aus der es kein schnelles Entrinnen gibt.
Tja, liebe Freunde des Süßen, jetzt sind Sie traurig. Aber es naht Hoffnung in Gestalt eines über 350 Jahre alten Gedichtes von Christian Hofmann von Hofmannswaldau, einem Barockdichter und Ratsherrn der Stadt Breslau:

Die Wollust

Die Wollust bleibet doch der Zucker dieser Zeit
Was kann uns mehr / denn sie /
den Lebenslauf versüssen?
Sie lässet trinckbar Gold in unsre Kehle fließen
Und öffnet uns den Schatz peperlter Lieblichkeit

4. Fertiggerichte: Die Maßstabslosigkeit

Stürmische Zuwachsraten verzeichnen die Hersteller von Fertiggerichten. Prinzipiell spricht nichts dagegen, im Detail aber schon. Zum einen wird Nahrung nicht besser, wenn sie erst vorgekocht, dann konserviert, dann, etwa in der Mikrowelle, heiß gemacht wird. Auch sind in vielen billigen fertigen Mahlzeiten häufig gesättigte Fettsäuren, bis hin zu den hochproblematischen, in der Natur nicht vorkommenden Transfetten, die im Verdacht stehen, die Blutplättchen zu verkleben, sich an den Arterienwänden abzulagern.
Ein besonderes psychologisches Dilemma bergen die Fertiggerichte gerade in Deutschland, dem **„Iß-den-Teller-leer-Land"**. Was auf dem Tablett drauf ist, wird gegessen. Wer aber regelmäßig zu viel ißt, verschiebt in seinem Körper jeden Maßstab für die gesunden Proportionen.

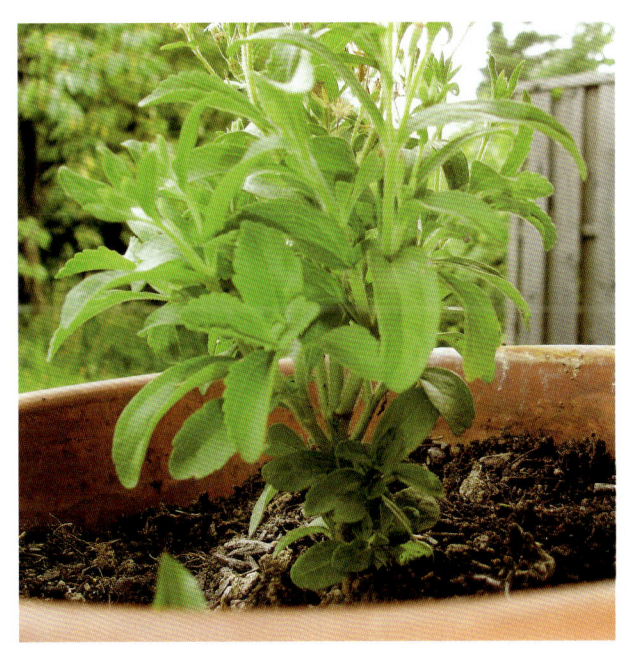

Nur als frisches Blatt empfehlenswert: Stevia

5. Junk Food: Welcome Diabetes!

Es ist ein einfaches Gesetz: Überall, wo McDonald´s & Co auftauchen, bricht der Lifestyle-Diabetes aus. Jüngstes Beispiel für diese These ist China, ein Land, das aufgrund seiner traditionell sehr stark auf Gemüse ausgerichteten Ernährung diese Form von Zucker praktisch gar nicht kannte.

Was ist aber nun so schädlich an einem Stück Rindfleisch mit einem Brötchen drum, fragen treuherzig die Verteidiger der schnellen Scheiben? Zugegeben, das Stück Fleisch ist das geringste Problem. Aber schon das labbrige Brötchen ist weitgehend frei von Nährstoffen. Aber wer ißt schon einen Hamburger alleine? Es kommen die fetten Fritten dazu, es kommt übersüßtes Ketchup dazu, es kommt die zuckrige Cola dazu, es kommt das süße Softeis hinterher. Da haut dann schon mal ein deutscher Teenager bei einer Mahlzeit so viel rein, daß eine ganze afrikanische Großfamilie drei Tage davon leben könnte.

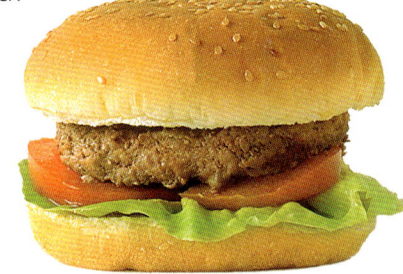

Die Folgen bilanziert nüchtern das englische Ärztemagazin Lancet, das die Ergebnisse der CARDIA-Studie mit 3 000 Amerikanern vorstellt, die über 15 Jahre beobachtet wurden – also ein sehr langer Zeitraum.
Wer mehr als zweimal in der Woche dem Fast Food frönte, hatte nach dieser Studie 4,5 Kilo mehr drauf als die Einmal-Esser. Und noch schlimmer: Die Insulinresistenz, also das Ansprechen auf das zuckersenkende Hormon, stieg um das Zweifache – der Lifestyle-Diabetes läßt da überdeutlich grüßen.

Was nicht in der Studie steht: Wer ab und an hingeht, hat kein Problem.

6. Diabetikerprodukte: Die Illusion

Wir haben etwas, was nur wir haben: Diabetiker-Produkte. Im wesentlichen für den deutschsprachigen Markt produzieren Firmen vor allem süße Sachen wie Schokolade, über die der Münchner Ernährungswissenschaftler Professor Hans Hauner sagt: „Das ist die **reine Geldverschwendung**."

Als Gründe für dieses harsche Urteil führt der renommierte Wissenschaftler an:
- Vor allem die Süßwaren enthalten sehr viel Fett und damit Kalorien, machen also dick. Aber weil sie psychologisch als „gesund" gelten, wird dabei richtig zugelangt; sie machen also noch dicker.
- Oft wird der Zucker durch Austauschstoffe wie Mannit ersetzt, was aber die Blutzuckerwerte kaum verbessert, dafür oft Blähungen auslöst. Und die Fruktose erhöht zu allem Überfluß oft noch die Blutfette.

Also wenn schon Kuchen, dann richtigen. Der schmeckt wenigstens. Den Rat haben Sie aber nicht von mir.

7. Rauchen: Der Dopplereffekt

Neben der Förderung der Arteriosklerose von großen Gefäßen greift der Diabetes mit Vorliebe die kleinen Blutgefäße an, etwa in den Augen, den Nieren, den Füßen. Ausgerechnet die Gefäßwände haben es auch den Abbauprodukten des Zigarettenrauchs angetan.

Tja, gleich und gleich gesellt sich gern – und schließt die Äderchen zu, und das weckt wiederum die schlummernden Infarkte, die sich irgendwann auf den Weg zum Herzen, zum Hirn machen.

Rat vom Playboy Zum Schluß aber noch was Positives: vom Playboy, Frauenverschlinger und Formel-1-Manager Flavio Briatore: „Rauchen hat keine Zukunft für mich, es führt nirgendwo hin. Ich rauchte, seit ich acht war, da war es schwer aufzuhören. Aber ich habe es von einem auf den anderen Tag geschafft." Also, es geht doch.

Was ist sicher?

Hallo Herr Lauber, bei allem berechtigten Schimpfen auf das Ungesunde an Cola & Co. oder McDonalds & Co. muß ich auf eines hinweisen: Daß diese Eß- und Trinkprodukte wirklich eine Hauptursache für die aktuelle Epidemie des Typ-2-Diabetes sind, wird sich vermutlich nie sicher beweisen lassen. Was aber sicher gesagt werden kann, ist, daß mit diesen Eß- und Trinkprodukten meist der gesamte Lebensstil verändert wird, etwa mit drastisch reduzierter körperlicher Aktivität und unregelmäßigem wie auch häufigerem Essen. Diese Veränderung der Lebenskultur ist vielleicht der wichtigste Grund für den Lebensstil-Diabetes.

Ihr Prof. Hubert Kolb

Die deutsche Schicksalsfrage: **Zu teuer?**

Es ist eine interessante Erfahrung, die ich bei meinen Vorträgen immer wieder mache: „Das ist ja alles gut und recht, was Sie sagen, aber es ist schlicht zu teuer", heißt es. Dann schaue ich erst einmal vorsichtig, wer das sagt. Und meistens sind es Leute, die ich in meinem früheren Leben als Marketing-Chef von ProSieben als „gehobenes bürgerliches Milieu" (so heißt das dort tatsächlich) eingestuft hätte. Also Leute, die ein vernünftiges Auskommen haben, meist Mallorca-gebräunt, meist ein wenig zu gut ernährt sind – und hinterher sehe ich sie dann mit einem ordentlichen Daimler wegfahren.

Vive la France! Was ich dann antworte, ist schnell erzählt: „Essen muß einen völlig neuen Stellenwert in Ihrem Leben bekommen. Sie müssen weg davon, sich möglichst billig ernähren zu wollen. Sparen Sie überall, nur nicht am Essen".

Ja, und dann zitiere ich die Statistik, verweise auf Frankreich: In dem uns direkt benachbarten Land (von dem uns dennoch Welten trennen) geben die Menschen über 30 Prozent ihres Einkommens für Essen und Trinken aus. Und wir? Lächerliche 10 Prozent sind es im Land der Urlaubsweltmeister, der Mülltrenner und der Autofanatiker. Damit sind wir leider schlecht für die Zukunft gerüstet. Denn wie Sie bei den „Todsünden" gesehen haben, ist gerade das beliebte Fast Food Wegbereiter in die Diabetes-Falle.

Slow Food Aber es geht nicht nur darum, was wir essen, sondern wie wir genießen – und da sind wir schon wieder in Frankreich. Im Schlemmerland, wo gerade auch mittags noch Menues gängig sind, leiden nur etwa elf Prozent unter starkem Übergewicht (d.h. BMI über 30), in Deutschland sind es schon mehr als doppelt so viele. Der Grund ist meiner Meinung nach einfach: Rund 20 Minuten braucht es, bis im Gehirn nach einer Nahrungsaufnahme das erste Sättigungssignal angekommen ist. In der Zeit hat der Hektiker schon drei Hamburger verschlungen.

Es ist also nicht nur das Geld, sondern auch die Muße, die zum Essen gehört. Von daher ist die Bereitschaft zum genußreichen Schlemmen die schönste Diabetes-Prävention. Aber was sage ich in meinem Vortrag nun der Mutter mit Kind und Geringsteinkommen, der meine Ausführungen möglicherweise leicht zynisch vorkommen müssen? Der lese ich dann aus einem „Stern"-Interview der französischen (was sonst) Bestsellerautorin Birgit Vanderbecke (Schmeckt´s? Kochen ohne Tabu, Fischer-Verlag) vor:

> „Es gab eine Zeit für mich, da wußte ich oft nicht, wie ich meine Miete zahlen sollte. Aber ich habe trotzdem sehr, sehr gesund gegessen. Makrelen in jeder Form, die sind billig, Eier in Senfsauce mit Salzkartoffeln. Aufläufe, Linsen kosten kaum etwas. An Sauerampfersuppe haben wir uns fast überfressen. Wenn ich schon arm bin, ruiniere ich mich doch nicht weiter, indem ich Chilli con Carne in der Dose kaufe, das mich dreimal soviel kostet, als wenn ich ein Chilli aus ein paar Bohnen, ein bißchen Fleisch und Tomaten selbst herstelle!"

Danke, Madame Vanderbecke für diesen wunderbaren Übergang zu den Rezepten!

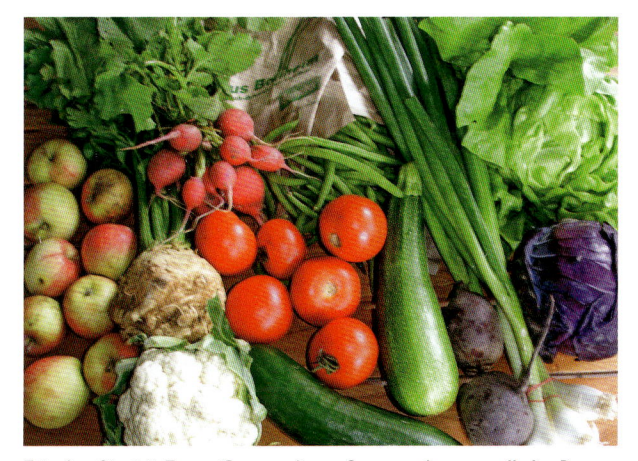

Frische für 15 Euro: Genau diese Summe kosten all die Produkte, die ich in höchster Bio-Qualität beim demeter-Gut Bollheim gekauft habe, und die für einige Tage reichen.

Frühlings

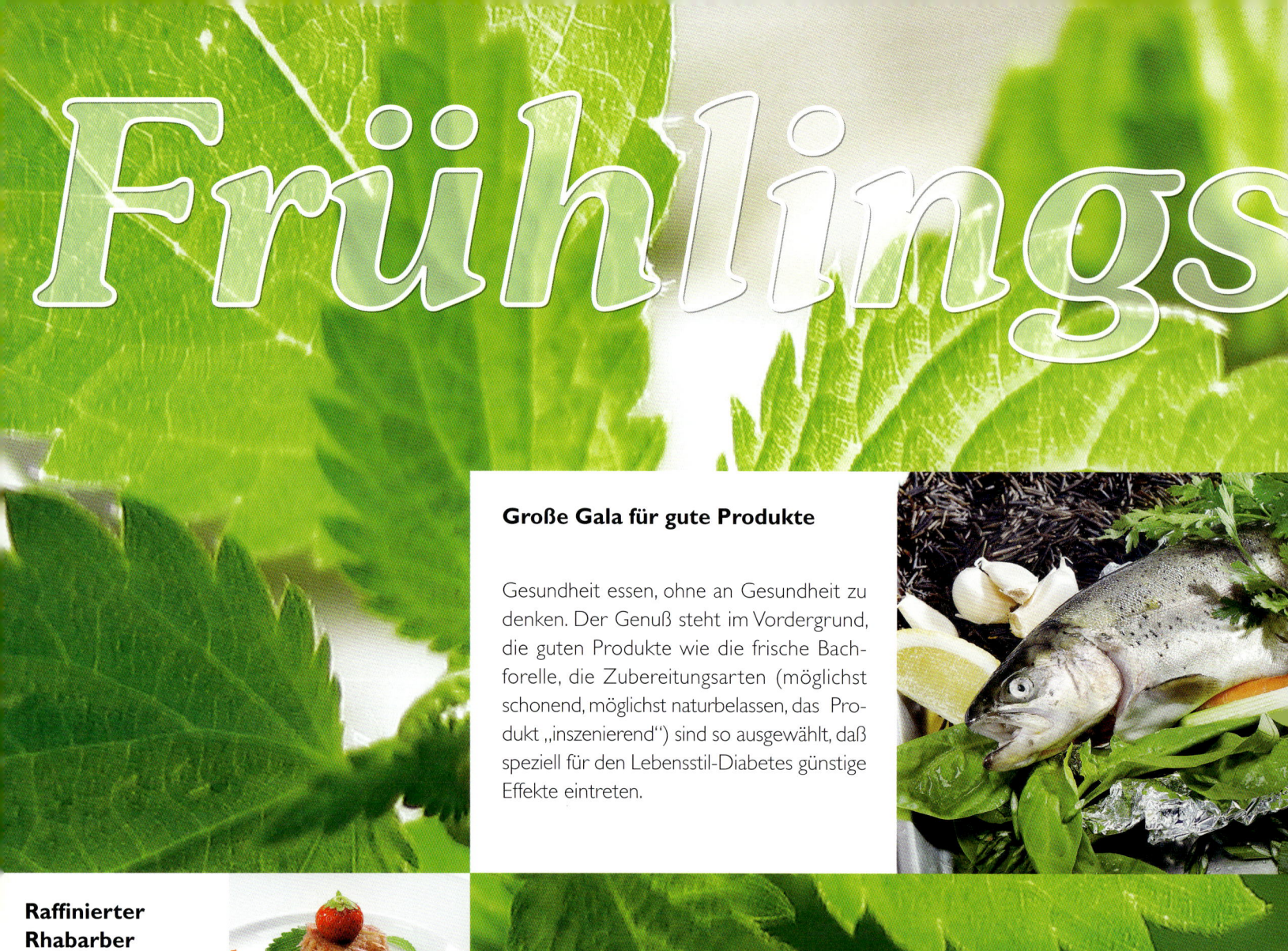

Große Gala für gute Produkte

Gesundheit essen, ohne an Gesundheit zu denken. Der Genuß steht im Vordergrund, die guten Produkte wie die frische Bachforelle, die Zubereitungsarten (möglichst schonend, möglichst naturbelassen, das Produkt „inszenierend") sind so ausgewählt, daß speziell für den Lebensstil-Diabetes günstige Effekte eintreten.

Raffinierter Rhabarber

Das Rhabarberdessert mit Erdbeeren und Fichtenspitzen

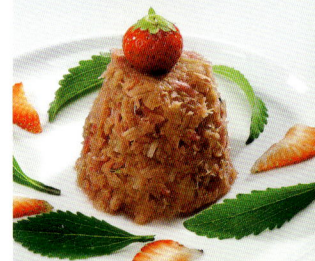

BORN TO BE WILD

Menue

WILDE KRÄUTER — TIEFE WERTE

Mein Frühlingsmenue mit Brennesselapero, Kopfsalat, Spargel, Sauerampfersuppe, Bachforelle und Rhabarber-Dessert

Frühling läßt sein blaues Band leise flattern durch die Lüfte – und er läßt seine wilden Kräuter locker schießen aus der Erde. Niemals im Jahr stellt die Natur mehr Vitalkraft bereit – genau die richtige Zeit, diesen Garten Eden lustvoll zu durchstreifen, um mit der Kraft des Frühlings den Stoffwechsel auf eine ganzjährig zuckerregulierende Betriebstemperatur zu bringen.

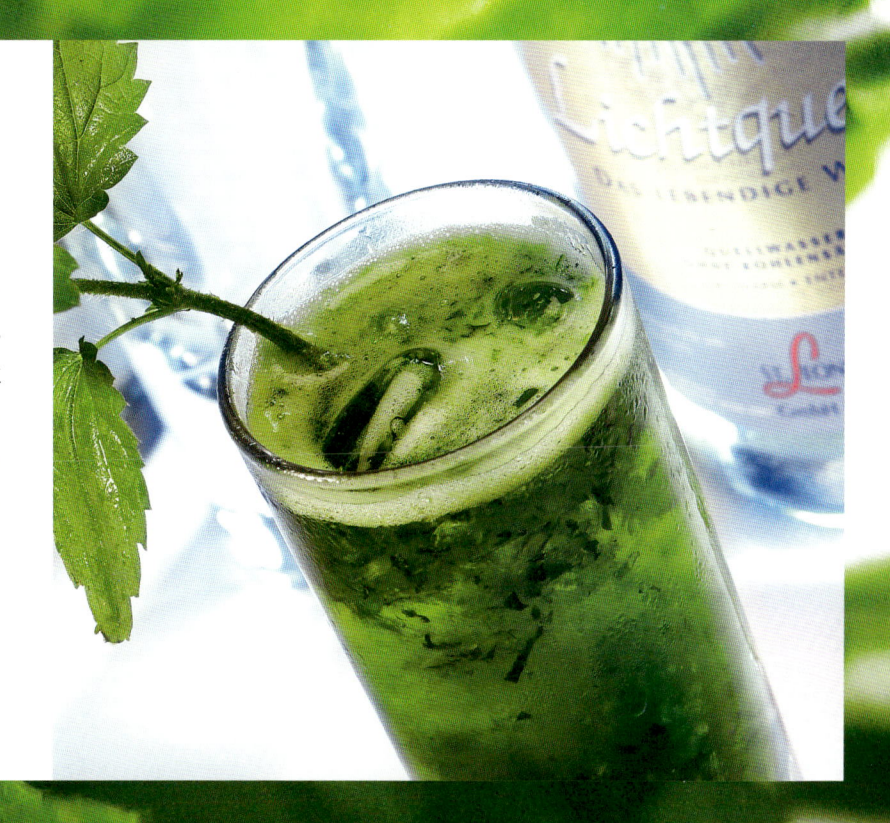

FRÜHLINGSREZEPTE

Schwarzwald-Viagra

APERO AUS BRENNESSELSAFT

ZUTATEN:

- DIE ZARTEN SPITZEN VON RUND 18 BRENNESSELN (PROBIEREN SIE DIE MAL OHNE HANDSCHUHE ZU PFLÜCKEN, IST GUT GEGEN RHEUMA.)
- 4 DL QUELLWASSER, ETWA ST. LEONHARDS
- SAFT EINER HALBEN ZITRONE
- SALZ, PFEFFER
- ½ APFEL
- ½ BUND GLATTE PETERSILIE
- SOVIEL RUKOLA, DASS ES EIN DRITTEL DER PETERSILIE ERGIBT

Josef Fehrenbach, der in Hinterzarten im Schwarzwald das gleichnamige Waldhotel führt, entwickelte das Rezept für diesen Apero. Von diesem Koch, der sehr stark mit einheimischen Kräutern arbeitet, stammt auch der Name „Schwarzwald-Viagra", weil er dem Getränk aphrodisierende Wirkungen zuschreibt. Auf jeden Fall wirkt es entwässernd und tendenziell blutzuckersenkend durch das darin enthaltene Inulin.

ZUBEREITUNG:

15 der Brennesseln zusammen mit Quellwasser (Josef Fehrenbach hat im Wald eine eigene Quelle; probieren Sie unbedingt bei ihm dieses Wasser) pürieren und danach rund 5 Stunden gekühlt stehen lassen, damit ein Kaltauszug entsteht; anschließend Apfel, Zitronensaft, die kleingeschnittenen Kräuter und 3 Brennesseln zugeben, nochmal pürieren und mit einer Zitronenscheibe dekorieren.

TIP:

Die „Viagra"-Wirkung wird noch stärker, wenn Sie den Drink im Sommer mit den Samen der Brennesseln zubereiten

ZUTATEN:

- 1 HANDVOLL SAUERAMPFER
- 1 HANDVOLL SPINAT
- SALZ, PFEFFER, MUSKAT
- 1 SPRITZER ZITRONENSAFT
- 1 TL SÜSSRAHM

Achtung! Alle Rezepte sind für zwei Personen. Es wurde bewußt auf Nährwertangaben verzichtet. Lesen Sie dazu auch das Vorwort.

„Sauer-Sauer" macht liebeslustig

SUPPE MIT SAUERAMPFER UND SPINAT

Magische Wirkungen werden dem wilden Sauerampfer zugesprochen: „Wer ihn esset, bekommt einen guten Magen, und das bringt die Lust", sagt die Volksweisheit. Auf jeden Fall ist der „Sauer-Sauer" (ampfer ist ein altes Wort für sauer) blutreinigend, blutbildend, und vor allem die jungen Blätter haben einen hohen Vitamin-C-Gehalt. So kocht die bald über 95jährige Lina Hagin aus dem badischen Haltingen besonders gern am Gründonnerstag diese Suppe:

ZUBEREITUNG:

Den Sauerampfer in die heiße Suppe, kurz ziehen lassen; pürieren; erst jetzt den kleingeschnittenen Spinat dazugeben; die Sahne dazu, salzen, pfeffern, muskaten; sofort servieren.

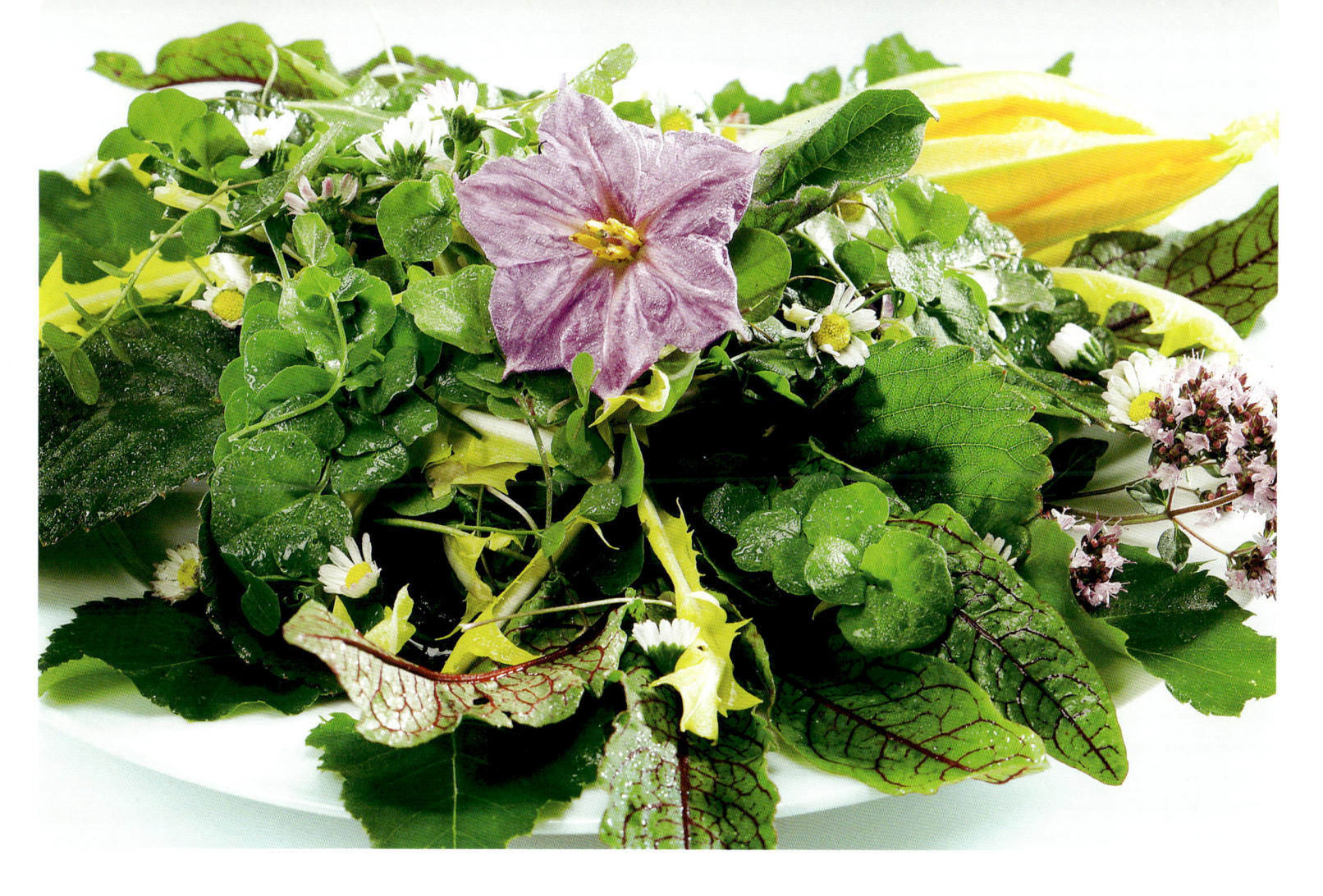

Wildkräutersalat

MIT APFELESSIG-VINAIGRETTE UND RAPSÖL

ZUBEREITUNG:
Alles ganz kleinschneiden, marinieren in Rapsöl („Olivenöl des Nordens") und Apfelessig

FUNKTION:
Vitaminbombe, entsäuernd, entschlackend, guter Zuckersenker

HINWEIS:
Diese ist eine Jahreszeit-typische Auswahl an Kräutern. Lassen Sie sich davon anregen, „Ihre" ganz persönliche Mischung zu suchen. Wildkräuter gibt es teilweise bei Bio-Ständen auf Märkten, oder Sie bestellen in der Saison unter: www.essbare-landschaften.de.

ZUTATEN WILDKRÄUTER:

	LÖWENZAHN
	SPITZWEGERICH
	ERDBEERBLÄTTER
	BIRKENBLÄTTER
	SAUERAMPFER
	WIESENSCHAUMKRAUT
	GÄNSEBLÜMCHEN
1	SPRITZER SCHARFER LÖWEN-SENF
	SALZ, PFEFFER,
	APFELESSIG, OLIVENÖL

FRÜHLINGSREZEPTE

Spargel Grün-Weiß

WEISSER SPARGEL MIT SAUCE AUS GRÜNEM SPARGEL UND BÄRLAUCH

Das perfekte Frühlingsgericht: Der zarte, gleichwohl entwässernde weiße Spargel wird kombiniert mit dem vitaminreicheren grünen Spargel. Dazu kommt die Kraft des leicht zuckersenkenden Bärlauchs.

ZUTATEN:

1	PFUND WEISSER SPARGEL
½	PFUND GRÜNER SPARGEL
1	BUND BÄRLAUCH
½	EIN HALBER BUND KERBEL
1	EL CREME FRAICHE
1	TL RAPSÖL
1	EL OLIVENÖL
1	SPRITZER ZITRONE, SALZ, PFEFFER

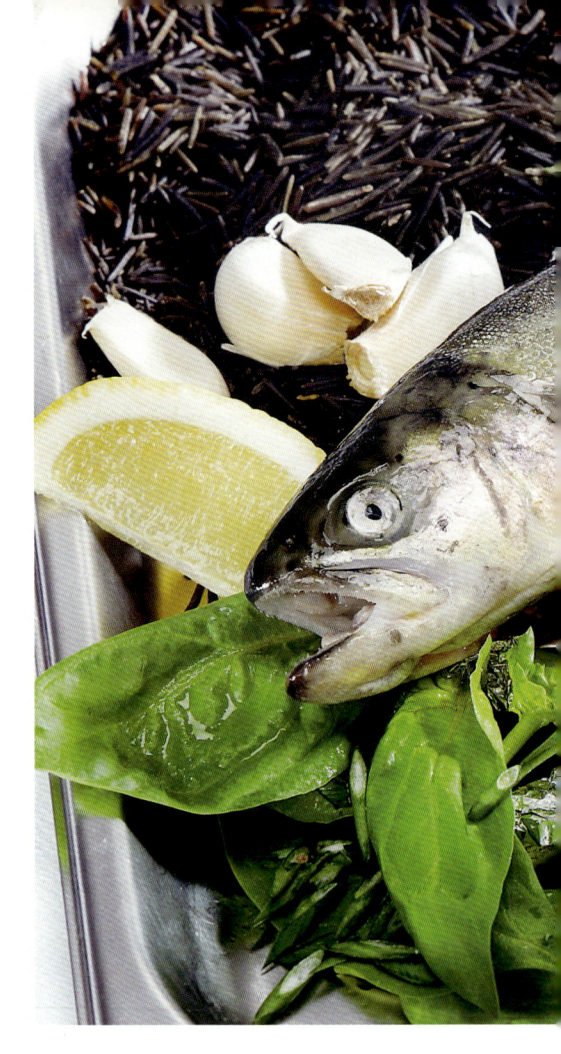

ZUBEREITUNG:

Den weißen Spargel schälen, das Schälgut im Rapsöl leicht anrösten, salzen und mit wenig Wasser auffüllen; schonend auskochen, so werden die nützlichen Polyphenole besser genutzt, der Geschmack erhöht sich (besonders geeignet für diese Methode sind Bio-Spargeln); das Schälgut entfernen, die Spargeln ins heiße, schälgutgestärkte Wasser, sodaß sie knapp bedeckt sind; nachsalzen, leicht pfeffern, einige Tropfen Olivenöl dazu; rund 15 Minuten schwach ziehen lassen, damit die Spargeln bißfest bleiben; kurz vor Schluß die Kerbelzweige dazugeben und mitziehen lassen.

SPARGELSAUCE:

Den rohen grünen Spargel locker schälen, kleinschneiden; Bärlauch kleinschneiden, Creme fraiche, Olivenöl, Zitrone, Salz, Pfeffer; alles in einen Becher und pürieren.

LEICHTE ELEGANZ
2008ER
WEISSER BURGUNDER KABINETT
VON HERMANN DÖRFLINGER

Aus dem Müllheimer Reggenhag stammt dieser Weißburgunder, der trotz seinen 12,5 Prozent Alkohol leicht und elegant daherkommt – sicher auch der Tatsache geschuldet, daß er gerade mal 1 Gramm Restzucker hat

---

Bockige Forelle

BACHFORELLE MIT SPINAT UND WILDREIS MIT BOCKSHORNKLEE

ZUTATEN:

1	ODER JE NACH GRÖSSE 2 FRISCHE BACHFORELLE(N)
1	BUND PETERSILIE
1	EL BUTTER, PFEFFER, SALZ ALUFOLIE
1	PFUND FRISCHER FRÜHLINGSSPINAT, MÖGLICHST KLEINE BLÄTTER MUSKAT, KNOBLAUCH
150	GRAMM WILDREIS FRÜHLINGSZWIEBEL OLIVEN-/WALNUSSÖL
1	HANDVOLL GEKEIMTER BOCKSHORNKLEE

Hochwertiges Protein, saisonaler Spinat, niedrigglykämische Kohlenhydrate des Reis (alte Sorten haben nicht soviel Stärke), perfekter Blutzuckersenker Bockshornklee.

ZUBEREITUNG:

Die Forelle gründlich ausspülen, mit Krepp trockentupfen, innen salzen, pfeffern; füllen mit der grobgeschnittenen Petersilie, der Butter, ein Spritzer Zitronensaft; auf eine Alufolie stellen, einschlagen und 20 Minuten im Ofen bei 180 Grad garen.
Den Spinat waschen, trockenschleudern, aber nicht im heißen Wasser blanchieren, sondern

FRÜHLINGSREZEPTE

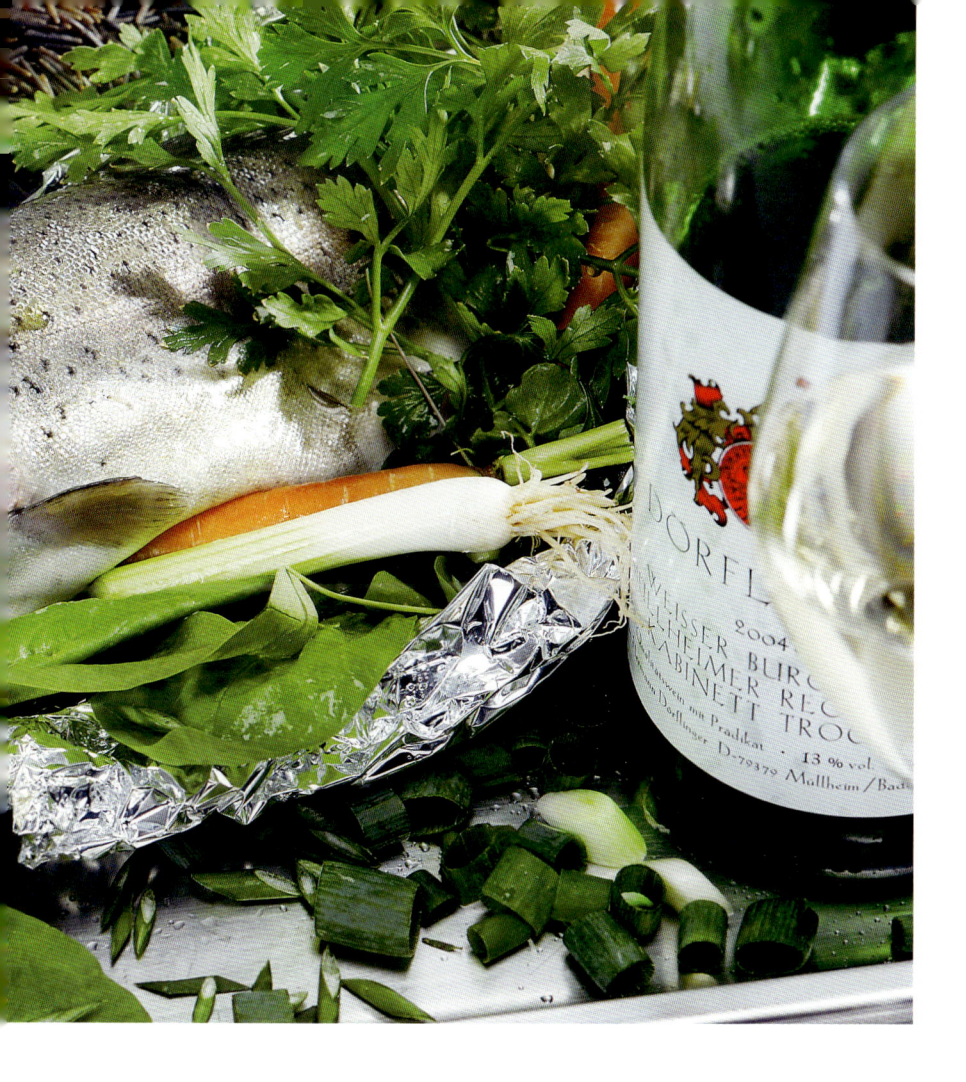

Spitze Erdbeere

ERDBEEREN, RHABARBER UND FICHTENSPITZEN

Natural Food at its best: Der entzündungshemmende Rhabarber wird mit der Vitaminbombe Erdbeere kombiniert; die Fichtentriebe fördern die Durchblutung.

ZUBEREITUNG:

In kleine Stücke geschnittener Rhabarber, Erdbeeren mit den kleinstgeschnittenen Stevia-Blättern pürieren; rund eine Stunde kühl-stellen und drei Mal umrühren, damit das Stevia-Aroma durchziehen kann.

ANRICHTEN:

Auf die Melange eine krönende Erdbeere platzieren, in deren Spitze wiederum eine Fichtenspitze steckt. Über dieses Dessert wird auf jeden Fall diskutiert.

---

mit Frühlingsknoblauch in der Pfanne bei milder Hitze garen, Salz, Pfeffer, Muskat dazu, möglicherweise ein wenig Wasser zum Dünsten; insgesamt rund 15 Minuten.

Wildreis mit der kleingeschnittenen Schalotte in Olivenöl leicht anrösten, mit der doppelten Menge Wasser ablöschen, mindestens 30 Minuten köcheln lassen; nach ca. 15 Minuten eine kleine in Streifen geschnittene Möhre dazugeben; kurz vor dem Servieren eine Handvoll Bockshornklee sachte untermengen (nicht kochen!), mit einigen Tropen Walnußöl aromatisieren, und sofort auftragen.

ZUTATEN:

- 2 MITTLERE STANGEN ROHER RHABARBER
- 300 GRAMM REIFE ERDBEEREN
- 20 FRISCHE FICHTENTRIEBE (DIE KÖNNEN SIE NIRGENDS KAUFEN, ABER IM FRÜHLING PFLÜCKEN.)
- ½ TL KIRSCHENBALSAMICO ODER JOHANNISBEERESSIG
- 5 FRISCHE STEVIA-BLÄTTER (WENN SIE PARTOUT KEINE FINDEN, EIN TL WALDHONIG)

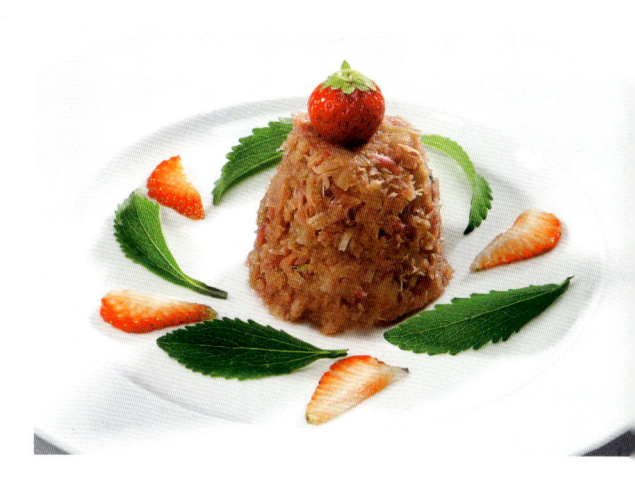

95

So schön geht der Frühling weiter:

FORELLENQUINTETT

Welch schlicht-raffinierte Gerichte sich aus der Bachforelle zaubern lassen, zeigt Konrad Winzer, der ein ganzes Menue ausschließlich mit der Forelle zubereitet hat. Lassen Sie sich von den Vorschlägen Winzers, der als Bildhauer und Gastronom in Südbaden arbeitet, inspirieren.

Kaltgeräuchertes Forellen-Carpaccio
Mariniert mit Thymian-Zitronen-Olivenöl-Vinaigrette und getoastetem Bauernbrot.

Salat von geräucherten Filetstücken
Die lauwarmen Forellenfilets liegen auf einem Bett aus den Kräutern Kresse, Basilikum, glatte Petersilie, Rukola, Dill. Dazu Fenchel- und Strauchtomatenscheiben.

Tagliatelle mit gebratenen Filetstücken
Die angebratenen Filets werden mit aus den Gräten selbstgemachtem Fischfond abgelöscht, dann kommt Tomatensugo dazu, und alles wird unter die Tagliatelle gehoben und mit gehacktem frischen Estragon abgeschmeckt.

Forelle klassisch blau
Die Forelle wird in selbstgemachtem Fond, den ein Schuß Proseccoessig belebt, pochiert. Ein Stückchen Butter krönt die Forelle. Serviert mit neuen Salzkartoffeln und Kopfsalat mit Zitronenmelisse.

Forellenfilets al „Aqua Pazza"
Beim „verrückten Wasser", einem neapolitanischen Rezept, werden die Filets zusammen mit Fischfond, Wasser, kleingeschnittenen Peperoni und Staudensellerie in eine Pfanne gegeben, und alles wird rund 15 Minuten bei 180 Grad in die Röhre geschoben. Dazu serviert Konrad Winzer gebratene Zucchinischeiben mit jungem Knoblauch.

Lust bekommen? Sie brauchen genaue Rezepte? Ich glaube nicht. Sie brauchen Freude am Kochen und die Lust am Experiment. Bereiten Sie einmal einzelne Gänge aus dem Menue ganz nach Ihrem Gusto zu – und Sie werden sehen, wie gut es Ihnen gelingt.

Wok my Body
FRÜHLINGSGEMÜSE AUS DEM WOK

Warum werden so viele Asiaten gesund alt? Weil sie viel frisches Gemüse essen. Und weil sie es schnell und vitalstoffschonend in einem der ältesten Kochgeräte der Welt zubereiten, dem Wok. Wir inszenieren im Wok die Pracht des Frühlings.

ZUBEREITUNG:
Alle Gemüse (außer den Zuckerschoten) in rund 1 cm lange Stücke schneiden, den Bockshornklee quetschen und in einer Pfanne mit einem Hauch Öl anrösten, was die Bitternis mildert; das Öl erhitzen, dann zuerst Lauch, Möhre, Kohlrabi, Staudensellerie rund drei Minuten bei permanentem Wenden dünsten; dann die restlichen Gemüse dazu und weitere 3 Minuten dünsten, mit der Gemüsebrühe ablöschen, salzen, pfeffern, den Bockshornklee dazugeben und noch rund 5 Minuten sanft köcheln.

ZUTATEN:
1	MÖHRE
1	KLEINER KOHLRABI
1	STANGE LAUCH
1	STAUDENSELLERIE
1	KLEINER BROKKOLI
200	GRAMM ZUCKERSCHOTEN
1	EL BOCKSHORNKLEESAMEN
2	EL SONNENBLUMENÖL
1	DL GEMÜSEBRÜHE
	SALZ, PFEFFER

FRÜHLINGSREZEPTE

Gemüseküchle F.

GEMÜSE, SALBEI, KALBFLEISCH

Fleisch muß Beilage werden – in diesen Gemüseküchlein ist diese immer wieder erhobene Forderung kongenial umgesetzt. In einem Gericht, das herrlich variabel ist. Hier die Variante mit dem Gemüse, das im Juni aktuell war, im August sieht das wieder anders aus. Zaubern Sie einfach!

ZUBEREITUNG:
Die Gemüse, das Fleisch, die Gewürze in 1 cm breite Stücke schneiden und durch den Wolf lassen, wobei ich das Ganze bunt durcheinander durchlasse (auch Pfeffer und Salz), da mischt es sich schon ganz ordentlich. Daraus von Hand kleine Küchlein formen und bei milder Hitze im Rapsöl in der Pfanne ausbacken.

ZUTATEN:
2	MITTELGROSSE MÖHREN
2	FRÜHLINGSZWIEBELN MIT DEN RÖHREN
3	KNOBLAUCHZEHEN
1	NEUE KARTOFFEL
2	EL ERDMANDELN (ODER MEHR, WENN DIE BINDUNG DER KÜCHLEIN NICHT AUSREICHEND IST.)
1	HANDVOLL GEKEIMTER BOCKSHORNKLEE
2	ZWEIGE (NICHT BLÄTTER) SALBEI
½	BUND PETERSILIE
1	KLEINES BLATT MEERRETTICH (NUR FALLS SIE KRIEGEN, ABER ES GIBT EINE UNVERGLEICHLICH FRISCHE NOTE.)
100	GRAMM KALBFLEISCH AUS DER NUSS (IST NICHT VIEL, ICH WEISS, ABER FLEISCH MUSS BEILAGE WERDEN.)
	SALZ, PFEFFER

Wenn die Erbse den Brokkoli anlacht

KICHERERBSEN MIT BROKKOLI

Ein komplettes Hauptgericht, zu dem grad noch ein frischer Salat paßt.

ZUBEREITUNG:
Zwiebel/Knoblauch-Mischung in Olivenöl anbraten; mit dem Einweichwasser ablöschen, die Erbsen, das Lorbeerblatt dazugeben; insgesamt 20 Minuten leicht köcheln; die letzten zehn Minuten den in feinste Scheiben geschnittenen Topinambur und die kleingeschnittenen Brokkoliröschen dazu; salzen, pfeffern; zum Schluß frisch geschnittene Petersilie darüberstreuen.

ZUTATEN:
200	GRAMM KICHERERBSEN, ACHT STUNDEN IN STILLEM MINERALWASSER EINWEICHEN
1	SCHALOTTE
2	KNOBLAUCHZEHEN
1	LORBEERBLATT
1	EL OLIVENÖL
1	GANZ KLEINER BROKKOLI
1	KLEINER TOPINAMBUR
	SALZ, PFEFFER,
1	KLEINER BUND PETERSILIE

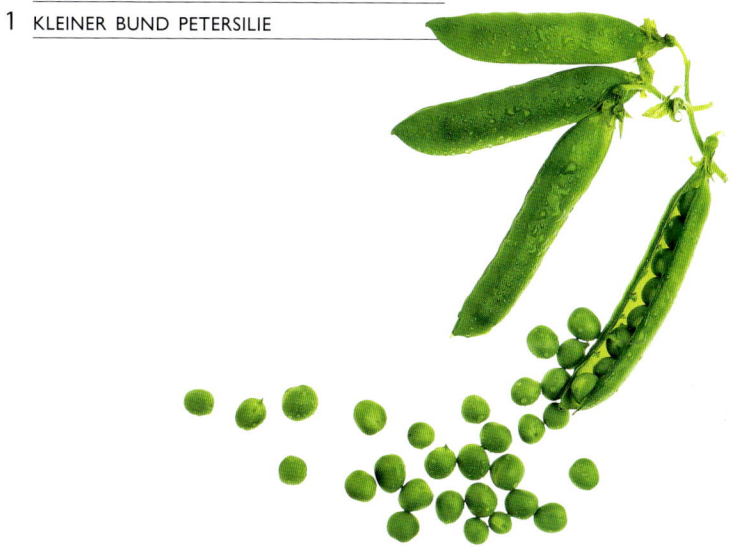

WildkräuterFestival

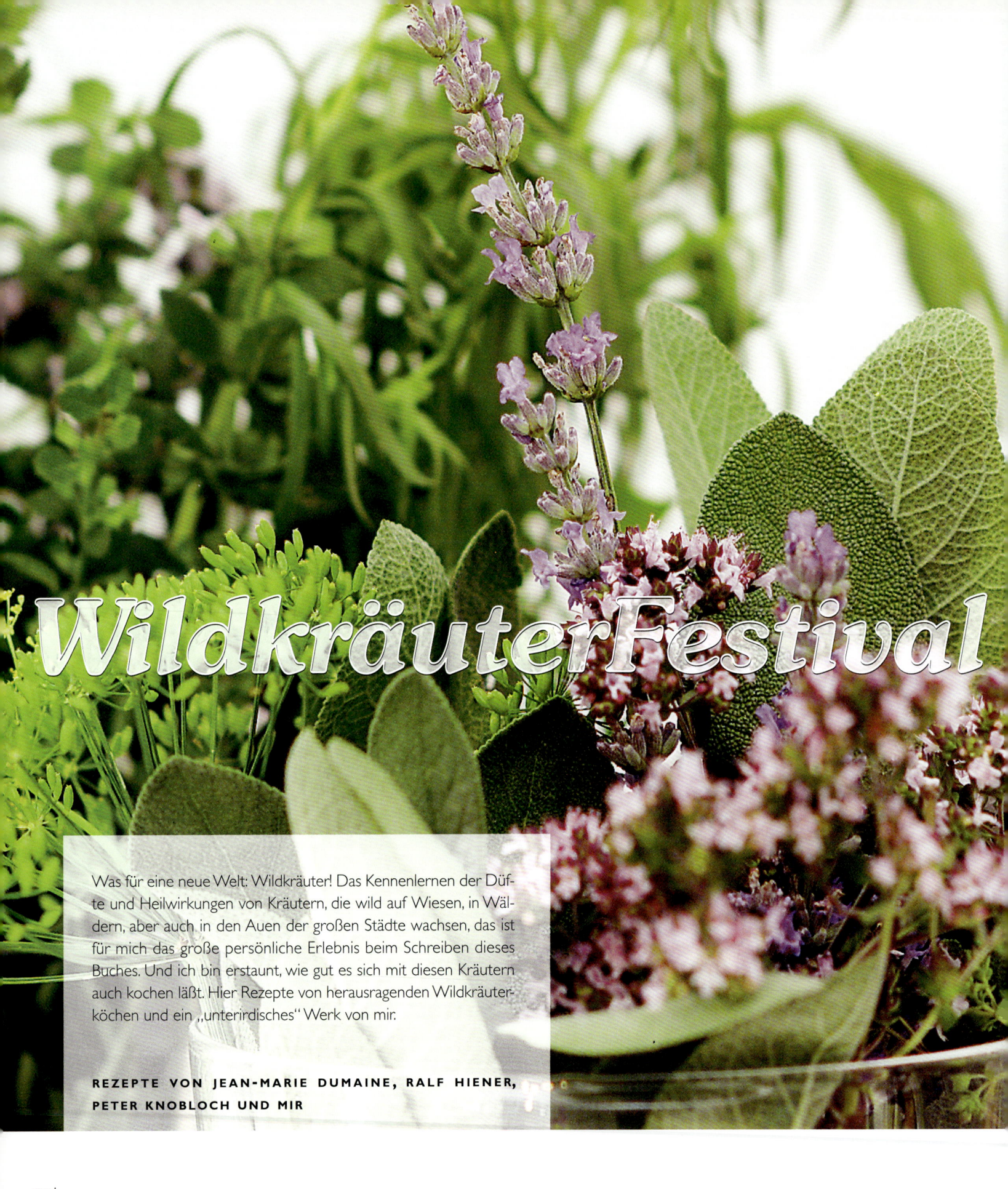

Was für eine neue Welt: Wildkräuter! Das Kennenlernen der Düfte und Heilwirkungen von Kräutern, die wild auf Wiesen, in Wäldern, aber auch in den Auen der großen Städte wachsen, das ist für mich das große persönliche Erlebnis beim Schreiben dieses Buches. Und ich bin erstaunt, wie gut es sich mit diesen Kräutern auch kochen läßt. Hier Rezepte von herausragenden Wildkräuterköchen und ein „unterirdisches" Werk von mir.

REZEPTE VON JEAN-MARIE DUMAINE, RALF HIENER, PETER KNOBLOCH UND MIR

Sommer

Mein Sommermenue mit Bittergurken-Apero, Thymian-Poularde, Bohnen, Rosmarin-Kartoffeln, Tomatensalat und Ziegenfrischkäse

Die Königin des Sommers heißt Gemüse. Regina Leguma beschert uns ein heiteres Regiment aus bunten Gemüsen. Jetzt lockt auf den Märkten die ganze Pracht des Regenbogens, jetzt komme ich immer mit vollen Körben nach Hause und koche nach Herzenslust. Und jetzt ist auch die Zeit, wo ich mir keinerlei Sorgen um den Blutzucker machen muß. Denn wie Sie an den Rezepten merken, lebe ich von Juni bis September fast wie ein Vegetarier.

Aber nur fast: Läuft Ihnen nicht bei der Poularde das Wasser im Mund zusammen?

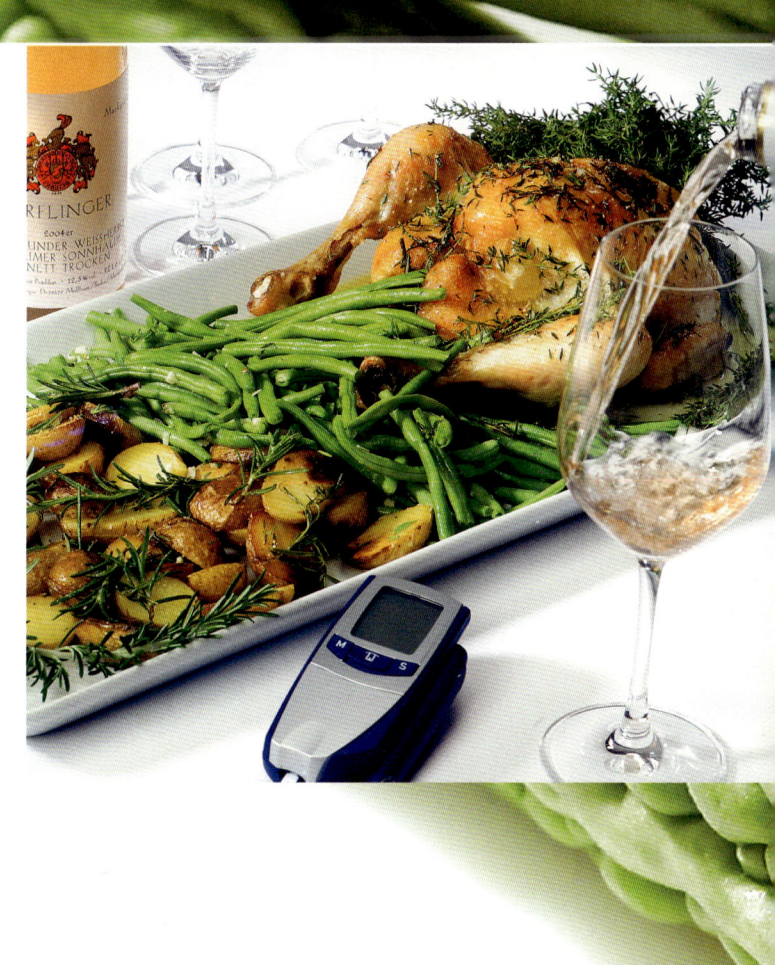

REIFE GEMÜSE — TIEFE WERTE

FRÜHLINGSREZEPTE

Nesselsüchtig

SPIEGELEI MIT RAHMNESSELN

Was für ein herrliches, nach den Nesseln süchtig machendes Rezept von Ralf Hiener, dem Mitinhaber von „Essbare Landschaften". Wenn´s Ihnen zu schwer wird, können Sie die Speckwürfel auch weglassen, aber sie geben dem Spinat halt die letzte Raffinesse. Und natürlich passen statt der Eier auch gebratene Fische.

ZUBEREITUNG:

Taub- und Brennesseln in Salzwasser blanchieren, anschließend sofort eiskalt abschrecken. Gut ausdrücken und grobhacken. Bamberger Hörnchen in der Schale nicht zu weich kochen, abgießen und anschließend schälen. Schalotten und Butter anschwitzen, gehackte Nesseln dazugeben und für einige Minuten leise köcheln lassen. Spiegeleier und Kartoffeln separat in wenig Butterschmalz braten und abschmecken. Die Speckwürfelchen ebenfalls in wenig Butterschmalz rösten. Rahmnesseln und Spiegelei auf vorgewärmten Tellern anrichten, Speck darübergeben und mit Bratkartöffelchen servieren.

ZUTATEN:

2	BIOEIER
150	GRAMM BRENNESSELSPITZEN
80	GRAMM TAUBNESSELN (SEHEN AUS WIE BRENNESSELN, ABER MIT SCHÖNEN WEISSEN BLÜTEN)
1	FEIN GEWÜRFELTE SCHALOTTE
20	GRAMM BUTTER
1	DL SAHNE
1	EL SPECKWÜRFELCHEN
4	SEHR KLEINE KARTOFFELN, ETWA BAMBERGER HÖRNCHEN
	ETWAS BUTTERSCHMALZ, SALZ, WEISSER PFEFFER AUS DER MÜHLE

Reislos

GETREIDERISOTTO MIT SAUERAMPFER UND SAUERKLEE

Noch ein schönes Rezept von Ralf Hiener (ein Risotto ohne Reis) aus seinem Kochbuch „Eßbare Landschaften", das Sie am besten bestellen über www.Essbare-Landschaften.de.
Über diese Adresse können Sie auch frische Kräuter bestellen.

ZUBEREITUNG:

Das Getreide ca. einen Tag in 1 Liter Wasser einweichen. Anschließend abgießen und mit den feingeschnittenen Gemüsen im Dampfkochtopf mit wenig Salzwasser etwa 10 – 15 Minuten kochen, dann abgießen.

Die Zwiebelwürfel in Butter kurz andünsten, das abgetropfte Getreide dazugeben und mit Sahne auffüllen. Unter gelegentlichem Rühren erhitzen, ganz am Schluß den in feine Streifen geschnittenen Ampfer dazugeben und nochmals kräftig abschmecken. Anschließend den Sauerklee darüberstreuen.

ZUTATEN:

100	GRAMM KÖRNER VON DINKEL, ROGGEN, WEIZEN UND HAFER
25	GRAMM GEMÜSEWÜRFELCHEN VON MÖHRE, SELLERIE UND LAUCH
1	KLEINE, FEINGESCHNITTENE ZWIEBEL
½	DL FRISCHE SAHNE
15	SAUERAMPFERBLÄTTER
10	GRAMM SAUERKLEE (HASENKLEE)
	SALZ, PFEFFER

FRÜHLINGSREZEPTE

Die Erotik der Wildkräuter

PETERSILIENWURZELSUPPE MIT WIESENKRÄUTERN

„Rügens besten Koch", nennen die Kritiker Peter Knobloch, der inzwischen in der „Villa mit Sonnenhof" am Wochenende mit seiner Frau Christina und seinen Gästen schöne vitale Gerichte kocht, bei denen wilde Kräuter, frische Meeresfische und regionale Produkte der Insel die Hauptrolle spielen. Der spannendste ist er auf jeden Fall, denn wie er mit den Produkten umgeht, lohnt den Weg in den Süden der Insel. Genauso wie Jean-Marie Dumaine wirbt auch Knobloch für die wilden Kräuter mit einer ansteckenden Begeisterung.

ZUBEREITUNG:

Suppe: Die geschälten und geputzten Gemüse in feine Würfel schneiden und in der Butter anschwitzen. Mit der Brühe auffüllen. Alles weichkochen, mit dem Mixer pürieren. Die Sahne hinzufügen und mit Salz und Pfeffer abschmecken.

Kräuterpesto: Die Kräuter und Blüten am Morgen sammeln und gründlich mit kaltem Wasser waschen. Alle Kräuter grob schneiden und mit dem Öl im Mixer pürieren und unter die heiße Suppe unterziehen. Peter Knobloch garniert seine Suppen dann noch wunderbar mit weiteren Kräutern und vor allem mit Blüten, etwa vom Lauch, vom Dost (wilder Majoran), vom Gänseblümchen.

Wie schön das angerichtet ist, steht in Knoblochs Buch „Rügen schmeckt", das bei rügendruck putbus erschienen ist und das sich leicht über die Homepage von Christina und Peter Knobloch bestellen läßt.

Villa mit Sonnenhof: 038 308/340 94 und www.villa-mit-sonnenhof.de

Peter Knobloch präsentiert seine Gerichte auf Porzellan, das die Rügener Künstlerin Kathrin Grünke gestaltet – Teller und Tassen mit schwebend leichten, raffiniert erotischen Zeichnungen. Hier werden Wildkräuter sinnenfroh und nicht weltverbesserisch aufgetragen. Bravo!

ZUTATEN:

SUPPE:

200	GRAMM	PETERSILIENWURZELN
50	GRAMM	SELLERIEKNOLLE
2		SCHALOTTEN
50	GRAMM	BUTTER
250	ML	GEFLÜGELBRÜHE
75	ML	SÜSSE SAHNE
		SALZ; WEISSER, FRISCH GEMAHLENER PFEFFER

KRÄUTERPESTO:

- WIESENKERBEL
- VOGELMIERE
- KNOBLAUCHRAUKE
- GIERSCH
- SAUERAMPFER
- WILDER LAUCH
- 40 ML KALTGEPRESSTES RAPSÖL

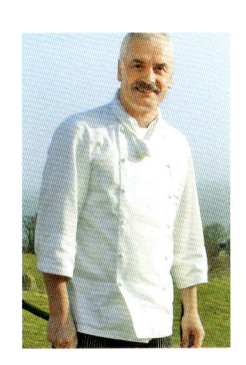

Klarer Himmel, wilde Kräuter: Peter Knobloch

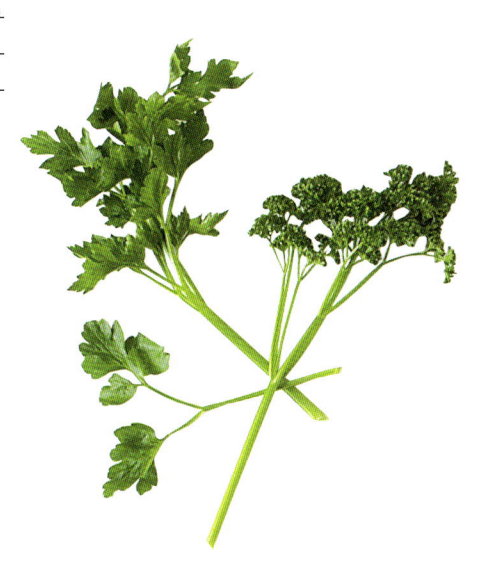

FRÜHLINGSREZEPTE

Virtuelle Champignons

SAUCE VON SCHACHTELHALM- UND LÖWENZAHNWURZELN

Ganz besonders stolz bin ich auf dieses Rezept, an dem ich lange probiert habe. Aber ich wollte unbedingt einmal etwas mit der **unterirdischen Welt** der Wildkräuter, den Wurzeln, machen. Herausgekommen ist eine Sauce, die verblüffend nach Champignons schmeckt, denn die Bitternis ist wunderbar in die Sahne eingebunden.

ZUBEREITUNG:

Die gutgewaschenen, kleingeschnittenen Wurzeln werden in Öl mit dem Salz angedünstet, mit Essig und Marsala abgelöscht, anschließend gepfeffert; zwei Stunden köcheln, ganz wenig Wasser nachgießen, anschließend pürieren und unter die geschlagene Sahne mischen. Die „Champignon-Sauce" paßt sehr gut zu Spargel und zu Kalbfleisch.

ZUTATEN:

	ARBEITEN UND ESSEN, LAUTET DIE DEVISE FÜR DIESES GERICHT. DENN DIE WURZELN MÜSSEN SIE SELBST AUSGRABEN. UND NACH DEM AUSGRABEN MÖGLICHST SCHNELL VERARBEITEN. ALSO, SIE GRABEN
15	SCHACHTELHALMWURZELN UND
5	LÖWENZAHNWURZELN AUS; BEHALTEN SIE BITTE UNBEDINGT DIESES VERHÄLTNIS BEI, WEIL DIE LÖWENZÄHNE DEUTLICH BITTERER ALS DIE SCHACHTELHALME SIND.
1	EL BALSAMICO
1	EL MARSALA
100	ML SAHNE
	SALZ, PFEFFER

„Unkraut" ist Heilkraut

VOGELMIERENSUPPE VON JEAN-MARIE DUMAINE, VIEUX SINZIG

Als Unkraut habe ich die Vogelmiere kennengelernt. „Reiß das aus", sagte der Vater im eigenen Garten. Heute weiß ich, daß das Frühjahrskraut viel Vitamin C, viel Kalium enthält und bei Leberstörungen hilfreich ist.

ZUBEREITUNG:

Zwiebel und Lauch in der Butter glasig dünsten. Die Kartoffelwürfel dazugeben und mit der Geflügelbrühe aufgießen. 15 Minuten kochen lassen. Dann die Sahne dazugeben, mit Salz abschmecken.

Erst kurz vor dem Servieren die Vogelmiere unter die Suppe rühren, nicht mehr kochen, da sonst der feine Geschmack der Vogelmiere verlorengeht. Diese Vogelmierensuppe verfeinert Jean-Marie Dumaine noch mit selbstgemachten Maisravioli. Nachzulesen in seinem Buch „Meine Wildpflanzenküche", das im AT-Verlag erschienen ist. Das Buch enthält nach Jahreszeiten gegliedert wunderbare Rezepte mit Kräutern, wobei mir die Desserts etwas zu süß geraten sind.

ZUTATEN:

1	KLEINE ZWIEBEL, FEIN GEWÜRFELT
50	GRAMM LAUCH, NUR DAS WEISSE, KLEINGESCHNITTEN
20	GRAMM BUTTER
100	GRAMM KARTOFFELN, FEINGEWÜRFELT
½	LITER GEFLÜGELBRÜHE
200	ML SAHNE
	MEERSALZ
100	GRAMM VOGELMIERE, FEINGEHACKT

Jean-Marie Dumaine führt seit 1979 das Restaurant Vieux Sinzig im gleichnamigen Rheindorf südlich von Bonn. Der 1954 in der Bretagne Geborene fasziniert durch umfassendes Wissen über Pflanzen und ihre Wirkungen – und er kann diese Erfahrung ungemein lebendig mit französischem Charme weitergeben.

Dumaine arbeitet zusammen mit Wilhelm Barthlott, dem Direktor des Botanischen Gartens in Bonn, und mit dem Kloster Waldbreitbach im Westerwald, das einen ganz ausgezeichneten Klostergarten hat.

Vieux Sinzig: 02642/4 27 57 oder www.vieux-sinzig.de

Menue
REGINA LEGUMA

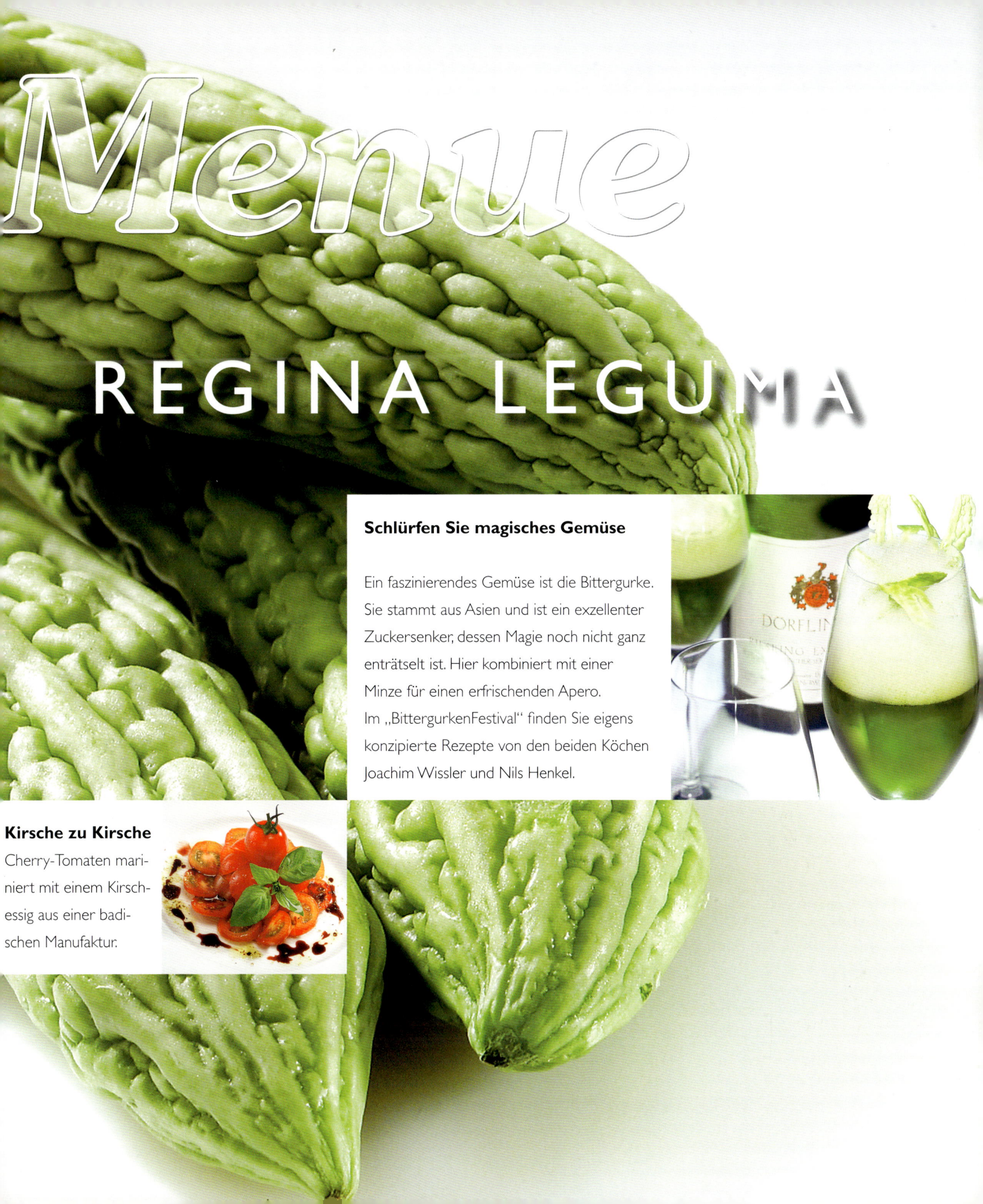

Schlürfen Sie magisches Gemüse

Ein faszinierendes Gemüse ist die Bittergurke. Sie stammt aus Asien und ist ein exzellenter Zuckersenker, dessen Magie noch nicht ganz enträtselt ist. Hier kombiniert mit einer Minze für einen erfrischenden Apero. Im „BittergurkenFestival" finden Sie eigens konzipierte Rezepte von den beiden Köchen Joachim Wissler und Nils Henkel.

Kirsche zu Kirsche
Cherry-Tomaten mariniert mit einem Kirschessig aus einer badischen Manufaktur.

Frau Linda und Herr Rosmarin

ROSMARINKARTOFFELN

ZUBEREITUNG:

Unter fließendem Wasser gutgebürstete Kartoffeln mit Schale in 3 Millimeter dicke Scheiben schneiden; das Olivenöl/Buttergemisch mild erhitzen; danach die Kartoffeln mit dem einen Rosmarinzweig 10 Minuten lang bei milder Hitze durchschwenken; anschließend die Kartoffeln mit Krepp abtupfen, den Rosmarinzweig herausnehmen, die gehackten Nadeln des zweiten Zweiges darübergeben und 1 Minute das Ganze noch einmal schwenken.

ZUTATEN:

4	MITTELGROSSE NEUE KARTOFFELN (KAUFEN SIE DIE SORTE „LINDA", SOLANGE ES SIE NOCH GIBT.)
2	ROSMARINZWEIGE
1	TL BUTTER
1	TL OLIVENÖL
	SALZ, PFEFFER

PRO SECCHISSIMO
2008ER
WEISSHERBST
VON HERMANN DÖRFLINGER

Spritzig-gehaltvoller kann ein Wein nicht sein! Kaum Restzucker hat der Spätburgunder Weißherbst Müllheimer Sonnhalde von Hermann Dörflinger und liegt damit auf Trinkhöhe mit dem italienischen Pro Secco (wörtlich: für trocken). Ein Rosé, der perfekt zur Poularde paßt – und der sogar mit der intensiven Marinade des Tomatensalats harmoniert.

Kein Rauch, aber Feuer!

BOHNEN MIT BOHNENKRAUT UND KNOBLAUCH

Seit Kindheit ist das eines meiner Lieblingsgerichte. Zu Recht, wie ich inzwischen weiß. Instinktiv scheint mein zuckergefährdeter Körper schon immer diese Traumkombination gefordert zu haben aus dem „Zucker"-Gemüse Bohnen (wegen dem Glugokinin), dem balancierenden Knoblauch, dem entzündungshemmenden Bohnenkraut. Das Öl darf nicht rauchen, aber dem Diabetes gibt das Gemüse Feuer.

ZUBEREITUNG:

Bohnen 3 Minuten ins kochende, gesalzene Wasser geben; in ein Metallsieb gießen, mit kaltem Wasser abbrausen (wegen der Farbe); im selben Kochtopf das Olivenöl erhitzen (sodaß es nicht raucht), den kleingeschnittenen Knoblauch, die Hälfte des Bohnenkrauts als Stengel dazugeben, kurz anziehen lassen, dann die Bohnen dazu und rund 5 Minuten bei milder Hitze mit dem Kochlöffel leicht schwenken. Zum Schluß die Stengel Bohnenkraut herausnehmen, die anderen Stengel abzupfen und Blättchen ganz kurz mitbraten.

ZUTATEN:

1	PFUND STANGENBOHNEN
1	BUND BOHNENKRAUT
3	KNOBLAUCHZEHEN
1	EL OLIVENÖL
½	TL MEERSALZ, SCHWARZER PFEFFER

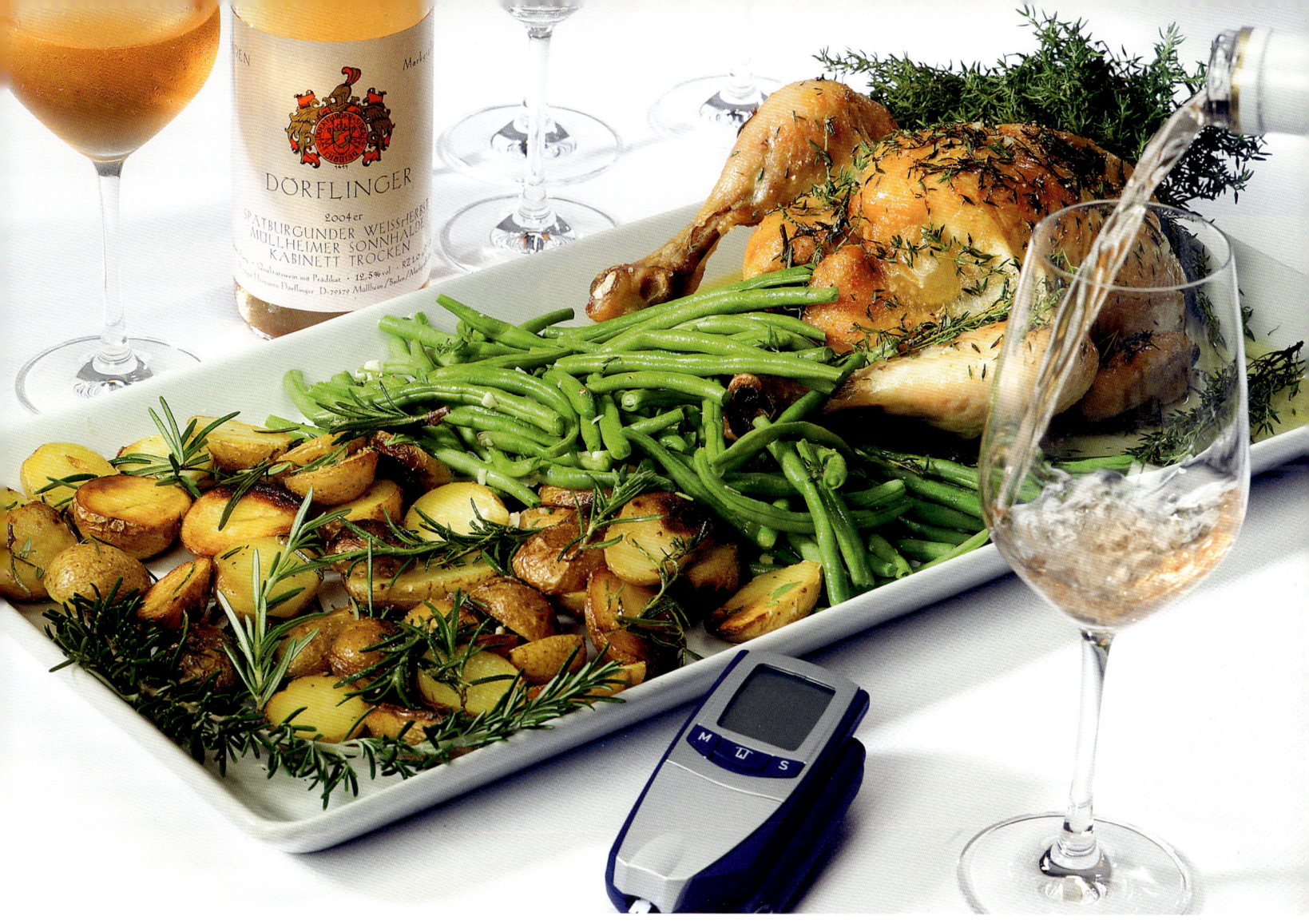

Freilaufendes Fest

THYMIAN-POULARDE

Wie fest und schmackhaft eine freilaufende Poularde sein kann, zeigt dieses Gericht. Genuß pur – und gleichzeitig noch der Entzündungshemmer Thymian.

ZUBEREITUNG:

Poularde mit Olivenöl einreiben; anschließend (wichtig, nicht vor dem Öl) die Hälfte des Salzes einmassieren; 1 Thymianbündel vermischt mit Salz in das Huhn geben, vom zweiten Bündel die Hälfte über das Huhn geben; die Poularde in eine Kasserolle setzen, die halbierten Tomaten, Zwiebeln, Knoblauch danebenlegen, die Hälfte des Weines angießen.

Den Elektroherd bei Umluft auf 180 Grad vorheizen; Poularde im Herd 10 Minuten bei dieser Temperatur lassen, dann auf 160 Grad reduzieren und mindestens noch eine Stunde im Herd lassen, dazwischen immer wieder mit dem restlichen Wein und dem Saft übergießen; Herd abstellen und das Fleisch im Ofen noch 5 Minuten ruhen lassen, restlichen Thymian überstreuen; aufschneiden in 2 Keulen, 2 Bruststücke mit den Flügeln dran.

Der Clou: Sie brauchen keine spezielle Sauce! Wein, Bratensaft und Gemüse haben sich selbst zu einer intensiven Sauce vermählt.

ZUTATEN:

1	POULARDE VON RUND 1 KILO
2	BUND THYMIAN
2	FRÜHLINGSZWIEBELN
3	KNOBLAUCHZEHEN
1	DL WEISSWEIN
2	EL OLIVENÖL
½	EL GROBES MEERSALZ

SOMMERREZEPTE

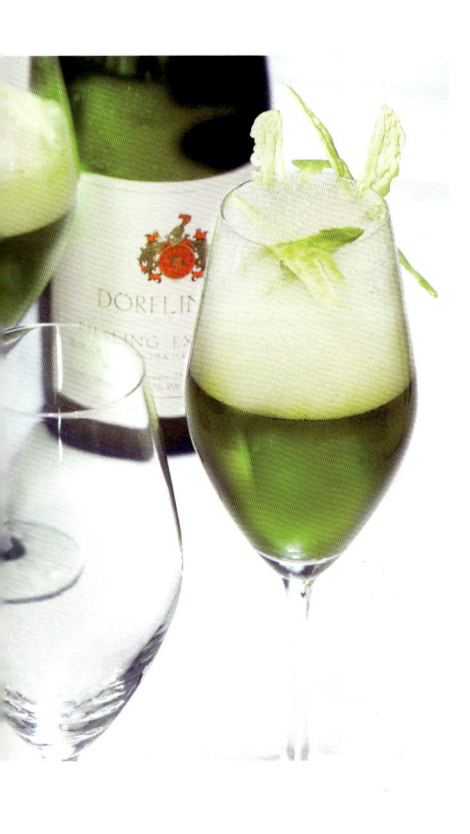

Gurk! Gurk! Minz! Minz!

ZWEI GURKENARTEN ZWEI MINZEARTEN – EIN APERO FÜR HEISSE TAGE

Die asiatische Bittergurke, kombiniert mit der deutschen Gurke – heraus kommt ein Apero, der auch Leute ohne Diabetes begeistert.

ZUBEREITUNG:

Die Gurken in grobe Stücke schneiden, die Minze grobhacken; alle Zutaten in den Pürierbecher und schaumig pürieren; kaltstellen, am besten kurz ins Gefrierfach; mit Minzeblättern dekorieren.

TIP:

Natürlich können Sie auch andere Minzarten nehmen als die von mir verwendeten, die besonders gut passen und die ich selbst habe. Und wenn Sie keine Bittergurken finden, probieren Sie, den Apero mit einheimischen, möglichst bitteren Gurken herzustellen.

ZUTATEN:

½	BITTERGURKE
½	DEUTSCHE GURKE (DIE KLEINEN FESTEN)
	SAFT EINER ZITRONE
2	DL SPRUDELNDES MINERALWASSER
2	ZWEIGE „4711-MINZE" (ODER ORANGENMINZE; BEIDE HABEN EINEN EHER DEZENTEN GESCHMACK.)
2	ZWEIGE MAROKKANISCHE MINZE (DIE MIT DEM KLASSISCHEN LEICHT KAUGUMMIARTIGEN GESCHMACK)
1	KRÄFTIGER SPRITZER JOHANNISBEERESSIG ODER KIRSCHENBALSAMICO
	SALZ, PFEFFER

Psst!

ZIEGENFRISCHKÄSE MIT MINZE

Zum Abschluß dieses Sommer-Menues paßt ein Ziegenkäse – so einfach herzustellen, daß wir ihn gar nicht photographiert haben.

ZUBEREITUNG:

Den Käse in Scheiben schneiden, mit der kleingewiegten Minze bestreuen, mit Nußöl beträufeln – und wenn Sie's nicht weitersagen: Ein dünnes Fädchen Honig darüberziehen.

ZUTATEN:

100	GRAMM ZIEGENFRISCHKÄSE
1	ZWEIG MINZE
½	TL NUSSÖL
	SALZ, PFEFFER

BRUT GEGEN BRUTHITZE
2007
PINOT-SEKT EXTRA BRUT VON HERMANN DÖRFLINGER

Süßer die Sekte nie schmecken – scheint das Motto vieler deutscher Winzer von Schaumwein zu sein. Nichts davon bei Hermann Dörflinger. Sein Sekt aus der aus einem rosé gekelterten Spätburgunder hat nur um die 3 Gramm Restzucker und trotzdem genug Körper, um mit der bitteren Gurke mitzuhalten. Genau das richtige für brütend- heiße Tage.

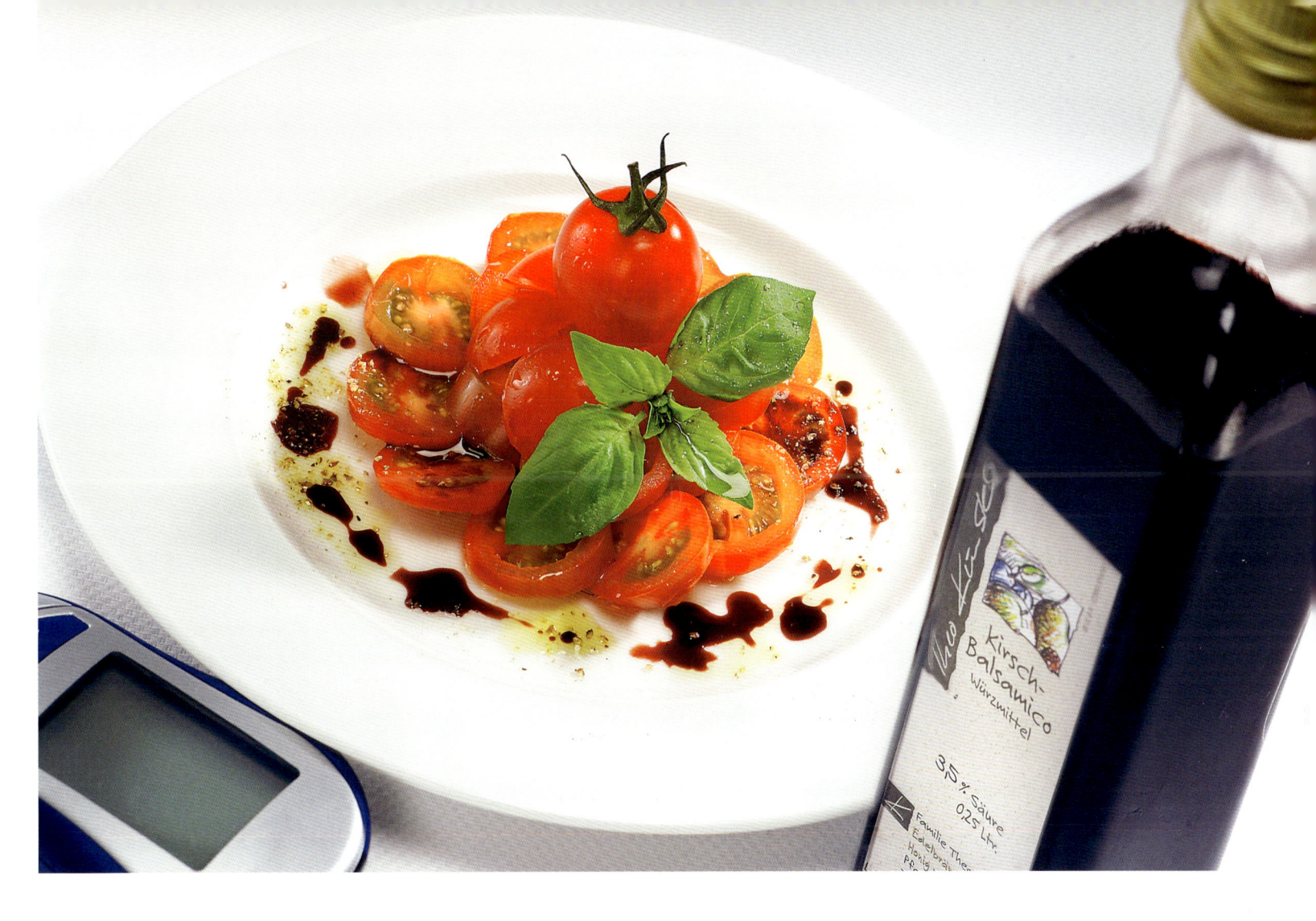

Kirschen-Paradies

TOMATENSALAT MIT KIRSCHENBALSAMICO

Paradeiser nennen die Österreicher die Tomaten, weil die roten Früchte ans Paradies erinnern. Noch paradiesischer wird der Salat, wenn er mit einem echten Kirschenbalsamico angemacht wird.

ZUBEREITUNG:
Die Cherry-Tomaten vierteln, die einzelnen Basilikum-Blätter in kleine Stücke zupfen (so geben sie besonders viel Aromastoffe ab); aus Öl, Balsamico, Salz, Pfeffer eine Marinade anrühren, die Tomaten und das Basilikum dazugeben, einige Minuten stehenlassen, damit sich die Düfte innig vereinen. Bei mir bleibt übrigens kein Tropfen der Marinade zurück.

ZUTATEN:
- 250 GRAMM CHERRY-TOMATEN
- 1 BUND BASILIKUM
- 1 TL KIRSCHBALSAMICO VON THEO KÜNSTEL AUS WALDULM 07842/1306 ODER EINEN GUTEN BALSAMICO
- 1 EL OLIVENÖL, SALZ, PFEFFER

Achtung! Alle Rezepte sind für zwei Personen. Es wurde bewußt auf Nährwertangaben verzichtet. Lesen Sie dazu auch das Vorwort.

So schön geht der Sommer weiter:

Waldgeheimnisse

PFIFFERLINGE MIT PETERSILIE

„Gohsch mit em Opa in´d Pilz", sagte die Oma, wenn wir in meinem Geburtsort Schopfheim wieder einmal zum Sammeln der Pfifferlinge aufbrachen. Die Sehnsucht nach den Pilzen ist geblieben, immer wieder sammle ich sie (die Plätze kann ich Ihnen leider nicht verraten). Aber noch besser schmecken sie mir, seit ich weiß, daß die Pilze auch günstig für den Diabetes sind.

ZUBEREITUNG:

Die Pilze möglichst nicht im Wasser waschen, sondern mit einer weichen Bürste (und wenn´s die Zahnbürste ist) putzen und nicht zu klein schneiden; die kleingeschnittene Schalotte im Olivenöl anschwitzen, die Pilze dazugeben, ganz wenig salzen (damit sich ein wenig Saft bildet), pfeffern; rund 10 Minuten köcheln, dabei immer sanft umrühren, mit dem Essig ablöschen, fertig salzen, die kleingeschnittene Petersilie dazu, die Sahne einrühren und nach ein, zwei Minuten auftragen.

Dazu paßt auch eine Rösti aus gekochten Kartoffeln. Wenn mein Bruder die macht (mir gelingt sie nicht immer so gut, ich mache dafür die Pilze wie beschrieben) ist es zum Niederknien.

ZUTATEN:

300	GRAMM PFIFFERLINGE (WENN SIE NICHT SELBST SAMMELN, DANN AM BESTEN DIE KLEINEN UND MITTLEREN FESTEN PILZE NEHMEN.)
1	SCHALOTTE
1	HALBER BUND GLATTE PETERSILIE
1	EL OLIVENÖL
1	TL ESSIG
2	TL SAHNE
	SALZ, PFEFFER

Sardelle schwimmt im Rautenbeet

RAUTE-PESTO ALS BROTAUFSTRICH

ZUBEREITUNG:

Weinraute, Rukola, Knoblauch, Spinat, Sardelle mixergerecht schneiden und alles zusammen pürieren; schmeckt gut auf getoastetem Olivenbrot oder als Beilage zu Tafelspitz.

ZUTATEN:

1	ZWEIG WEINRAUTE
½	BUND RUKOLA
1	KNOBLAUCHZEHE
1	HANDVOLL SPINAT
1	SARDELLENFILET
1	SPRITZER ZITRONENSAFT
	GERIEBENER PARMESAN
1	ESSLÖFFEL OLIVENÖL
1	ESSLÖFFEL GERÖSTETER BOCKSHORNKLEESAMEN
	SALZ, PEFFER

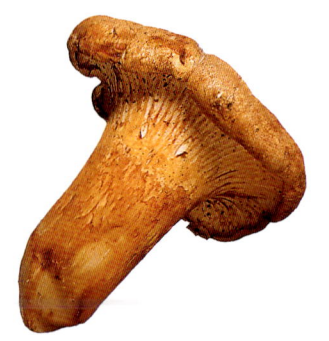

Omega-3-Fest

GEGRILLTE MAKRELE MIT KRÄUTERN

Ganz einfach, ganz schnell, ganz gut – und supergesund, weil die im Fisch enthaltenen Omega-3-Fette gut fürs Herz sind.

ZUBEREITUNG

Die Makrelen innen salzen, pfeffern, mit Olivenöl beträufeln, mit dem Fenchelkraut füllen; auf eine Alufolie setzen und auf den Grill legen; bei milder Hitze durchgaren lassen. Dazu passen sehr gut gegrillte Paprika.

ZUTATEN:

2	AUSGENOMMENE MAKRELEN
2	ZWEIGE FENCHELKRAUT
1	TL OLIVENÖL
	SALZ, PFEFFER

O Sole mio

PASTA MIT TOMATENSAUCE

Der unübertroffene Klassiker der deutschen Italiensehnsucht: Perfekt leicht ins Blut übergehende Kohlenhydrate. Hier serviert in einer der schlichtest-raffiniertesten Weise. Gut und schnell.

ZUBEREITUNG PASTA:

Nudeln ins kochende Salzwasser geben (kein Öl ins Wasser, wie ich es früher gemacht habe; die Nudeln nehmen dann die Sauce nicht mehr so gut auf, sagt mein Bruder. Es stimmt!); nach Herstellerangaben köcheln (meist rund 8 Minuten), je „al denter", je besser, da dann der glykämische Index niedriger ist; ins Sieb abschütten, aber nicht gänzlich abtropfen lassen.

ZUBEREITUNG TOMATENSAUCE:

Kleingeschnittenen Knoblauch im Olivenöl leicht anschwitzen, geviertelte (nicht geschälte!) Tomaten dazu, salzen, pfeffern, zehn Minuten leicht köcheln (nicht kochen!), so nach 5 Minuten die Hälfte des kleingezupften Basilikums dazu, kurz vor dem Servieren die restliche Hälfte; Pasta und Sauce mischen, Käse darüberstreuen, mit Basilikumzweig dekorieren – und von Italien träumen, was mit einem leicht kühlen roten Barbera aus dem Piemont noch leichter fällt.

ZUTATEN PASTA:

250	GRAMM HARTWEIZENGRIESSNUDELN
3	LITER WASSER
2	TL SALZ

ZUTATEN TOMATENSAUCE:

4	REIFE, SAFTIGE TOMATEN
2	KNOBLAUCHZEHEN
1	BUND BASILIKUM
1	EL OLIVENÖL
2	TL FRISCH GERIEBENER PARMESAN
	SALZ, PFEFFER

„Getrüffelte" Aubergine

AUBERGINE MIT SECHS FÜLLUNGEN

Immer wieder fasziniert bin ich von der dunkelvioletten Haut der Aubergine. Weniger fasziniert bin ich vom kulinarischen „Ertrag" der Frucht. Hier nun zwei ganz neue Arten, die Aubergine zu bereiten. Ich bin gespannt, was Sie davon halten.

ZUBEREITUNG:

Die Aubergine sechsmal quer im 1 cm-Abstand tief einritzen (aber nicht so tief, daß die Frucht auseinanderfällt). Und nun in jede Ritze jeweils eine der genannten Zutaten stecken. Also die Salbeiblätter in eine, die Kartoffelscheiben in eine und so weiter. Jeweils salzen, pfeffern, mit Olivenöl beträufeln; anschließend die getrüffelte Aubergine bei geschlossener Pfanne in Olivenöl stehend rund 20 Minuten bei leichter Hitze garen.

ALTERNATIVE: AUBERGINE AUF EINEM SALZBETT

Dieses Rezept hat mir Josef Bauer vom Adler in Rosenberg verraten: Er schneidet die Aubergine in nicht zu dicke Scheiben und legt sie in der Pfanne auf ein Bett aus grobem Salz, das er nicht zu stark erwärmt. Nach einigen Minuten entwickelt sich ein interessantes Aroma, das sich durch leichtes Pfeffern und vielleicht einen Tropfen Olivenöl pro Scheibe noch steigern läßt. Wenn zuviel Salz anhaftet, einfach vor dem Essen abstreifen.

ZUTATEN:

1	MITTELGROSSE AUBERGINE
10	SALBEIBLÄTTER
1	KNOBLAUCHZEHE
4	DÜNNE KARTOFFELSCHEIBEN
2	ARTISCHOCKENBÖDEN
5	DÜNNE SCHEIBEN VOM SOMMERTRÜFFEL
5	DÜNNE INGWERSCHEIBEN
1	EL OLIVENÖL
	SALZ, PFEFFER

Gaanz leicht! Gaanz toll!

DER ERSTE SPITZKOHL

Ein Gedicht: Der zarte Spitzkohl, der ab Ende Juni auf den Markt kommt. Wirklich ein kinderleichtes Rezept, und es schmeckt ganz toll.

ZUBEREITUNG:

Den Spitzkohl der Länge nach vierteln, Strunk möglicherweise entfernen. Den Kohl in 1 cm breite Streifen schneiden; den Kohl bei milder Hitze im Olivenöl andünsten, vielleicht ein wenig Wasser dazu, salzen, pfeffern; zum Schluß die Sahne dazu.

ZUTATEN:

1	KLEINER SPITZKOHL
1	EL OLIVENÖL
1	EL SAHNE
	FRISCH GERIEBENER MUSKAT
	SALZ, PFEFFER

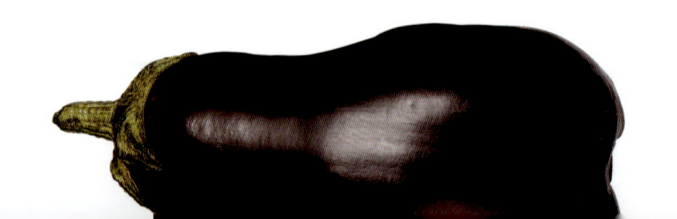

# Sugo Fratello D.

TOMATENSUGO NACH ART MEINES BRUDERS DIETER

ZUBEREITUNG:
Die einzelnen Knoblauchzehen der Länge nach in schmale Scheiben schneiden, die Tomaten vierteln; erst Knoblauch, dann die Tomaten in der großen Kasserolle im nicht zu heißen Öl andünsten; anschließend die grobgehackten Kräutern dazugeben, salzen, pfeffern; rund 2 Stunden köcheln, ab und zu umrühren.
Die Masse durchpassieren, etwa mit der „Flotten Lotte", anschließend noch einmal bei milder Hitze leicht konzentrieren.

Jetzt kommt der große Trick, den mein Bruder von einer italienischen Mama aus Sizilien hat: Den heißen Sugo in heiße Bügelflaschen (eine gute Gelegenheit, endlich einmal eine Kiste von dem tollen Appenzeller Hanfbier zu kaufen) bis obenhin füllen; sofort verschließen, ein Tuch über die Flaschen geben, damit sie ganz langsam abkühlen; so hält der Sugo dank uralter bäuerlicher Technik ganz ohne moderne Konservierungstechniken rund ein Jahr.

ZUTATEN:

10	KILO VOLLREIFE TOMATEN
2	BUND BASILIKUM
2	BUND GLATTE PETERSILIE
1	KNOLLE KNOBLAUCH
5	EL OLIVENÖL
1	EL SALZ
½	EL FRISCH GEMAHLENER PFEFFER

Steviös!

JOHANNISBEEREN, SAHNE UND STEVIA

Zugegeben, rote Johannisbeeren schmecken schon was herb. Deshalb hat meine Mutter immer Rahm (so heißt bei uns die Sahne) und Zucker drangemacht. Den Löffel Rahm lassen wir und statt dem Zucker nehmen wir einige in winzigste Stücke gehackte Stevia-Blätter.

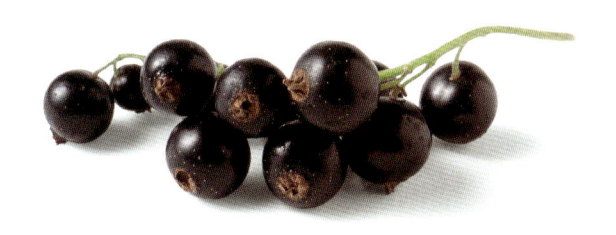

Eisenhart

VERBENE-LAVENDEL-THYMIAN-TEE

Es gibt Dinge, da frage ich mich, warum ich die erst so spät entdeckt habe. Dazu gehört die Verbene, auch Eisenkraut genannt – ein unvergleichlich pfeffrig-minziger Zitronenduft. Am besten selbst probieren.

ZUBEREITUNG:
Jeweils einen Zweig von den Kräutern möglichst frisch abschneiden und mit heißem Wasser überbrühen und zehn Minuten ziehen lassen.

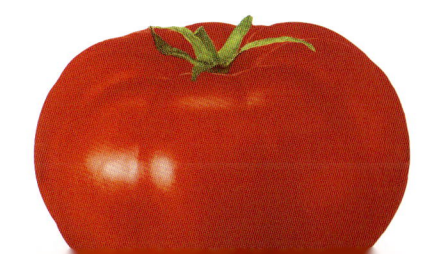

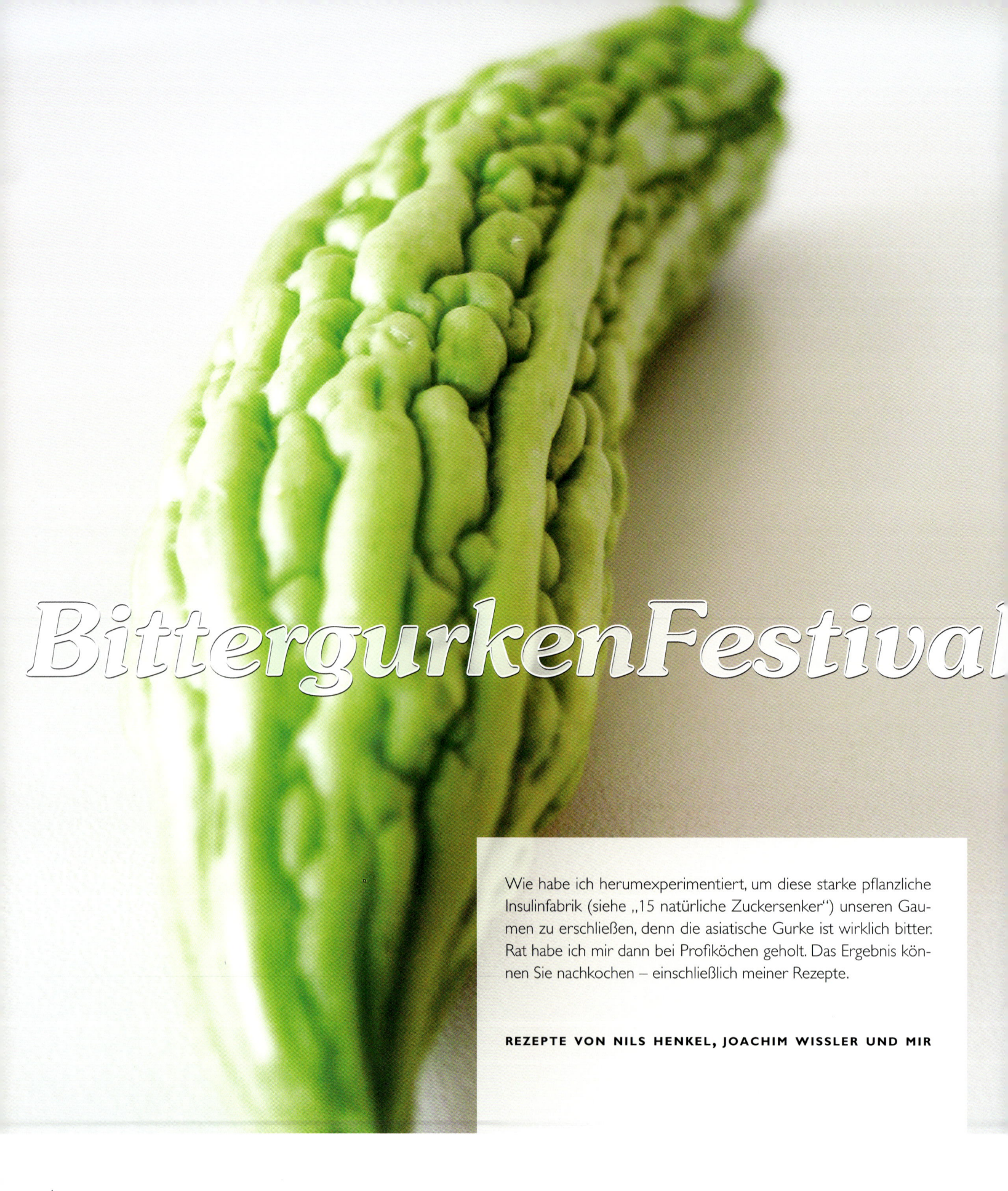

BittergurkenFestival

Wie habe ich herumexperimentiert, um diese starke pflanzliche Insulinfabrik (siehe „15 natürliche Zuckersenker") unseren Gaumen zu erschließen, denn die asiatische Gurke ist wirklich bitter. Rat habe ich mir dann bei Profiköchen geholt. Das Ergebnis können Sie nachkochen – einschließlich meiner Rezepte.

REZEPTE VON NILS HENKEL, JOACHIM WISSLER UND MIR

SOMMERREZEPTE

Drall und kalt

GURKENGAZPACHO MIT RUKOLA

Die bekannte Gurkensuppe mit einem asiatischen Akzent.

ZUBEREITUNG:
Gekühlte Gemüsebrühe, in Scheiben geschnittene Gurken (auch vorgekühlt), grobgehacktes Rukola, Koriander mit Salz, Pfeffer in den Pürierbecher, mixen, essen.

ZUTATEN:
- ½ LITER GEMÜSEBRÜHE
- 1 DRALLE DEUTSCHE GURKE (DAS SIND NICHT DIE SCHLANGENGURKEN, SONDERN DIE KLEINEN FESTEN.)
- ⅓ VON DEREN LÄNGE ALS BITTERGURKE, EIN BUND RUKOLA
- 1 KLEINER BUND FRISCHER KORIANDER SALZ, PFEFFER

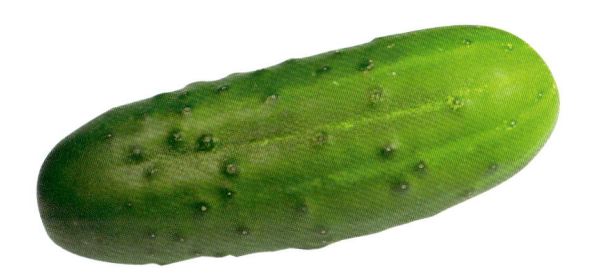

Mit Speck fängt man Bitterstoffe

BITTERGURKE MIT GURKE UND BAUCHSPECK

von Joachim Wissler

„Ein Gemüse, das hervorragend zu gegrilltem Lamm paßt", sagt Wissler. Er kann sich auch vorstellen, daß sich aus der Kombination Bitter-/Gartengurke ein klassisches Tsatsiki mit Joghurt, Knoblauch und vielen frischen Kräutern herstellen läßt.

ZUBEREITUNG:
Die Gurken in Würfel schneiden und mit Fleur de Sel einsalzen, Saft ziehen lassen. Olivenöl erhitzen, Gurken, die Knoblauchzehe im Ganzen dazugeben. Eine Scheibe geräucherter Bauchspeck dazu, was „ein angenehmes Aroma gibt und die Bitterstoffe einbindet", so Wissler. Zum Schluß in Streifen geschnittenes Koriandergrün dazu.

ZUTATEN:
- 1 GARTENGURKE
- ¼ VON DEREN LÄNGE ALS BITTERGURKE (ODER FÜR MUTIGE: EIN DRITTEL; MEHR WÜRDE JOACHIM WISSLER ABER NICHT NEHMEN, WEIL SONST DAS BITTERE ZU STARK ÜBERWIEGT.)
- 1 KNOBLAUCHZEHE, GESCHÄLT
- 1 SCHEIBE GERÄUCHERTER BAUCHSPECK
- 1 EL OLIVENÖL
  FLEUR DE SEL, PFEFFER
- 1 BUND FRISCHER KORIANDER

Joachim Wissler, der im Vendome in Bergisch-Gladbach arbeitet, liebt das hervorragende Grundprodukt, das er mit wenigen raffinierten Schritten veredelt – nachzuvollziehen an seinem Rezept für die asiatische Gurke.

Die Gurke hat den Koch so begeistert, daß er mich gefragt hat, wo es die gibt, weil er sie in seine Menues einbauen will. So muß es werden: Die guten Köche bauen die Zuckerbalancierer wie selbstverständlich ins Essen ein – schon haben wir das Natural Functional Food auf höchstem Genußniveau.

SOMMERREZEPTE

Gurke süß-bitter

BITTERGURKE MIT ZITRONEN-GRAS-VINAIGRETTE

von Nils Henkel

Der Chef des Restaurants „Dieter Müller", ebenfalls in Bergisch-Gladbach, fängt in seinem Carpaccio die bitteren Aromen durch die Süße der Stevia ein.

ZUBEREITUNG:

Zuerst die Vinaigrette, weil die was dauert: Zitronengras in feine Scheiben schneiden und mit Portwein, Noilly Prat und Wasser kurz aufkochen. Diesen Fond über Nacht ziehen lassen (er riecht am nächsten Morgen göttlich, ich hab´s probiert) und dann passieren und mit weißem Balsamico, Pinienkern- und Traubenkernöl vollenden, mit Salz, Pfeffer, den Stevia-Blättern abschmecken.
Nun die Bittergurke dünn aufschneiden (am besten mit der Aufschnittmaschine) und wie ein Carpaccio auf zwei Tellern anrichten. In der Mitte läßt sich ein Kräutersalat plazieren oder Tatar von rohen Jakobsmuscheln. Jedenfalls wird alles mit dem Fond mariniert; leicht einziehen lassen und mit frischen Koriander-Blättern garnieren.

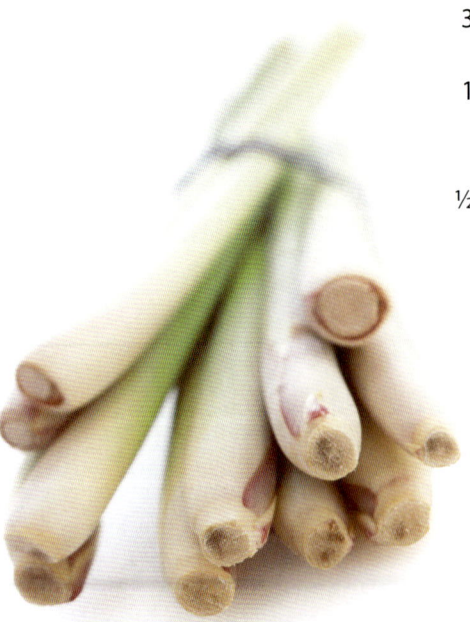

ZUTATEN:

- 1 BITTERGURKE

FÜR DIE VINAIGRETTE:

- 2 ZITRONENGRASSTANGEN
- 3 CL PORTWEIN, WEISS
- 3 CL NOILLY PRAT
- 5 CL WASSER
- 2 CL BALSAMICO, WEISS
- 2 CL PINIENKERNÖL (NILS HENKEL IST GANZ BEGEISTERT VON DIESEM ÖL, DAS ES BEI SPEZIALVERSENDERN WIE BOS FOOD GIBT.)
- 2 CL TRAUBENKERNÖL
  SALZ, PFEFFER,
- 3 KLEINSTGESCHNITTENE STEVIA-BLÄTTER
- 1 MESSERSPITZE GETROCKNETE UND GERIEBENE ZITRONENSCHALE
- ½ BUND KORIANDER

Jogger-Chutney

BITTERGURKEN MIT GRÜNEN TOMATEN

von Nils Henkel

„Das Rezept ist mir beim Joggen eingefallen", sagt mir Nils Henkel, der ein Marathonläufer ist. Wenn mir beim Joggen jedesmal so was Tolles einfallen würde, wäre ich nur noch auf der Piste.

ZUBEREITUNG:

Die Schalotte im Öl anschwitzen, die in kleine Stücke geschnittene Bittergurke und Tomaten dazugeben, leicht andünsten; mit dem Weißwein ablöschen und einköcheln; die Aniskörner zermörsern, mit den Stevia-Blättern dazugeben, salzen, pfeffern, weiterköcheln. Die Senfkörner blanchieren und mit Noilly Prat einkochen und fünf Minuten vor dem Garende dazugeben. Nach Bedarf mit dem Apfelpektin oder den Erdmandeln binden. Das Chutney paßt sehr gut zu gebratenem Fisch und Geflügel.

ZUTATEN:

- ½ BITTERGURKE
- 1 SCHALOTTE
- 1 EL SESAMÖL
- 3 GRÜNE TOMATEN (ES GIBT EINE SORTE, DIE WIRD NICHT ROT, SONDERN BLEIBT GRÜN.)
- 5 KLEINSTGESCHNITTENE STEVIA-BLÄTTER
- 1 EL WEISSER BALSAMICO
- 1 TL GRÜNE ANISKÖRNER
- 1 TL SENFKÖRNER
- 2 CL WEISSWEIN
- SALZ, PFEFFER
- APFELPEKTIN ODER ERDMANDELN ZUM BINDEN

Knofigurke

BITTERGURKENGEMÜSE MIT KNOBLAUCH

So, nach den großen Köchen mit ihren raffinierten Rezepten noch eine Varianten von mir.

ZUBEREITUNG:

Den kleingeschnittenen Knoblauch im Olivenöl andünsten, kleingeschnittene Gurke, Kohlrabi, dann den grob geschnittenen Blattspinat dazu; leicht andünsten, mit der Gemüsebrühe ablöschen, salzen, pfeffern, muskaten, zum Schluß kleingeschnittenen Borretsch, Dill darunterheben und sofort servieren. Mit Borretsch – und Dillstengeln garnieren.

ZUTATEN:

- 1 BITTERGURKE
- 3 KNOBLAUCHZEHEN,
- 1 EL OLIVENÖL
- ½ KOHLRABI
- 100 GRAMM FRISCHER BLATTSPINAT (MÖGLICHST KLEINE BLÄTTER)
- 1 DL GEMÜSEBRÜHE
- SALZ, PFEFFER, MUSKAT
- 2 ZWEIGE DILL
- 2 ZWEIGE BORRETSCH

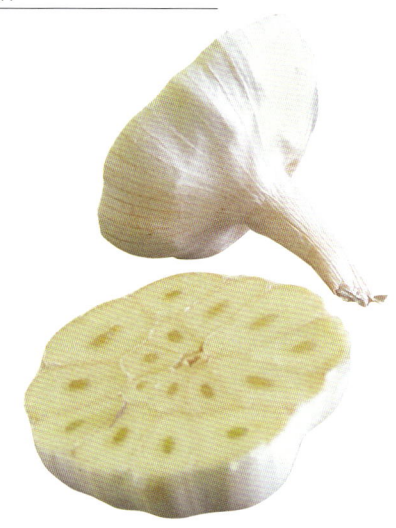

Herbst
EIN HALALI

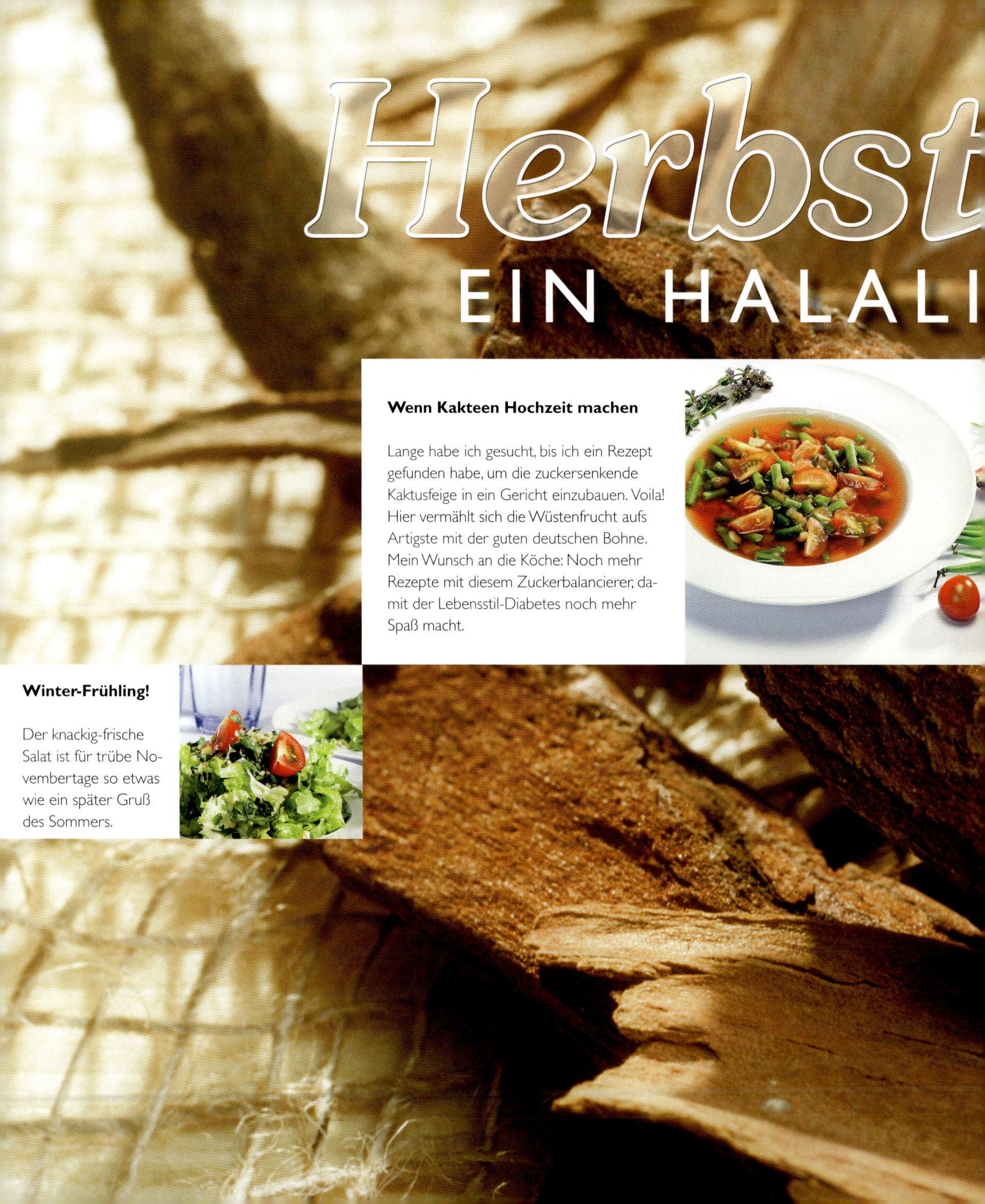

Wenn Kakteen Hochzeit machen

Lange habe ich gesucht, bis ich ein Rezept gefunden habe, um die zuckersenkende Kaktusfeige in ein Gericht einzubauen. Voila! Hier vermählt sich die Wüstenfrucht aufs Artigste mit der guten deutschen Bohne. Mein Wunsch an die Köche: Noch mehr Rezepte mit diesem Zuckerbalancierer, damit der Lebensstil-Diabetes noch mehr Spaß macht.

Winter-Frühling!

Der knackig-frische Salat ist für trübe Novembertage so etwas wie ein später Gruß des Sommers.

Menue
DEM DIABETES

WILDES WILD — TIEFE WERTE

Mein Herbstmenue mit Kaktusfeigensuppe, Hirschrücken, Wirsing, Topinamburpüree, Endiviensalat und Grüntee-Gefrorenem

Jawohl, auch Wild gehört bei mir zur Diabetes-Ernährung. Es paßt sogar hervorragend zu unserer Ur-Programmierung des Stoffwechsels, die wir bis heute haben – und die besagt, daß die vegetarische Ernährung aus Wurzeln, wilden Gemüsen, Beeren um das Fleisch wilder Tiere ergänzt wurde – wenn denn das Jagdglück gnädig war. So können wir dem Diabetes mit Wild ein Halali blasen – und all die anderen Produkte des Herbstes genießen, die Nüsse, die Maronen, den Topinambur – und natürlich die Trauben und den jungen Wein.

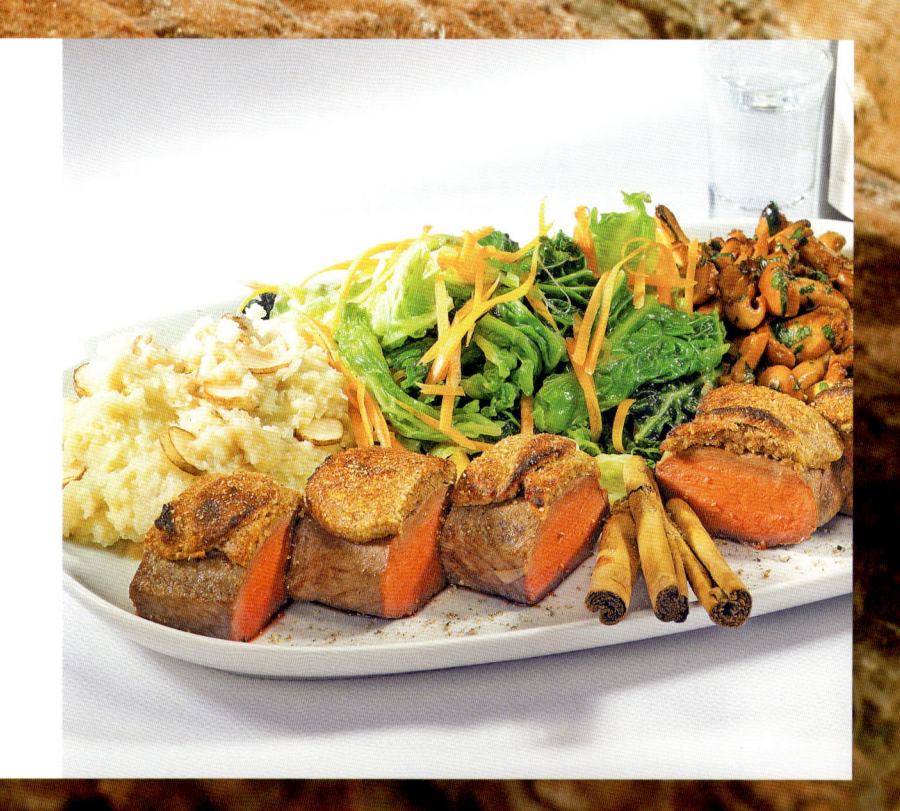

HERBSTREZEPTE

Schnaps zahlt heim

TOPINAMBURPÜREE

Zwei ganz geheimnisvolle Mittel, die´s dem Zucker heimzahlen, kennen die Bauern: Den Hefe- (gibt´s bei Winzern) und den Topinamburschnaps. Einen davon habe ich moderat dosiert in diesem Gericht untergebracht – den anderen können Sie ja im Anschluß trinken.

ZUBEREITUNG:

Die Topinamburen eventuell schälen (ich mache es nicht), kleinschneiden, zusammen mit dem Wasser rund 10 Minuten erhitzen, salzen, pfeffern; anschließend pürieren, die Butter, den Topinamburschnaps einrühren. Wer will, kann auch noch Trüffel darüberhobeln.

ZUTATEN:

400	GRAMM TOPINAMBUR
3	DL WASSER
1–2	CL TOPINAMBURSCHNAPS
30	GRAMM BUTTER
	SALZ, PFEFFER

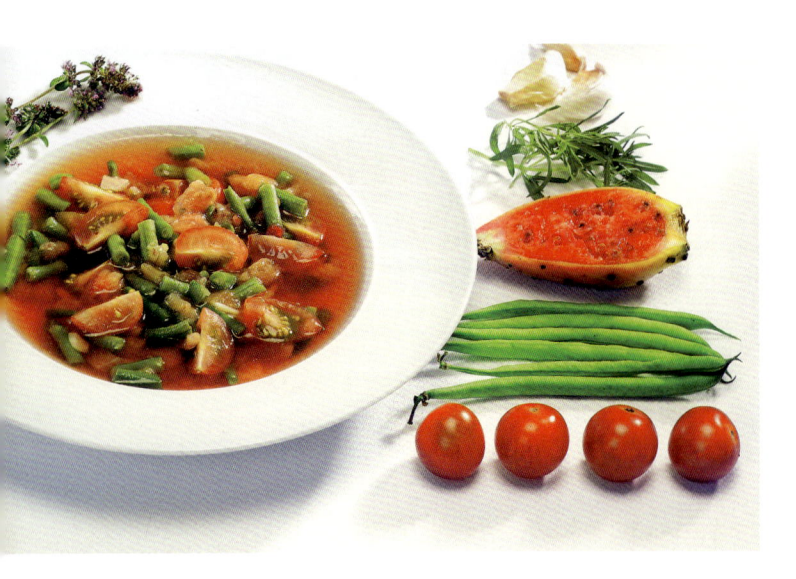

Dem Zucker die Stacheln zeigen!

GEMÜSESUPPE MIT KAKTUSFEIGE

Wieder mal ein Gericht, das viele Zuckerregulierer, die jetzt Saison haben, elegant versammelt: Kaktusfeige, Bohnen, Bohnenkraut, Knoblauch – auf dem Photo sind die Zutaten übrigens in den Proportionen angeordnet, wie sie in der Suppe sind.

ZUBEREITUNG:

Die Kaktusfeigen häuten (extrem vorsichtig sein bei selbstgesammelten, etwa in Spanien, ich hab mal tagelang mit den Stacheln gekämpft), in Stücke schneiden; die Bohnen im Salzwasser kurz blanchieren, mit kaltem Wasser abschrecken; Bohnen, Kaktusfeigen, kleingeschnittene Tomaten mit dem kleingeschnittenen Knoblauch, dem Bohnenkraut im Olivenöl andünsten, anschließend mit der Gemüsebrühe auffüllen und köcheln lassen; zum Schluß den Käse darüberreiben und mit frischem Bohnenkraut dekorieren.

ZUTATEN:

½	LITER GEMÜSEBRÜHE
100	GRAMM KAKTUSFEIGEN
200	GRAMM BOHNEN
200	GRAMM TOMATEN
2	EL OLIVENÖL
2	ZWEIGE BOHNENKRAUT,
30	GRAMM PARMESAN
1	CHILLISCHOTE
2	KNOBLAUCHZEHEN
	SALZ, PFEFFER

WÜSTE ZU WÜSTE
2008ER
GUTEDEL MÜLLHEIMER REGGENHAG
VON HERMANN DÖRFLINGER

Eine der ältesten Rebsorten der Welt ist der Gutedel. Er stammt aus den heißen Wüstentälern des vorderen Orients – genauso wie die Wüstenpflanze Kaktus. Eine ideale Voraussetzung für ein harmonisches Duett von Essen und Trinken. Bei Hermann Dörflinger ist die Hauptsorte des sonnenverwöhnten Markgräflerlandes mit 1 Gramm Restzucker wunderbar trocken, und der Wein hat auch nur angenehme 11,5 Prozent Alkohol.

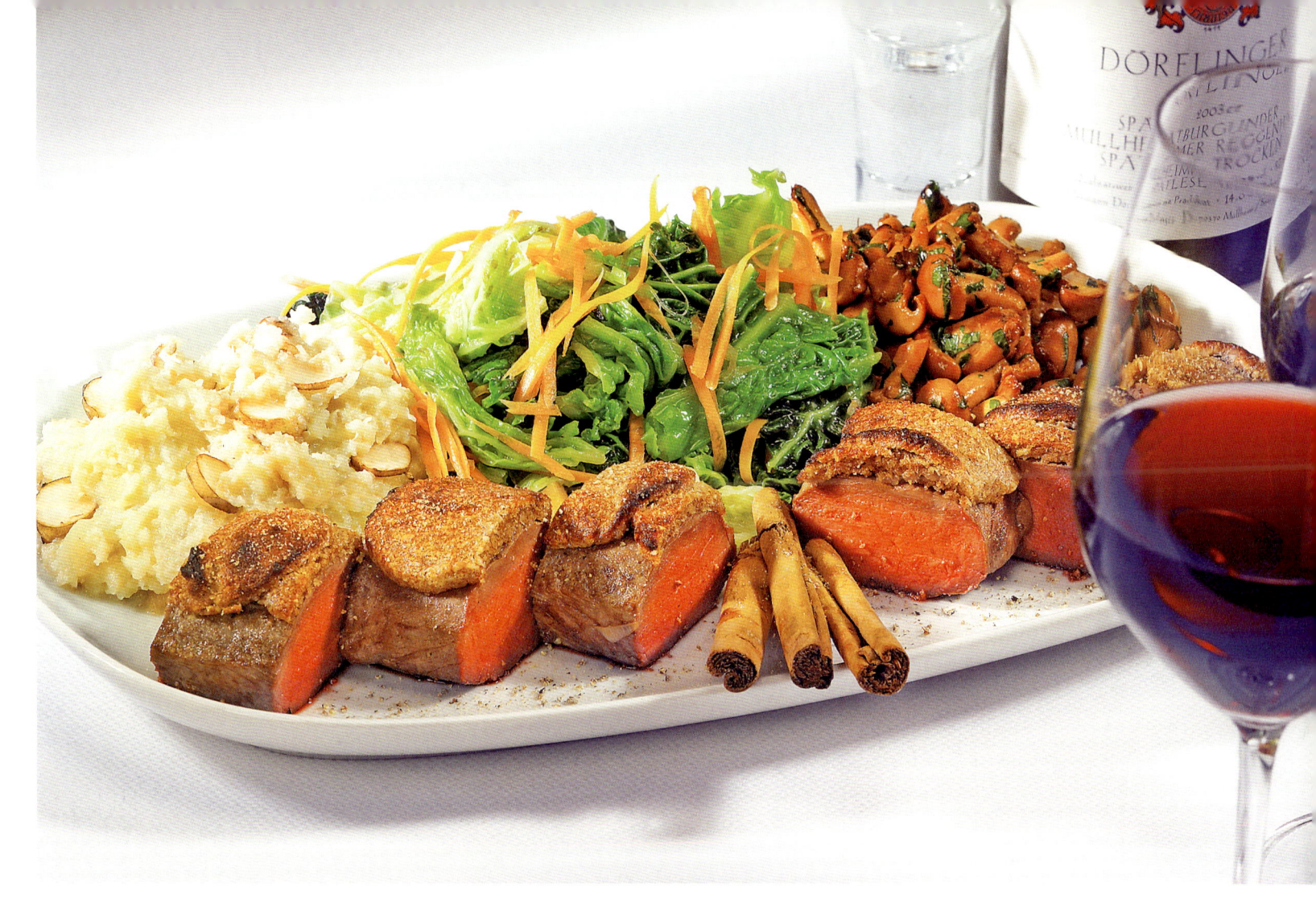

Bambi mit Walnußhütchen

REHRÜCKEN MIT ZIMT-WALNUSS-KRUSTE

Wild muß wild sein. Eine Selbstverständlichkeit? Leider nicht, häufig wird es in eingezäunten Gattern gehalten – und das Fleisch kann dann nicht die typische Kraft und Vitalität entfalten. Der Rehrücken, den Sie hier sehen, stammt von einem geschossenen Tier. Dafür verbürgt sich der Koch Thomas Linke, der den Rücken besorgte und die schöne Zimtkruste kreierte. Eine absolut zuverlässige Adresse für frisches Wild: Hans Georg Rochow in Köln.

ZUBEREITUNG:

Das Fleisch salzen, pfeffern und in einer Pfanne mit heißem Öl anbraten. Im vorgeheizten Backofen bei 160 Grad zirka 9-10 Minuten je nach Dicke rosabraten. Vorsicht: Sobald der Rücken ganz durch ist, wird er schnell zäh. Wenn ich nicht ganz sicher bin, schneide ich lieber ein kleines Stück ab oder steche vorsichtig in das Fleisch und schaue, ob noch Blut herauskommt. Anschließend in Alufolie gepackt einige Minuten ruhen lassen.

So wird die Zimtkruste gemacht: Die zimmerwarme Butter, die Eigelbe mit dem Mixer in einer Schüssel aufschlagen, salzen, pfeffern. Dann das Walnußmehl und den Zimt untermengen.

Die Zimtkruste auf den Rücken streichen, im Grill überbacken. Anschließend die Pfifferlinge darumlegen und mit dem Wirsing und dem Topinamburpüree servieren.

ZUTATEN:

300	GRAMM FRISCHES REHRÜCKENFILET
20	ML SPEISEÖL
100	GRAMM PFIFFERLINGE
½	SCHALOTTE
	SALZ, PFEFFER AUS DER MÜHLE

FÜR DIE ZIMTKRUSTE

70	GRAMM BUTTER
60	GRAMM FRISCHE WALNÜSSE, GEMAHLEN
40	GRAMM ERDMANDELFLOCKEN
2	EIGELB
10	GRAMM ZIMT, GEMAHLEN
	SALZ, PFEFFER AUS DER MÜHLE

HERBSTREZEPTE

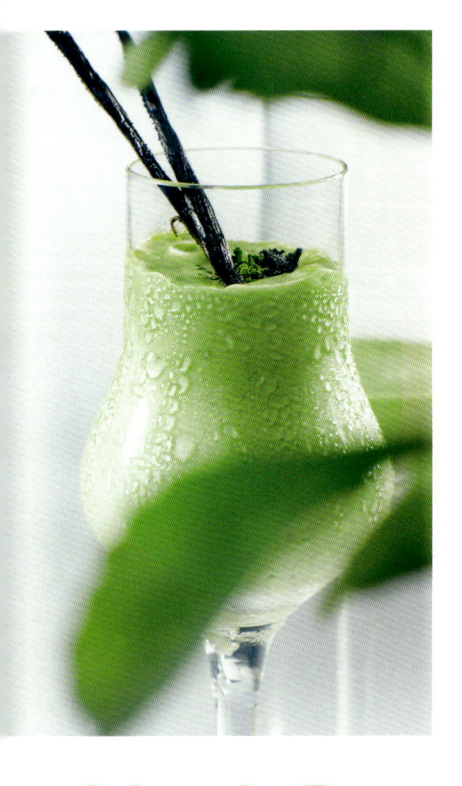

Match-Point

GEFRORENES AUS GRÜNTEE-MATCHA

Ganz einfach, ganz schnell, heißt so ein Gericht in den Essenszeitschriften. Ich ergänze für meine Kreation: Ganz gut, ganz gesund.

ZUTATEN:

1	DL SAHNE
2	TL MATCHA (GRÜNTEEPULVER; DAS IST MIT DER TEUERSTE GRÜNE TEE, DESHALB FÜR DAS EIS EINE PREISWERTE VARIANTE WÄHLEN.)
2	EL HEISSES WASSER
1	EIGELB
1	EIWEISS
3	STEVIA-BLÄTTER (FALLS SIE KEIN STEVIA BEKOMMEN, NEHMEN SIE EIN WENIG FRUCHTZUKKER)

ZUBEREITUNG:

Matcha mit dem 60 Grad warmen Wasser zu einer schaumigen Masse schlagen; Eigelb und kleingeschnittene Stevia in der Masse aufschlagen; zuerst das Eiweiß, dann die Sahne steifschlagen; beides unter die Masse ziehen; drei Stunden gefrieren, dabei dreimal durchrühren, damit das Stevia-Aroma gut durchzieht und damit die Masse gleichmäßig fest wird – oder in die Eismaschine.

Tip: Spaßeshalber habe ich während des Ausprobierens dieses Gefrorene auch einmal mit frischer Minze statt mit Matcha zubereitet – schmeckt auch gut!

Doppelpack

WIRSING MIT MÖHREN

Zwei Gemüse, die sich ideal ergänzen und gut zum Reh passen.

ZUBEREITUNG:

Die feingeschnittene Schalotte in Öl anschwitzen; die in 1 cm dicke Scheiben geschnittenen Möhren und den in schmale Streifen geschnittenen Wirsing dazugeben; mit Gemüsebrühe oder Wasser ablöschen, salzen, pfeffern, muskaten und rund 15 Minuten köcheln lassen.

ZUTATEN:

200	GRAMM WIRSING
200	GRAMM MÖHREN
1	SCHALOTTE
	SALZ, PFEFFER
1	EL OLIVENÖL
	MUSKATNUSS,
	EIN WENIG GEMÜSEBRÜHE ODER WASSER

KRAFTPAKET

2007ER

SPÄTBURGUNDER SPÄTLESE

VON HERMANN DÖRFLINGER

Ein besonders gelungenes Ergebnis des Superjahrgangs: Der Spätburgunder vom Müllheimer Reggenhag. Der kraftvolle Wein (13 Prozent, trotzdem 1,5 Gramm, trocken) gewinnt noch mehr, wenn er eine runde Stunde vor dem Essen bereits geöffnet wird. Ich trinke die Spätburgunder aus Baden, die ich zu den besten Roten Deutschlands zähle, relativ kühl.

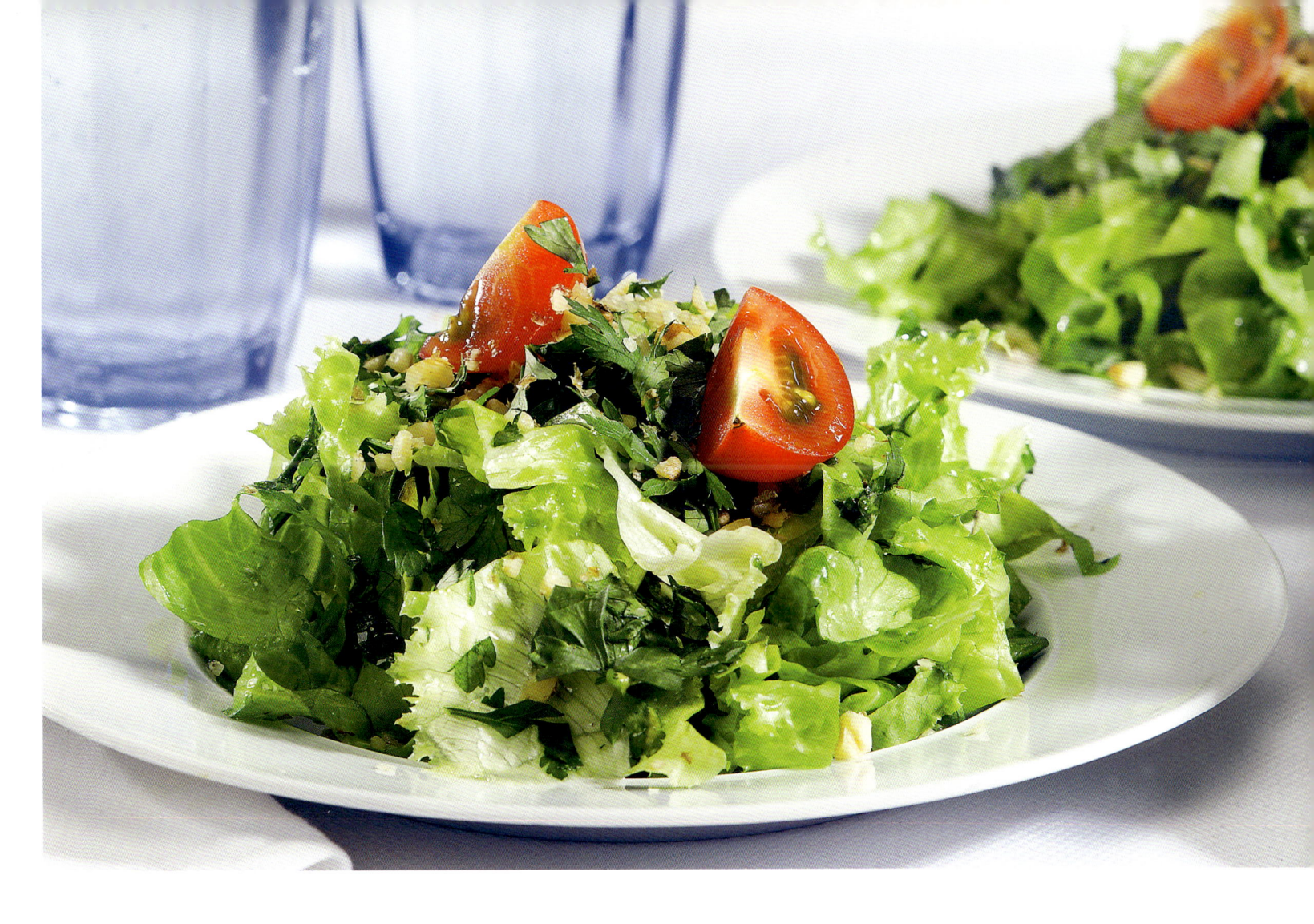

Scharfer Herbst

ENDIVIENSALAT MIT JUNGEN WALNÜSSEN

So wie ich mich auf den Kopfsalat im Frühling freue, so freue ich mich auf den Endiviensalat im Herbst, den ich knackig-scharf anmache.

ZUBEREITUNG:
Den Salat in Streifen schneiden und in die Marinade aus Öl, Balsamico, Salz, Pfeffer, Senf, geschnittenem Knoblauch und Petersilie geben. Zum Schluß mit ausgebrochenen, gehackten Walnüssen bestreuen.

ZUTATEN:

1	HALBER ENDIVIENSALAT (ES KANN AUCH EIN FRISEE SEIN.)
3	KNOBLAUCHZEHEN
½	BUND GLATTE PETERSILIE
1	EL OLIVENÖL
1	TL BALSAMICO
½	TL SCHARFER SENF
	SALZ, PFEFFER
2	EL WALNÜSSE, FRISCH GEKNACKT

Achtung! Alle Rezepte sind für zwei Personen. Es wurde bewußt auf Nährwertangaben verzichtet. Lesen Sie dazu auch das Vorwort.

HERBSTREZEPTE

So schön geht der Herbst weiter:

Bete at it's best

ROTE BETE MIT WACHTEL-EI UND MEERRETTICH

von Heinz Winkler

Bravo Heinz Winkler! Daß einer der ganz Großen der Küche, Heinz Winkler, einmal ein Buch schreibt „Heilpflanzen für Genießer" und das auch noch im Medizinverlag Haug herausbringt, ist vorbildlich. Die Heilpflanzen werden von einem Arzt ausführlich mit ihren medizinischen Wirkungen beschrieben. Ich halte es für eminent wichtig, daß sich gerade auch die Vordenker der Küche den immer noch von vielen verschmähten einfachen Zutaten (in seinem Buch haben Brennesseln, Eisenkraut, Sauerklee tragende Auftritte) widmen – und hoffentlich diese Gericht auch in ihren Restaurants servieren. Ein Rezept mit Meerrettich und Rote Bete.

ZUTATEN:

2	KNOLLEN ROTE BETE
1	EL BUTTER
1	EL ROTWEINESSIG
1	EL HIMBEER-ESSIG
25	ML GEFLÜGELFOND
1	HALBE STANGE MEERRETTICH
5	WACHTELEIER
½	BUND BLATTPETERSILIE

ZUBEREITUNG:

Die Rote Bete in Salzwasser kochen, herausnehmen, schälen und abkühlen lassen. Danach in gleichmäßige Streifen schneiden und in Butter ansautieren. Mit den Essigen ablöschen und den Geflügelfond dazugeben. Etwas köcheln lassen und nochmal abschmecken. Die Wachteleier öffnen und in Essigwasser pochieren, bis sie wachsweich sind.

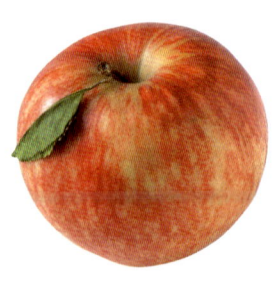

Die warme Rote Bete mit Saft auf den Tellern anrichten, mit der Petersilie und Wachteleiern belegen und den Meerrettich frisch darüberreiben.

TIP: Ich habe Heinz Winkler gefragt, ob auch andere Eier als die von der Wachtel gehen: „Natürlich, Sie können auch normale nehmen, achten Sie nur darauf, daß sie wachsweich bleiben."

Es herbstelt

APFEL-MOLKE-SUPPE

Herbst pur: Frische, vitale Äpfel, vollreife Kürbisse – das Leben ist schön!

ZUBEREITUNG:

Die kleingeschnittene Schalotte im Öl andünsten, die gewürfelten Äpfel dazu; mit dem Apfelsaft ablöschen, rund 5 Minuten weichdünsten; das Ganze pürieren; anschließend die Molke angießen und leicht köcheln, salzen, pfeffern; Kürbis in kleine Würfel schneiden, im Kürbiskernöl in der Pfanne anrösten, anschließend in die fast fertige Suppe geben; die Minze kleinschneiden, in die Suppe geben, servieren.

ZUTATEN:

300	GRAMM STREUOBSTÄPFEL
1	KLEINE SCHALOTTE
20	GRAMM BUTTER
1	DL NATURTRÜBER APFELSAFT
100	GRAMM KÜRBIS
1	TL KÜRBISKERNÖL
3	DL FERTIGE SAUERMOLKE
1	ZWEIG FRISCHE MINZE, SALZ, PFEFFER

HERBSTREZEPTE

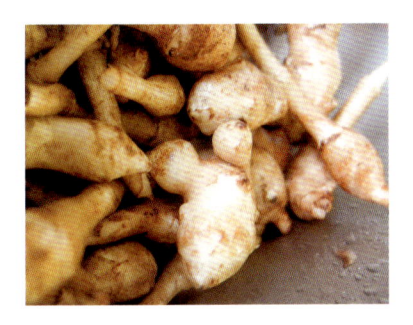

Zögerlich

TOPINAMBURSUPPE MIT
BOCKSHORNKLEE

Immer wieder Topinambur. Ja, ich möchte dieses fälschlicherweise als Süßkartoffel bezeichnete Gemüse populär machen. Denn sein resorptionsverzögerndes Inulin ist ideal für den Blutzucker.

ZUBEREITUNG:
Gewürfelte Schalotte im Öl anschwitzen, dann die gewaschenen, in Streifen geschnittenen (ich schäle sie nicht) Topinambure, das Lorbeerblatt ebenfalls kurz anschwitzen, mit der Gemüsebrühe auffüllen; zehn Minuten köcheln lassen; Bockshornkleesamen in ein wenig Leinsamenöl in der Pfanne leicht anrösten, in die Brühe geben, salzen, pfeffern, mit Leinöl aromatisieren; das Ganze pürieren.

Das Ei, den Quark mit dem Schneebesen aufschlagen; darüber die nicht kochende Suppe geben, sofort mit gezupften Korianderblättern servieren.

ZUTATEN:
200	GRAMM TOPINAMBUR
1	SCHALOTTE
1	EL OLIVENÖL, ETWAS LEINÖL
1	GEWÜRZNELKE
1	LORBEERBLATT
2	STENGEL KORIANDER
½	LITER GEMÜSEBRÜHE
2	TL BOCKSHORNKLEESAMEN
1	EL QUARK
1	EI

Falscher Kuchen und echter Regenbogen

WALNUSSWAIE MIT
PAPRIKA-BELAG

Waie (richtig geschrieben: Wähe, aber das klingt schrecklich), so heißen bei uns die Kuchen mit den dünnen Hefeböden, die gar keine Kuchen sind. Meine Waie hat einen originellen Teig mit Walnüssen; der Belag versammelt rote, grüne und gelbe Paprikas – die Farben des Regenbogens eben.

ZUBEREITUNG BODEN:
Mehl, Erdmandelflocken, Hefe, Salz mischen, das Öl dazu; mit den Händen (das geht in die Finger, ich weiß) einen Teig kneten. Ca. eine Stunde an einem warmen Ort gehenlassen; anschließend auf Mehl zu einem dünnen Teig ausrollen; im vorgeheizten Backofen bei 180 Grad etwa 10 Minuten vorbakken, nach dem Belegen noch rund 3 Minuten fertigbacken.

ZUBEREITUNG BELAG:
Die Schalotte kleinschneiden, im Öl andünsten. Die Paprika in kleinste Würfel schneiden, so wird sie bekömmlicher (ein Trick meines Bruders), zu den Schalotten geben, salzen, pfeffern, ein Schuß Rotwein. Cirka 5 Minuten bei geschlossenem Deckel ziehen lassen, dann auf die vorgebackene Waie legen, erst jetzt den Bockshornklee drüberstreuen und die Waie in 3 Minuten fertigbacken.

Bin gespannt, wie Ihnen das schmeckt. Könnte ja glatt auch als Pizza durchgehen.

ZUTATEN BODEN:
150	GRAMM DINKELMEHL
50	GRAMM ERDMANDELFLOCKEN
½	TL BIOHEFE
½	TL SALZ
150	ML WARMES WASSER
2	EL WALNUSSÖL
50	GRAMM GEHACKTE WALNÜSSE
	MEHL ZUM AUSROLLEN

ZUTATEN BELAG:
JE 1	ROTE, GRÜNE, GELBE PAPRIKA
1	SCHALOTTE
1	HANDVOLL GEKEIMTER BOCKSHORNKLEE
1	TL WALNUSSÖL
	SALZ, PFEFFER

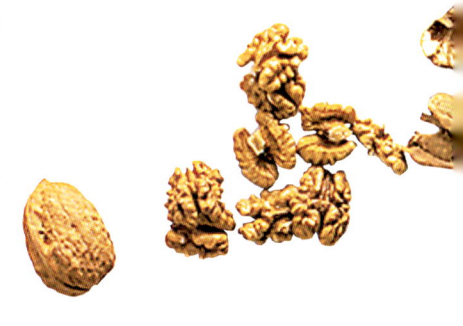

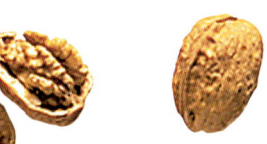

ZimtFestival

Wer nach Zimtrezepten sucht, wird meist nur in der Süßecke („Weihnachtsgewürz") fündig. Doch der Zuckersenker, der neben dem Bockshornklee eine wichtige Komponente des Currys ist, läßt sich auch anders einsetzen. Bei uns noch neu, in der Ayurveda-Küche seit Jahrtausenden gebräuchlich. Ein weiteres Rezept mit Zimt haben Sie ja bereits gelesen, das Reh mit Zimtkruste.

MIT REZEPTEN VON ANDREE KÖTHE UND MIR

Nur ein Tropfen
CHINAKOHL MIT ZIMTÖL

Das fügt sich ja gut: Der Kohl aus China (auch wenn meiner vom Demeter-Gut Bollheim kam) und der Zimt aus China, verstärkt durch einen Tropfen Zimtöl.

ZUBEREITUNG:

Die Schalotte im Öl zum Schwitzen bringen, den in Streifen geschnittenen Kohl dazugeben, kurz anbraten. Wenig Wasser dazugeben, rund 10 Minuten langsam köcheln. Dabei salzen, pfeffern, muskaten; den Zimt, das Zimtöl, den Lavendel und zum Schluß die Saure Sahne zugeben. Als ich das Gericht gekocht habe, streute ich noch einige gekeimte Sprossen vom bockigen Klee dazu. Natürlich ein ausgezeichnetes Gericht für den Wok.

ZUTATEN:

1	KLEINER CHINAKOHL
1	SCHALOTTE
1	EL OLIVENÖL
1	HALBE STANGE CASSIA-ZIMT (DER AUS CHINA)
1	TROPFEN ZIMTÖL AUS DER APOTHEKE (ABER WIRKLICH NUR EIN TROPFEN)
10	KLEINGESCHNITTENE LAVENDELBLÄTTER
1	EL SAURE SAHNE
	SALZ, PFEFFER AUS DER MÜHLE, MUSKAT FRISCH GERIEBEN

Trio Integrale

MAKRELE MIT TOMATEN UND ZIMT

von Andree Köthe

Speziell für dieses Buch hat der Magier der Gewürzküche in Deutschland, Andree Köthe vom Essigbrätlein in Nürnberg, dieses raffinierte Gericht komponiert, wo der Zimt endlich einmal außerhalb der Süßküche vorkommt. Vor allem hat er meinem Wunsch entsprochen, reichlich Zimt einzusetzen. Nur eine Vorahnung kann dieses Gericht auf den schier unfaßbaren Variantenreichtum der Aromen im Essigbrätlein geben. Ich jedenfalls war schlicht begeistert – und ich war begeistert von der mitreißenden Art von Andree Köthe, der seit über 10 Jahren sein kleines Restaurant in der Nürnberger Altstadt erfolgreich führt. Achtung: Das ist ein Rezept für Geübte!

Essigbrätlein, Weinmarkt 3, 90403 Nürnberg, Tel.: 0911/22 51 31

ZUBEREITUNG:

Die Makrelen ausnehmen, säubern und filetieren. Die Gräten mit dem Öl eine halbe Stunde köcheln und 2 Stunden ziehen lassen. Das Öl durch ein Sieb gießen und das für das Gericht nicht gebrauchte in einem Glas mit Deckel aufbewahren.

Den Blumenkohl feinschneiden, mit der Sahne und gleicher Menge Wasser weichkochen, pürieren, durch ein Sieb streichen und abschmecken. Den Zimt in kleine Stücke brechen und in einer Pfanne ohne Fett langsam anrösten, anschließend in einer Kaffeemühle mahlen.
Bei den Tomaten den Stiel herausschneiden, sehr kurz blanchieren, abschrecken, die Haut abziehen. Die Tomaten halbieren, mit einem Teelöffel vorsichtig das Kerngehäuse herausholen und in eine kleine Schüssel geben.

Etwas von dem selbsthergestellten Makrelenöl auf ein kleines Backblech geben, die Makrelen mit der Hautseite nach unten auf das Öl geben, leicht würzen und bei 160 Grad im Backofen circa 1 Minute garen, auf die Fleischseite wenden und nochmals 1 bis 2 Minuten glasig nachgaren. Die Tomatenkerne mit etwas Salz, Pfeffer und dem Zimtöl abschmecken. Die Makrele mit dem selbstgemahlenen Zimt, Salz, Pfeffer würzen und mit der Blumenkohlcreme und den Tomatenkernen anrichten.

Tip: Andree Köthe läßt nichts untergehen: Die Tomatenfilets, die für dieses Gericht nicht gebraucht werden, trocknet er mit Thymian, Knoblauch, Salz, Pfeffer und Zimtstange bei 70 Grad circa 2 Stunden im Ofen und bewahrt sie dann mit etwas Olivenöl in einem Glas kühl auf.

Meine Erfahrung: Ich habe dieses Gericht nachgekocht und bin begeistert davon. Allerdings hatte ich nur die Filets, konnte also aus den Gräten kein Fischöl herstellen. Aber mit Olivenöl ging das Anbraten auch. Vorsicht wirklich bei dem Zimtöl, das ist schon sehr intensiv – lieber ein paar Tropfen weniger. Den Blumenkohl, der als Gegenspieler zu dem intensiven Zimtgeschmack sehr wichtig ist, habe ich übrigens mit Lavendel aromatisiert. Schmeckt sehr gut.

ZUTATEN:

1	KLEINERE MAKRELE ZU 250 GRAMM
1	KLEINE KASSIA-ZIMTSTANGE (DAS IST ZIMT AUS CHINA, DER DUNKLER, KRÄFTIGER ALS DER CEYLON-ZIMT IST.)
5	CL SONNENBLUMENÖL
4	KLEINE TOMATEN
5-10	TROPFEN ZIMTÖL (GIBT ES IN DER APOTHEKE; ABER ACHTUNG: ES IST SEHR KONZENTRIERT. DER WARNHINWEIS AUF DER PACKUNG BEZIEHT SICH AUF DEN DIREKTEN HAUTKONTAKT, IM GEKOCHTEN ZUSTAND GIBT ES KEIN PROBLEM.). ODER SIE NEHMEN EINEN TL VON DEM ZIMTÖL, DAS ANDREE KÖTHE AUS KASSIA-ZIMT MIT SONNENBLUMENÖL SELBST HERSTELLT. (KANN BEI IHM BESTELLT WERDEN: 0,2 LITER KOSTEN 6 EURO)
50	GRAMM BLUMENKOHL
5	CL SAHNE

„Hanswurst"

SPEZIALWURST MIT SELBSTGEMACHTEM KETCHUP UND TURBO-CURRY

ZUTATEN KETCHUP:

- 1 PFUND VOLLREIFE TOMATEN, GEVIERTELT
- 100 GRAMM GETROCKNETE TOMATEN, IN STREIFEN GESCHNITTEN
- 2 EL OLIVENÖL
- 4 CL BALSAMICO. JA, ICH WEISS, DA IST MIT AUSNAHME DER ALLERTEUERSTEN IMMER EIN WENIG ZUCKER DRIN. ABER EIN WENIG SÜNDE MUSS SEIN.
- 4 CL ROTWEIN
- 2 KNOBLAUCHZEHEN
- 1 SCHALOTTE, BEIDES KLEINGEHACKT
- 5 STEVIA-BLÄTTER, IN FEINSTE STREIFEN GESCHNITTEN
- 1 GEWÜRZNELKE
- 2 PIMENT-KÖRNER
- 1 LORBEERBLATT

CHILLI, STERNANIS SALZ, MUSKAT, PFEFFER. SEHR GUT PASST DAZU SZECHUAN-PFEFFER, DER AUF DER ZUNGE „KRISPELT". EIN KLEINER TRICK BEI DEM SZECHUAN-PFEFFER: IHN IN DER PFANNE LEICHT ANRÖSTEN, SO ENTFALTET SICH DER LEICHT SÜSSLICHE GESCHMACK NOCH BESSER.

Seit Jahren bin ich auf der Suche nach einer Currywurst, die schmeckt und die gesund ist – auch weil im Curry die beiden Zuckersenker Bockshornklee und Zimt vorkommen. Hier das Ergebnis meines „Natural Functional Foods": Ich bin gespannt auf Ihr Urteil.

DIE WURST: MIT SCHMACKES

Natürlich können Sie eine ganz normale Wurst nehmen, die hat dann im Schnitt so rund 30 Prozent Fett. Mit dem Landmetzger Martin Senn habe ich mich hingesetzt – und wir haben eine Spezialwurst entwickelt, die „Hanswurst".

Nicht einmal zehn Prozent Fett hat die „Hanswurst" – und trotzdem steckt sie voller Geschmack dank eines ausgeklügelten Rezeptes, nämlich einer Mischung aus je 50 Prozent selbstgeschlachtetem Rind- und Schweinefleisch, größtenteils aus dem Schwarzwald stammend. Das Fett ist teilweise durch Wasser ersetzt, plus der für Diabetiker besonders zuträglichen „Stärke" Inulin. Der Clou: In die Wurst haben wir gerösteten Bockshornklee gemischt. Sie werden erstaunt sein, wie der leicht nussige Geschmack des Klees der herzhaften Wurst den letzten Kick verleiht.

Die im Naturdarm gelieferte Wurst ist rund drei Wochen haltbar. Am besten lassen Sie sie im Wasser rund 15 Minuten bei 70 Grad ziehen.

Die „Hanswurst" können Sie bestellen. Sie wird im vakuumierten Viererpack geliefert und kostet 5 Euro (+ Versand).

Zusätzlich bieten wir Ihnen an: Den Viererpack „Hanswurst", plus eine selbstgemachte Iß-Leicht-Lyoner (es ist eine ähnliche Mischung wie die „Hanswurst" mit feinerem Geschmack und ohne Bockshornklee) sowie 200 Gramm Bergthymian-Schinken (fein aufgeschnitten), bei dem Martin Senn den Schinken trocken gesalzen hat (und nicht, wie es oft geschieht, das Salz injiziert hat). Auch hier ist mit dem Thymian aus Griechenland ein natürlicher Entzündungshemmer in der Nahrung. Dieses Set kostet 15 Euro + Versand.

Landmetzgerei Senn
Martin Senn, Hauptstraße 28,
79591 Eimeldingen
Tel.: 07621/62598, Fax: 07621/6060,
www.partyservice-senn.de
info@partyservice-senn.de

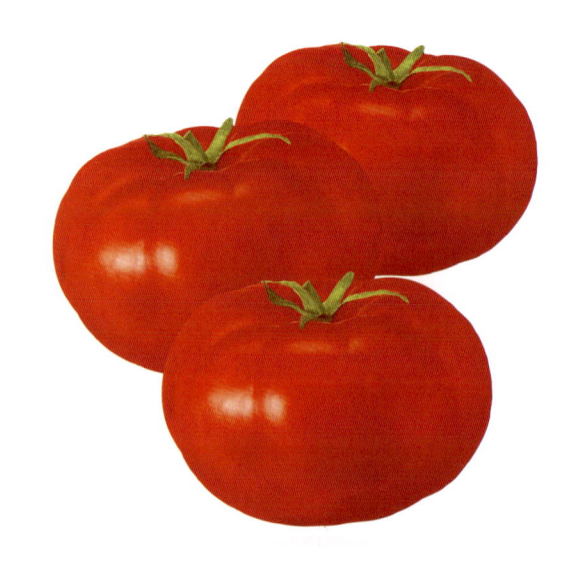

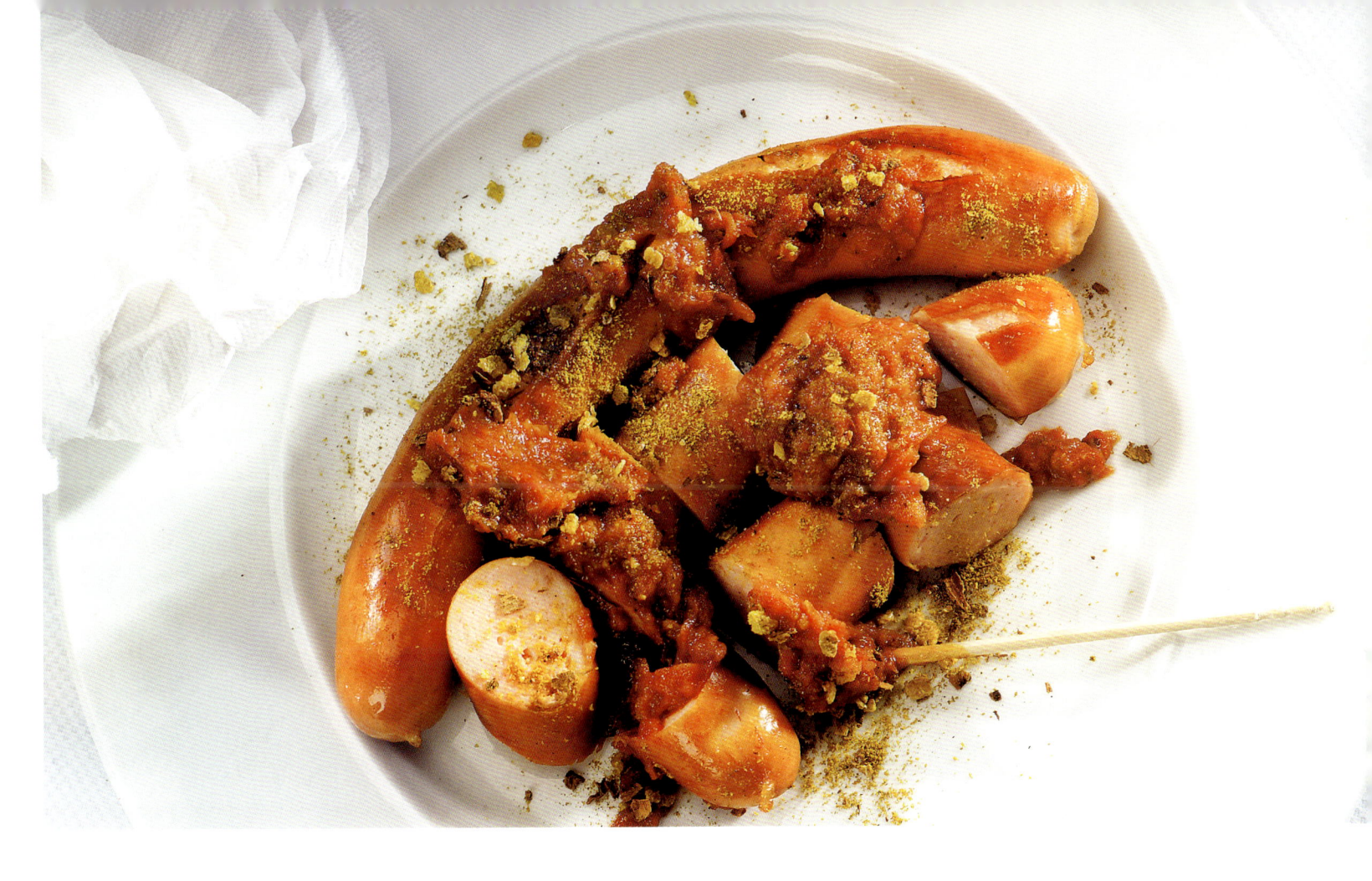

DER CURRY: MIT VERSTÄRKER

Nehmen Sie einen halben Teelöffel Curry pro Wurst. Von Natur enthalten die meisten Currys Bockshornklee, aber sie können diesen Effekt noch mit einem kleinen Trick verstärken: Rösten Sie in der Pfanne einen halben TL Bockshornkleesamen und einen halben TL zerbröselte Ceylon-Zimtstange. Mahlen Sie beides in der Kaffeemühle und mischen es mit drei Teelöffel Curry – und schon ist der Turbolader fertig.

DER KETCHUP: MIT STEVIA

Ketchup ist im Prinzip sehr gesund, weil er zum größten Teil aus gekochten Tomaten besteht – und dieser Garprozeß führt dazu, daß der immunstärkende rote Farbstoff Lycopin vom Körper besser aufgenommen werden kann. Allerdings enthalten viele industrielle Ketchups große Mengen Zucker, teilweise über 30 Prozent, was den Gesundfaktor natürlich ins Gegenteil verkehrt. Deshalb habe ich einen Ketchup entwickelt, der weitgehend ohne zugesetzten Zucker auskommt. Meine Testesser waren trotzdem von dem Ergebnis begeistert – übrigens selbst, als ich den „Süßer" Stevia weggelassen habe. Probieren Sie es doch einmal aus!

ZUBEREITUNG:

Knoblauch, Schalotte im heißen Olivenöl anbraten, die Tomaten dazugeben. Einige Minuten ständig rührend leicht anrösten, mit Balsamico, Rotwein ablöschen, salzen, pfeffern, die übrigen Gewürze dazugeben und rund 1 Stunde köcheln lassen. Denn rund 40 Minuten dauert es, bis das Lycopin aufgeschlossen wird. Ungefähr fünf Minuten vor dem Kochende die Stevia-Blätter einschwenken. Die Paste leicht abkühlen lassen und durchpassieren.

Was Sie nicht sofort verbrauchen, heißgemacht in ausgekochte Gläser mit Schraubverschluß füllen, kühlstellen und bald verbrauchen.

Jetzt wünsche ich einen guten Appetit mit der „Hanswurst" – und berichten Sie, wie es schmeckt.

Winter

Aloe Vera mal Naturale

Haben Sie schon einmal Aloe Vera in natürlicher Form gegessen? Hier ist ein schönes Rezept, wo das leicht bittere Mark des grünen Blattes, das auch noch zuckersenkend ist, mit Kürbisfleisch gekocht wird.

So läßt sich dem Diabetes ein Schnippchen schlagen – und es schmeckt auch noch hervorragend.

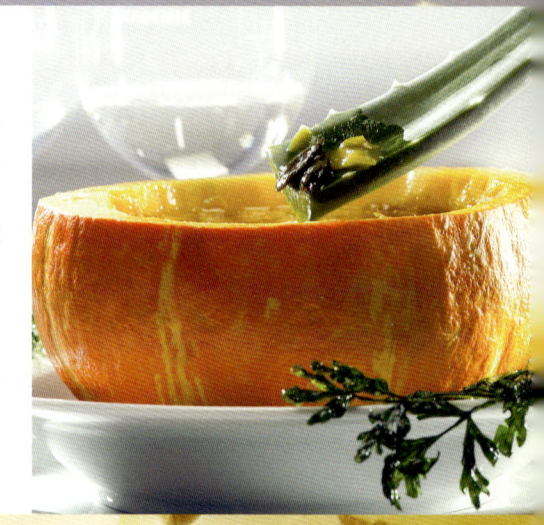

Zimtzauber

Meine Lieblingskreation mit Zimt, Kakao, Walnüssen und gutem Kirschwasser.

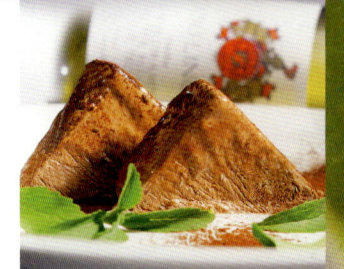

GESTERN IST MORGEN

Menue

ALTE WERTE – TIEFE WERTE

Mein Wintermenue mit Aloe-Kürbissuppe, Feldsalat, Kalbshaxe, Dinkelküchlein und Zimtgefrorenem

Auch eine Botschaft des Lebensstil-Diabetes: Besinnung auf scheinbar gestrige Werte, etwa traditionelle Getreide wie den Dinkel, traditionelle Rassen wie das Hinterwälder-Rind. Solche alten Arten haben sich hervorragend an das Klima, an die Lebensumstände angepaßt – genauso, wie es die Menschen früherer Tage taten. Weshalb früher auch der Typ-2-Diabetes, wenn überhaupt, erst im Alter auftrat, und deshalb zurecht Altersdiabetes hieß. Noch ein schöner Nebeneffekt der alten Arten: Sie schmecken auch viel besser.

Was Sie ganz leicht nachprüfen können, wenn Sie das nebenstehende Rezept mit der Kalbshaxe vom Hinterwälder-Rind auf den winterlichen Tisch zaubern.

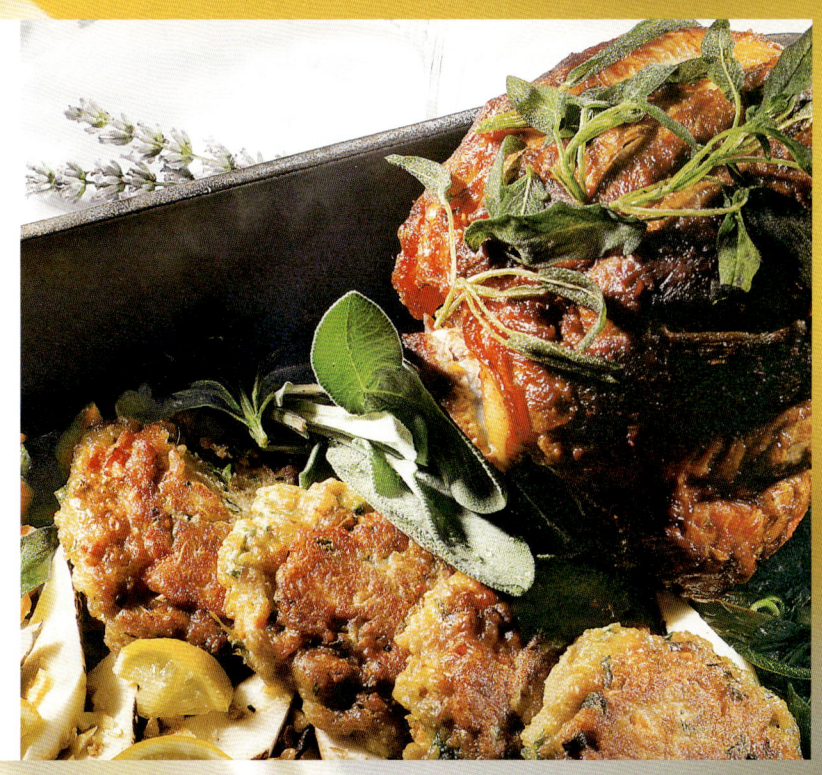

WINTERREZEPTE

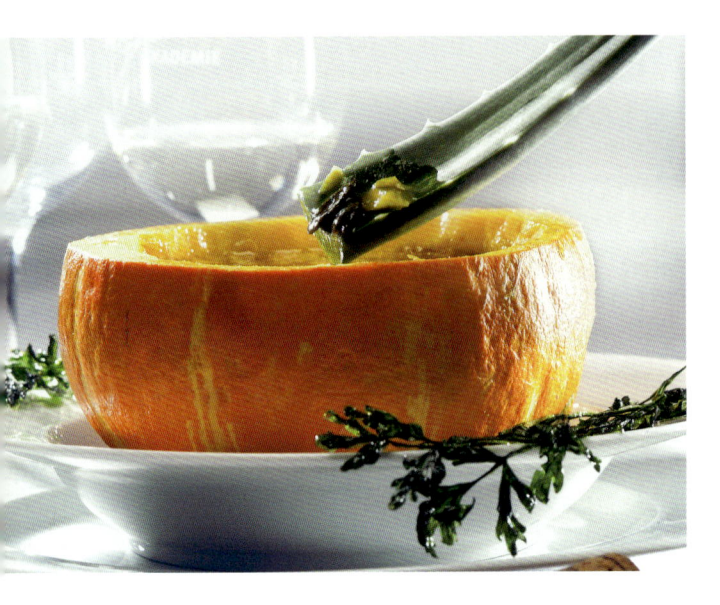

Die Wüste lebt!

ALOE-KÜRBISSUPPE MIT INGWER

Von der Modepflanze kommt bei mir natürlich das Original auf den Tisch: das frische Blatt, das sich im Wüstenklima voll Sonne getankt hat – und uns im Winter stärkt.

ZUBEREITUNG:

Den gewaschenen, entkernten (ich tu´s nicht, weil da eine Menge Kraft drin ist), in Stücke geschnittenen Kürbis in der Gemüsebrühe mit dem in Streifen geschnittenen Ingwer (ich schäle ihn nicht, weil, Sie ahnen´s: die Kraft) 15 Minuten leicht köcheln lassen; anschließend die Innenseite des Aloeblattes abschneiden und mit einem Löffel das durchsichtige Gel vorsichtig ausschaben; wenn der Kürbis weich ist, das Aloegel dazugeben, alles pürieren, mit Salz und Pfeffer abschmecken; das Kürbiskernöl spiralförmig auf die Suppe in den Tellern geben.

Achtung! Alle Rezepte sind für zwei Personen. Es wurde bewußt auf Nährwertangaben verzichtet. Lesen Sie dazu auch das Vorwort.

ZUTATEN:

1	MITTELGROSSES ALOEBLATT
1	MUSKAT- ODER HOKKAIDO-KÜRBIS
CA 2	CM INGWER
½	LITER GEMÜSEBRÜHE
1	TL KÜRBISKERNÖL (AM BESTEN NATÜRLICH DAS STEIRISCHE)
	SALZ, PFEFFER

Winterspargel

SCHWARZWURZEL-NUSS-GEMÜSE

Viele Varianten habe ich bei einem meiner Lieblingsgemüse Schwarzwurzel ausprobiert. Diese beläßt die Vitalität des Spargels des Winters und entfaltet den vollen Geschmack.

ZUBEREITUNG:

Die Schwarzwurzeln schälen, sofort mit Zitronensaft beträufeln, in 1 cm breite Stücke schneiden; die Nüsse knacken und kleinhacken; zuerst die Schwarzwurzeln im Nußöl andünsten; nach 5 Minuten die Nüsse dazugeben und die im Mörser zerstoßenen Pimentkörner dazugeben, salzen, pfeffern; mit ein wenig Wasser noch runde zehn Minuten weiterdünsten; mit frischer Petersilie bestreuen.

ZUTATEN:

2	MITTELGROSSE FESTE SCHWARZWURZELN
7	WALNÜSSE
1	EL OLIVENÖL, EINIGE TROPFEN WALNUSSÖL
2	PIMENTKÖRNER
½	BUND PETERSILIE
	SALZ, PFEFFER

GRAU IST ALLE THEORIE
2008ER

GRAUER BURGUNDER KABINETT VON HERMANN DÖRFLINGER

Zu Fleisch muß es ein Rotwein sein – sagt die Weintheorie. Gott sei Dank gestatten auch Theorien Ausnahmen. Und so trinken wir zur Kalbshaxe einen Grauen Burgunder aus der Lage Müllheimer Sonnhalde und staunen, wie eine solche Aromafülle bei 1 Gramm Restzucker möglich ist.

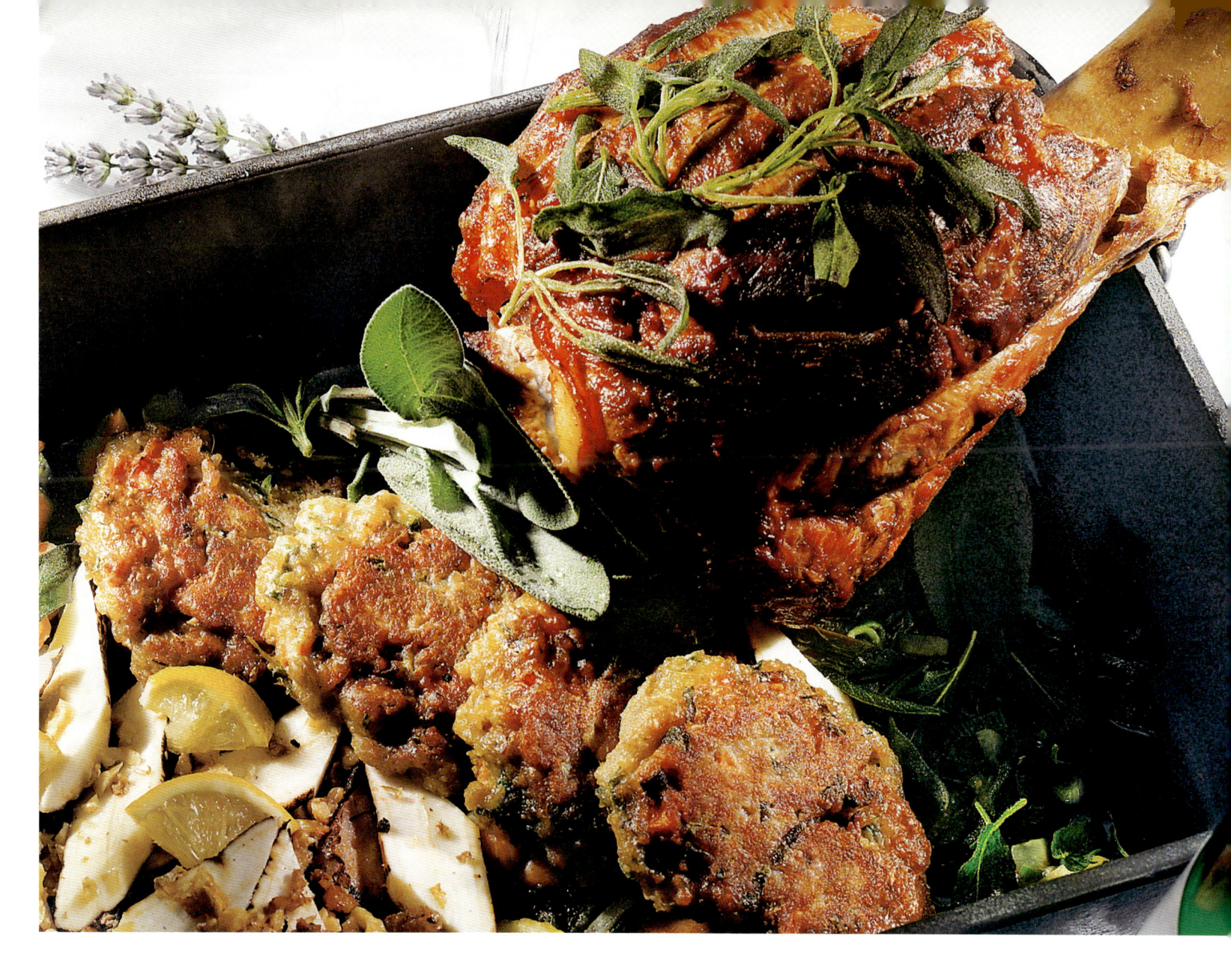

Hinterwälderisch

KALBSHAXE VOM HINTERWÄLDER-RIND

Als Hinterwälder wurden früher die Menschen beschimpft, die an ihren Traditionen festhielten. In diesem Sinne bin ich gerne ein Hinterwälder und genieße das Fleisch einer der ältesten europäischen Rinderrassen, die von Metzgern wie Martin Senn im Schwarzwald gehalten wird. Aber natürlich gelingt das Rezept auch mit einer Kalbshaxe, die nicht von dieser Rasse stammt.

ZUBEREITUNG:

Die Haxe einölen, das Meersalz einreiben (in dieser Reihenfolge), in die Kasserolle legen; darum die Möhren, Salbei, Minze legen; bei 200 Grad zehn Minuten anbraten, dann bei 180 Grad rund eineinhalb Stunden im Backofen garen, zwischendurch mit dem Bratensaft, dem Wein übergießen; den Ofen abstellen und (ganz wichtig!) im geschlossenen Ofen eine halbe Stunde nachgaren lassen, damit sich die Säfte optimal im Fleisch verteilen.

ZUTATEN:

CA 1	KILO SCHWERE KALBSHAXE, MÖGLICHST VOM HINTERWÄLDER-KALB
3	MÖHREN
2	EL OLIVENÖL
5	CL WEISSWEIN
1	SALBEIZWEIG
1	MINZEZWEIG
	GROBES MEERSALZ, PFEFFER

WINTERREZEPTE

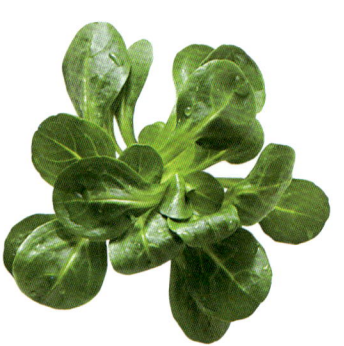

Schlafsalat

FELDSALAT MIT MEERRETTICH UND WALNÜSSEN

Wußten Sie, daß der Feldsalat aus der gleichen Familie stammt wie der Baldrian? Ich hab´s auch erst jetzt erfahren. Aber nun weiß ich, warum er so wohltuend beruhigend ist, warum er einer meiner Lieblingssalate ist.

ZUTATEN:

150	GRAMM FELDSALAT, JE KLEINER, JE BESSER
½	SCHALOTTE
1	EL WALNUSSÖL
1	TL ROTWEINESSIG
½	BUND PETERSILIE
	SALZ, PFEFFER
3	GESCHÄLTE, KLEINGEHACKTE WALNÜSSE
1	HAUCH (WIEVIEL DAS IST, LIEGT BEI IHNEN.) MEERRETTICH

ZUBEREITUNG:

Aus der in Würfelchen geschnittenen Schalotte, Öl, Essig, Salz, Pfeffer, gehackter Petersilie die Marinade anrühren, den Salat dazu. Die gehackten Nüsse überstreuen, den Meerrettich frisch reiben.

Schwanengejubel

BOCKSHORN-DINKEL-KÜCHLEIN

ZUTATEN:

100	GRAMM GEQUETSCHTER DINKEL
2	EL DINKELSCHROT
3	EL WASSER
1	LORBEERBLATT
1	EI
2	KLEINE MÖHREN
1	KLEINER LAUCH
1	HANDVOLL GEKEIMTER BOCKSHORNKLEE
1	THYMIANZWEIG
3	LIEBSTÖCKELBLÄTTER
1	KLEINER BUND SCHNITTLAUCH
2	EL RAPSÖL
	SALZ, PFEFFER

Ein Rezept von Markus Wekerle, dem Wirt aus dem Schwanen in Schwaningen (tief im schönen Schwarzwald), das ich so verändert habe, daß der Zucker jubeln kann.

ZUBEREITUNG:

Der gequetschte Dinkel wird mit dem Wasser wie ein Risotto aufgesetzt, mit dem Thymian und dem Lorbeer eingeköchelt und mit dem Dinkelschrot gebunden. Anschließend wird das Ganze vermengt mit dem Ei, den in feine Scheiben geschnittenen Möhren und Lauch, dem kleingehackten Liebstöckel, Schnittlauch und dem Bockshornklee; gesalzen, gepfeffert; daraus von Hand kleine, flache Küchlein formen, die im Öl bei milder Hitze gebacken werden.

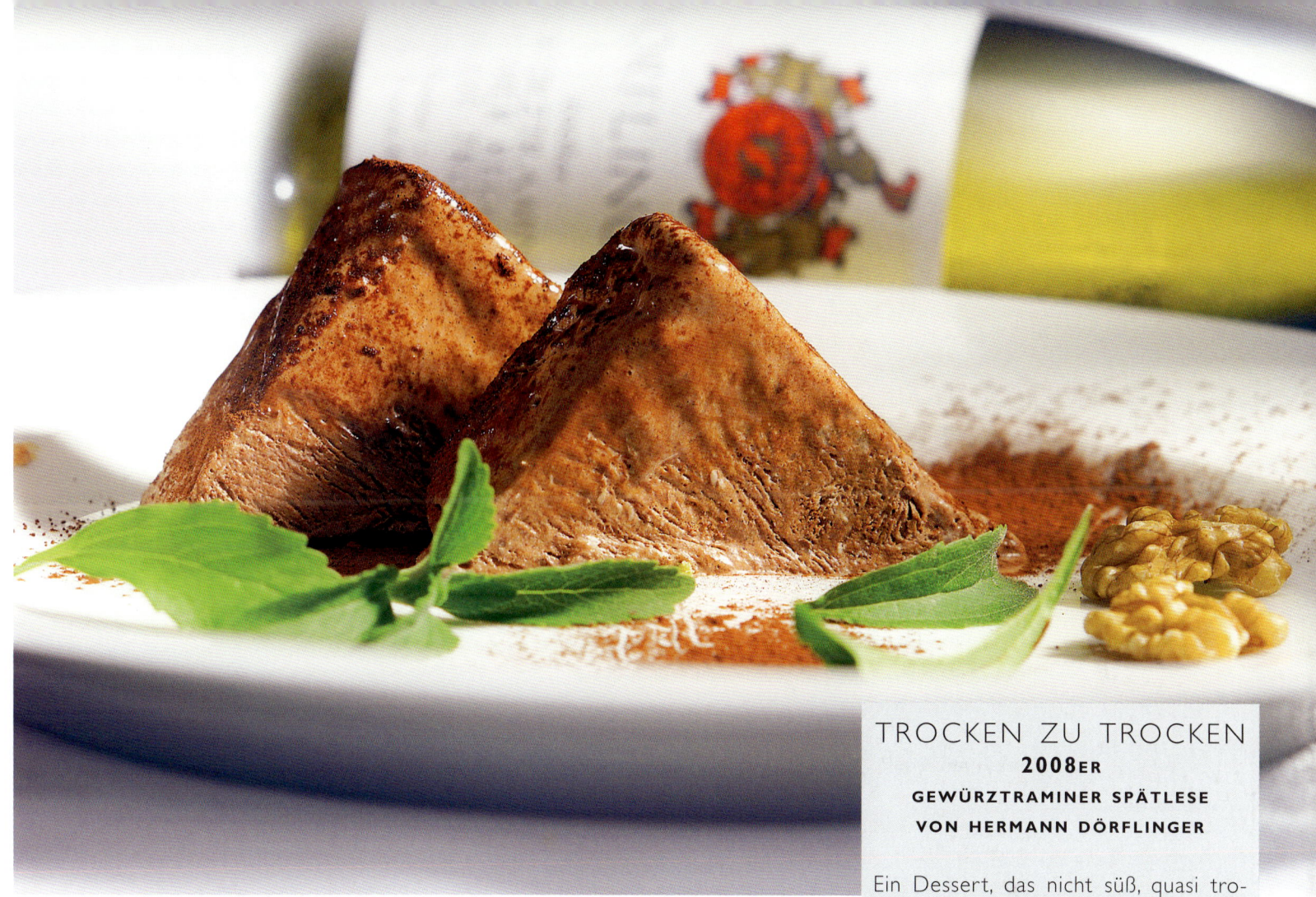

Zimtzauber

GEFRORENES AUS ZIMT, KAKAO, WALNÜSSEN UND KIRSCHWASSER

TROCKEN ZU TROCKEN
2008ER
GEWÜRZTRAMINER SPÄTLESE
VON HERMANN DÖRFLINGER

Ein Dessert, das nicht süß, quasi trocken ist – und dazu ein Wein? Keine leichte Aufgabe. Glänzend gelöst wird sie mit der Gewürztraminer Spätlese aus dem schönen Sommer von 2008. Aber trotz aller Kraft hat der Wein gerade mal 3 Gramm Restzucker – ein Meisterstück! Übrigens gibt es diesen „Kraftstoff" nur in der 0,5-Liter-Flasche – Sie wollen ja genießen!

Daß da kein Zucker drin ist, werden Ihnen die Gäste nicht glauben – außer Sie sagen ihnen gleich, daß keiner drin ist. Dann schreien sie nach der Zuckerdose. Übrigens, mit Zimt, Kakao und Walnüssen ist dieses Dessert ein **Galatreffen der Zuckersenker**.

ZUBEREITUNG:
Eigelb, Zimt, Kakao, Walnüsse mit dem Wasser, dem Kirschwasser zu einer intensiven Masse verrühren; das Eiweiß steif schlagen, dann die Sahne steif schlagen; beides zusammen vorsichtig unter die herrlich duftende Masse ziehen und schon mal naschen; dann 3 Stunden im Gefrierfach kaltstellen und zwei bis dreimal umrühren – oder noch besser in eine Eismaschine geben; geht aber auch so, ich hab´s ausprobiert!

ZUTATEN:

- 1 EI
- 1 TL FRISCH GEMAHLENER CEYLON-ZIMT
- 1 TL KAKAO (NUR KAKAO OHNE SONST WAS DRIN!)
- 4 CL WASSER
- 5 FRISCH GEKNACKTE UND GEQUETSCHTE WALNÜSSE
- 2 CL KIRSCHWASSER (ETWA DAS 42PROZENTIGE VON DÖRFLINGER)
- 150 ML SAHNE

WINTERREZEPTE

So schön geht der Winter weiter:

Beet-Bett

SAIBLING AUF LAUCH-MÖHREN-GEMÜSE

So bette ich den Fisch, der jetzt im Winter besonders gut ist, am liebsten: Auf Lauchgemüse, gerade so, als wäre der Fisch ins Hochbeet geschwommen.

ZUBEREITUNG:

Das in fingerdicke Streifen geschnittene Gemüse in der Pfanne im Öl andünsten, sodaß es noch bißfest ist. Salzen, pfeffern. Die Saiblingfilets mit der Hautseite nach unten auf das Gemüse legen, leicht salzen, pfeffern, mit Zitronensaft beträufeln. Bei geschlossenem Deckel maximal zehn Minuten bei milder Hitze ziehen lassen. Mit kleingewiegtem Estragon bestreuen.

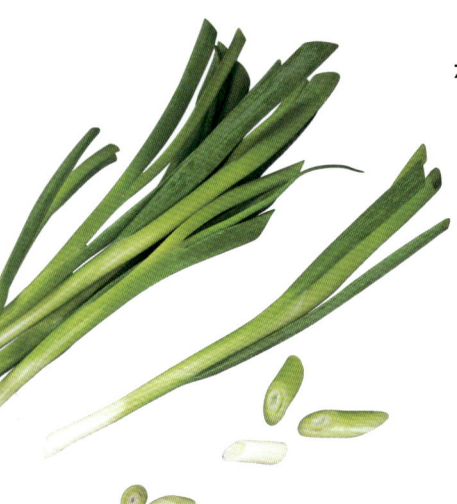

ZUTATEN:

- 2 SAIBLINGFILETS
- 1 KLEINE STANGE LAUCH
- 2 MÖHREN
- 1 EL OLIVENÖL
- SALZ, PFEFFER
- ZITRONENSAFT

Winter-Power

GEMÜSEBRÜHE, WINTER

Winterzeit, kalte Zeit – genau die richtige Zeit für eine kräftige Suppe. Für mich ein Basis-Lebens-Mittel. Und ich hoffe, bald auch für Sie.

ZUBEREITUNG:

Zwiebeln und Knoblauchzehen im Olivenöl anbraten, dann das restliche Gemüse dazu. Alles ein bis zwei Minuten unter permanentem Rühren relativ scharf anbraten, mit dem Wasser ablöschen, die Gewürze dazugeben, rund eineinhalb Stunden ziehen lassen.
Diese Brühe ist der Ausgangspunkt für schöne Suppen, etwa mit frisch geschnittenen Gemüsen, mit Nudeln. Auch lassen sich gedünstete Gemüse damit noch schmackhafter zubereiten. Was nicht sofort gebraucht wird, friere ich tief.

ZUTATEN:

- 2 PETERSILIENWURZELN
- 2 MÖHREN
- 1 PASTINAKE
- 1 LAUCH – ALLE VIER GEMÜSE IN BREITE SCHEIBEN GESCHNITTEN
- 2 ROTE ZWIEBELN
- 3 KNOBLAUCHZEHEN – JEWEILS UNGESCHÄLT UND HALBIERT
- 4 WIRSINGBLÄTTER IN BREITE STREIFEN GESCHNITTEN
- 1 CM FRISCHER MEERRETTICH
- 1 BUND FRISCHE GLATTE PETERSILIE
- JE 2 KARDAMON-, PIMENTKÖRNER
- 2 TL SALZ, PFEFFER
- 2 EL OLIVENÖL
- 4 LITER WASSER

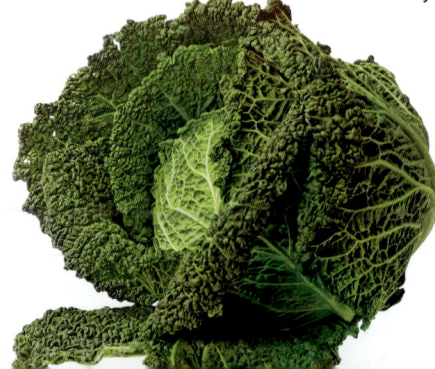

WINTERREZEPTE

Genuß hoch zwei
LINSEN MIT THYMIAN

Eines meiner Lieblingsgerichte. Geht schnell, schmeckt gut und ist auch noch supergesund. Der Trick: Die Linsen kurz anrösten.

ZUBEREITUNG:
Die feingewiegte Schalotte im Öl andünsten, die Linsen dazugeben, bei milder Hitze kurz anrösten, auf daß sich die Aromen besser entfalten. Nun mit der Brühe ablöschen (es geht natürlich auch Wasser). Geben Sie erst einen Teil der Brühe zu, und schauen Sie nach 15 Minuten, ob die Flüssigkeit schon reicht. Erst zum Schluß salzen, pfeffern und den Bockshornklee sachte untermengen – sein nussiges Aroma paßt gut zu den Linsen.

SCHÖNER ZWEITNUTZEN: LINSENSALAT
Von Linsen kann ich nicht genug bekommen. Nehmen Sie einfach zwei statt einer Tasse Linsen, bereiten die Linsen wie beschrieben zu, lassen aber bei der einen Hälfte den Bockshornklee weg. Aus diesem Teil machen Sie am nächsten Tag einen schönen Salat mit Rotweinessig und Koriander – mir läuft beim Schreiben das Wasser im Mund zusammen!

ZUTATEN:
1	TASSE GRÜNE LINSEN ODER ROTE
1	SCHALOTTE
1	EL OLIVENÖL
1	THYMIANZWEIG
2	TASSEN GEMÜSEBRÜHE
1	HANDVOLL BOCKSHORNKLEE
	SALZ, PFEFFER

„Nee, eß ich nicht"
FENCHEL MIT APFEL-BALSAMICO

„Fenchel esse ich nicht", sagt die resolute Tante. Aber weil sie Schwäbin ist, probiert sie mein Gericht dann trotzdem – und ist restlos begeistert.

ZUBEREITUNG:
Den Fenchel dünn hobeln, auf einer Platte anrichten. Kreisförmig mit dem Essig, dann dem Olivenöl beträufeln, salzen, pfeffern. Das Kraut feinhacken und darüberstreuen – und fertig ist das neue Fenchel-Feeling.

ZUTATEN:
1	FENCHEL MIT MÖGLICHST VIEL KRAUT
1	EL OLIVENÖL
1	HALBER ESSLÖFFEL APFELBALSAMICO (BESONDERS GUT VON GÖLLES AUS ÖSTERREICH)
	SALZ, PFEFFER

Da capo!
ROTE-BETE-CARPACCIO

Wenn ich im Winter Gäste habe, gibt's dieses Carpaccio fast immer – ein Da Capo, über das sich noch nie jemand beschwert hat.

ZUBEREITUNG:
Die Rote Bete im Salzwasser bißfest kochen, nach Gusto schälen oder nicht. Wenn aber, dann je heißer, je leichter. Macht schöne rote Finger – ich zeige Sie immer stolz den Gästen. Jetzt die Knollen in dünne Scheiben schneiden, jeweils auf einem Teller anrichten. Kreisförmig den Balsamico, das Öl drüberträufeln, salzen, pfeffern, den Koriander aufstreuen – und noch feingewiegte frische Blättchen dazu.

ZUTATEN:
2	MITTLERE ROTE BETE
1	STARKER TL GUTER BALSAMICO
1	EL OLIVENÖL
	SALZ, PFEFFER
	GEMÖRSERTE KORIANDER-KÖRNER
	FRISCHE ZWEIGE VOM KORIANDER, WENN'S WELCHE GIBT

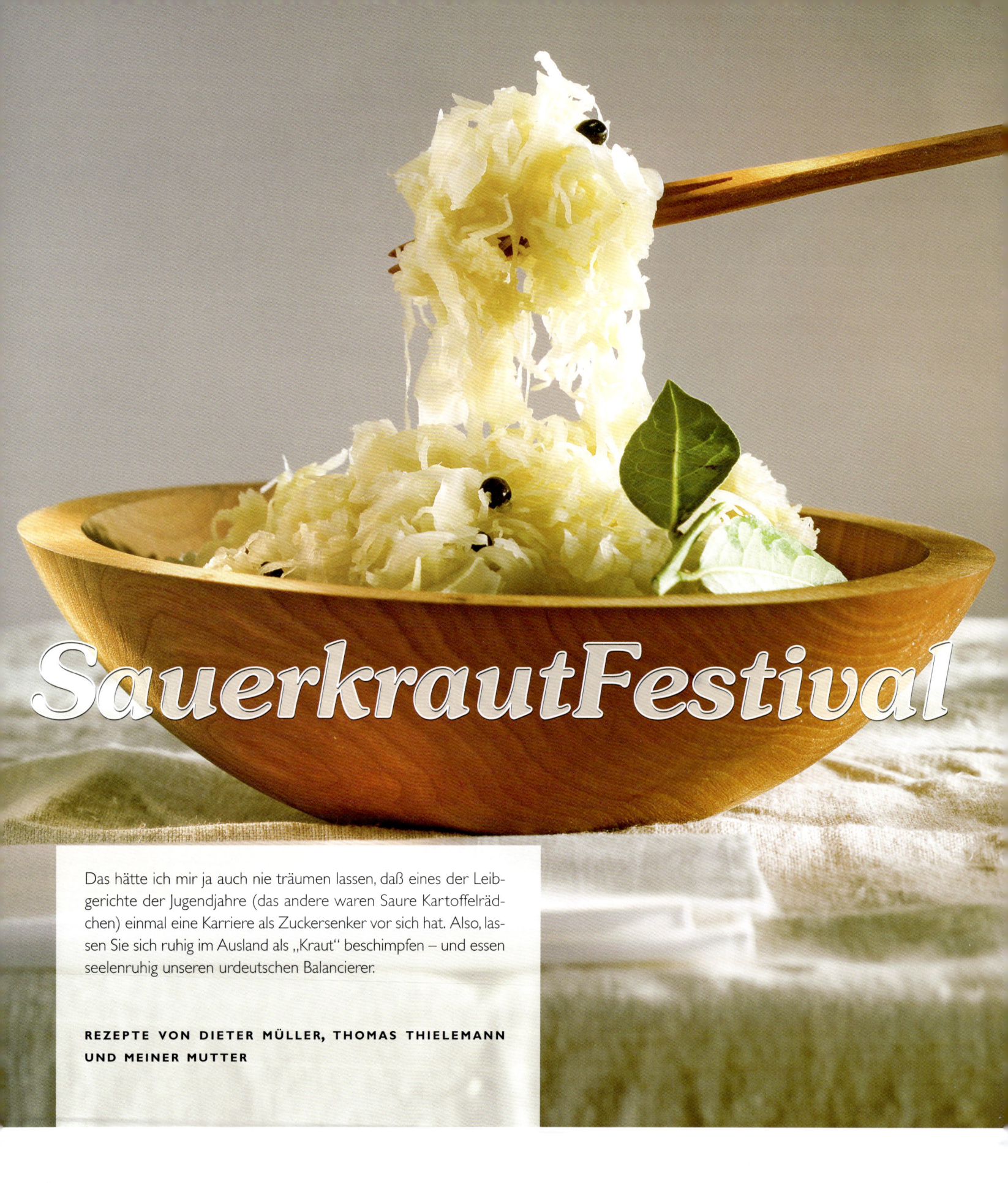

SauerkrautFestival

Das hätte ich mir ja auch nie träumen lassen, daß eines der Leibgerichte der Jugendjahre (das andere waren Saure Kartoffelrädchen) einmal eine Karriere als Zuckersenker vor sich hat. Also, lassen Sie sich ruhig im Ausland als „Kraut" beschimpfen – und essen seelenruhig unseren urdeutschen Balancierer.

REZEPTE VON DIETER MÜLLER, THOMAS THIELEMANN UND MEINER MUTTER

Picasso-Kraut

ZANDERFILET MIT GEMÜSEKRAUT
nach Dieter Müller

Dankbar bin ich Dieter Müller, daß er mir dieses für mich modifizierte Rezept überlassen hat. Noch dankbarer bin ich dem Sympathieträger der großen Köche aber, daß er mir auch noch in einer Oberstreßphase bei der Umsetzung behilflich war.

Es war eine Zeit, wo das Restaurant Dieter Müller in Bergisch-Gladbach noch mittags und abends voll war; wo er mitten in der Arbeit an einem eigenen Kochbuch war; wo er noch aktiv in seiner Kochschule war; und wo auch noch die brasilianische Fußballnationalmannschaft im Hotel Lerbach war – ein Vollprofi, halt.

ZUBEREITUNG:

Dieter Müller schlägt in seinem Rezept vor, den Weißwein mit den Gräten zu einem Fond zu reduzieren. Es geht aber, wenn bei den Filets keine Gräten sind, auch Weißwein mit Olivenöl, Salz, Pfeffer, Zitrone zu reduzieren und im letzten Moment die Sahne dazugeben. Auf jeden Fall kommen Sie so zu einem Weißwein-Fond.

Das Sauerkraut im heißen Olivenöl mit den Zwiebeln andünsten. Wein, Brühe und Gewürzbeutelchen (Gewürze im Stoffbeutel eingebunden) zugeben und abgedeckt siedend etwa 20 Minuten bißfest garen. Apfel und Kartoffel schälen und, nachdem die Kerne aus dem Apfel entfernt sind, beides würfeln und im Mixer fein pürieren. Damit das gekochte Kraut binden und nochmals unter ständigem Rühren 2 Minuten kochen lassen. Beutel herausnehmen, das Kraut mit Salz und Pfeffer abschmecken und warmhalten.

Die Zanderfilets mit Salz und Pfeffer würzen, leicht mehlieren und in heißem Olivenöl hauptsächlich auf der Hautseite saftigbraten. Im letzten Moment mit Butter, Thymian und Rosmarin zu Ende braten.

Die erwärmten Gemüsewürfel in das heiße Kraut geben, geschlagene Sahne und nach Wunsch geschnittenen Schnittlauch unterrühren. Heiße Weißweinsauce mit dem Senf aufschäumen. Gemüserahmkraut in der Tellermitte anrichten, Zander auflegen, rundum mit Senfsauce nappieren und servieren.

So, jetzt wissen Sie, warum der Essensphilosoph August F. Winkler Dieter Müller „den **Picasso der Kochkunst**" genannt hat. Guten Appetit!

Ausnahmsweise ein Rezept für vier Personen, für zwei wäre der Aufwand zu schade.

ZUTATEN GEMÜSEKRAUT:

- 400 GRAMM FEINES SAUERKRAUT. DIETER MÜLLER KAUFT ES IM REFORMHAUS.
- 20 GRAMM OLIVENÖL
- 2 EL ZWIEBELWÜRFEL
- 1 DL LIEBLICHER WEISSWEIN
- 2 DL GEFLÜGELBRÜHE. ZUR NOT TUT´S AUCH WASSER
- 1 SÜSSER APFEL
- 1 FESTKOCHENDE KARTOFFEL
- 2 EL GESCHLAGENE SAHNE
- 200 GRAMM BISSFEST GEKOCHTE GEMÜSEWÜRFEL: KAROTTEN, SELLERIE, STAUDENSELLERIE, KARTOFFELN UND LAUCH
- SALZ UND WEISSER PFEFFER

GEWÜRZBEUTELCHEN

- 5 WACHOLDERBEEREN
- 2 NELKEN
- 5 PIMENTKÖRNER
- 10 PFEFFERKÖRNER
- 1 LORBEERBLATT
- 1 THYMIANZWEIG

ZUTATEN ZANDER:

- 1 FRISCHER ZANDER, RUND 1,2 KILO; WER´S EINFACHER HABEN WILL, BESORGT SICH FILETS.
- 1 EL MEHL
- 2 EL OLIVENÖL
- 1 EL BUTTER
- 1 THYMIANZWEIG
- 2 DL FISCHFOND (WIRD SELBST HERGESTELLT)
- 2 EL VIOLETTER SENF (EIN TRAUBENSENF AUF DER BASIS VON MAISCHE DER BLAUEN TRAUBEN; GIBT´S BEI BOS FOOD, DÜSSELDORF.)

Kraut …im Kleidchen

SAUERKRAUT IM TEIGBLATT
von Thomas Thielemann

Perfekt produktorientiert kocht Thomas Thielemann im Schweinsbräu in Glonn, rund 50 Kilometer südöstlich von München. Das ist ein Wirtshaus (eine Bezeichnung, die hier wirklich stimmt), wo ich gerne auch einen Schweinsbraten esse, schon weil das Fleisch von den Hermannsdorfer Landwerkstätten kommt, zu denen das Schweinsbräu gehört – und weil der sympathische Franke, der sich bei der Arbeit in der offenen Küche auf die Finger sehen läßt, zeigt: Eine einfache Küche kann ganz groß sein!

Auf meinen Wunsch hat Thielemann den Zuckersenker Sauerkraut in seinem raffinierten Rezept mit dem Zuckerbalancierer Knoblauch kombiniert – und das, ohne die Balance zu verlieren.

„Wirtschaft zum Hermannsdorfer Schweinsbräu", 85625 Hermannsdorf, 08093/909445

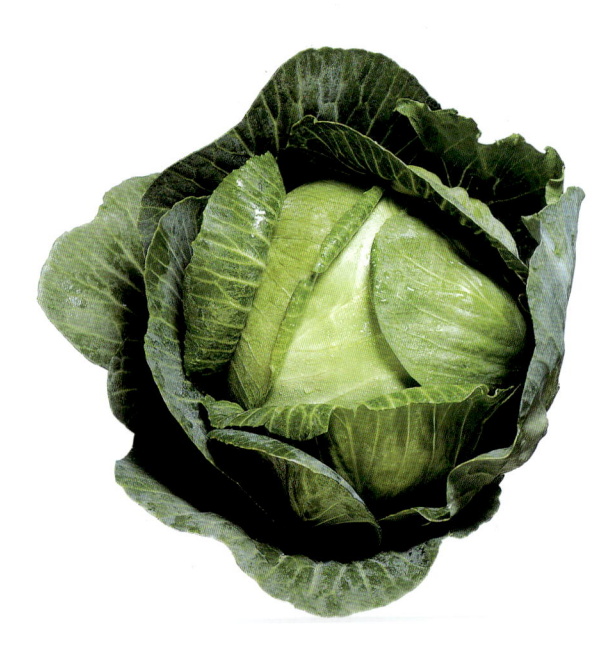

ZUBEREITUNG:

Das Sauerkraut wässern und ausdrücken. Grob schneiden. In Stielkasserolle Olivenöl leicht erhitzen, Zwiebelwürfel und kleingeschnittene Knoblauchzehe dünsten, das Kraut dazu. Salz, Pfeffer und dann zirka 10 Minuten mit Deckel bei milder Hitze dünsten.
Rosmarinnadeln und Petersilie fein schneiden und nach Geschmack unter das Kraut geben.

Teigblätter ausbreiten, mit dem Sauerkraut in der Mitte füllen und zu einem Päckchen einschlagen. Mit Olivenöl leicht einpinseln und im vorgeheizten Ofen bei 220 Grad zirka 10 Minuten knusprig braten. Währenddessen den Apfelsaft in einem Pfännchen zur Hälfte reduzieren, zirka 2-3 cl Olivenöl mit dem Schneebesen einrühren. Zum Schluß halbzentimetergroße Würfel von Cox-Orange mit Schale (danke Thomas Thielemann für die Schale!) einschwenken. Die Krautpäckchen diagonal aufschneiden und mit der Soße servieren. Mit Rosmarin garnieren!

ZUTATEN:

300	GRAMM FASSAUERKRAUT
1	KLEINE ZWIEBEL
2	KNOBLAUCHZEHEN
	SALZ, PFEFFER
1	ROSMARINZWEIG
1	BUND PETERSILIE
4	FRÜHLINGSROLLEN-BLÄTTER
	OLIVENÖL
1	DL NATURTRÜBER APFELSAFT
1	COX-ORANGE-APFEL

Hildegard-Medizin

SAUERKRAUT NACH ART MEINER MUTTER

Eine Hommage an meine Mutter Hildegard ist dieses Gericht. Von ihr habe ich gelernt, mit guten Produkten – wir hatten immer einen eigenen Gemüsegarten – schlicht-raffinierte Gerichte in Windeseile zu zaubern. Danke!

ZUBEREITUNG:

Die Zwiebel im Öl (überlege dauernd, welches wir früher hatten, wahrscheinlich Sonnenblumen) andünsten, den Kümmel, die Wacholderbeeren auch kurz anschwitzen, dann das Sauerkraut dazu, kurz anrösten, mit dem Weißwein ablöschen und rund 2 Stunden köcheln lassen. Der Trick bei diesem Sauerkraut: Am nächsten Tag schmeckt es aufgekocht noch besser.

Dazu gab es bei uns immer frischen Meerrettich, der aber mit Mehl und Milch gebunden war. Und manchmal standen auch frische Blut- und Leberwürste von Bauern, die wir kannten, auf dem Tisch – aber das ist alles lange her. Heute esse ich diese „Metzgete", wie sie bei uns heißt, so ein- bis zweimal im Jahr.

ZUTATEN:

- 1 PFUND SAUERKRAUT (MEINE MUTTER HAT NATÜRLICH VIEL MEHR GENOMMEN, ABER DAMALS GAB ES JA NOCH FAMILIEN.)
- 1 ZWIEBEL, KÜMMEL, WACHOLDERBEEREN
- 1 EL ÖL
- 3 DL WEISSWEIN

Rettungsanker

ZUCKERSENK-TEE NACH LAUBER

Weihnachtszeit ist Zuckerzeit. Wer es schafft, an all den süßen Versuchungen vorbeizukommen, verdient Anerkennung. Wer es nicht schafft, kann es mit diesem Tee probieren, der aber natürlich nicht sofort, sondern nur langfristig wirkt – und gegen eine permanente zuckerige Übermacht auch keine Chance hat.

ZUBEREITUNG:

Die Blätter mit einem halben Liter heißem Wasser übergießen und den Tee rund 20 Minuten ziehen lassen.

ZUTATEN:

- 1 EL GETROCKNETE BOHNENSCHALEN
- 1 EL GETROCKNETE HEIDELBEERBLÄTTER
- 1 EL GETROCKNETE BROMBEERBLÄTTER
- 1 TL LAPACHO

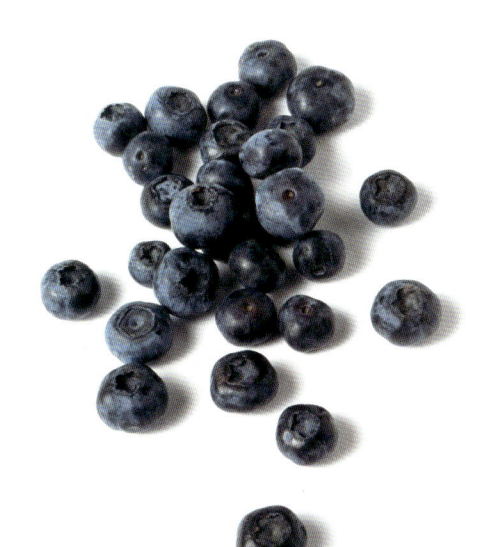

Tagesplaner: **Day Tripper**

„Got a good reason for taking the easy way out", schrieb John Lennon im Song „Day Tripper". Das gefällt mir. Gründe zu suchen, locker durch den Tag zu kommen, schließlich bin alles andere als ein planender Mensch. Nur, an ein paar Guidlines halte ich mich seit dem Lebensstil-Diabetes schon. Hier für Sie die wichtigsten als Einladung für Ihren persönlichen Day Trip.

Ladylike: Fünf Mal täglich

Wie eine launische Diva kapriziert sich das Zuckersenk-Hormon Insulin. Am besten lassen Sie die Lady in Ruhe, damit Sie sich nicht mit ihren Zicken herumschlagen müssen, wozu etwa eine starke Insulinausschüttung gehört, die Sie dick macht. Am besten gelingt Ihnen die Besänftigung, wenn der Blutzuckerspiegel über den Tag konstant bleibt – und das gelingt Ihnen am besten mit fünf Mahlzeiten.

Eine uralte Ernährungsweisheit steckt hinter fünf Mal täglich essen. Eine Weisheit, die ich als Kind noch bei meinen bäuerlichen Großeltern kennengelernt habe. Zu Frühstück, Mittag- und Abendessen hatten die noch ein „Znüni" und ein „Zvieri", was im Dialekt für „Um neun" und „Um vier" steht. Das waren kleine Vespern mit Speck, Bauernbrot (natürlich ohne Butter), Most, die auf dem Feld gegessen wurden.

Nun arbeiten wir aber nicht mehr auf dem Feld, haben also keinen hohen Energieverbrauch – deshalb fallen unsere Zwischenmahlzeiten auch kleiner aus. Unser „Znüni" ist beispielsweise eine Karotte, eine Tomate (ihre Stoffe passen gut in den morgendlichen Biorythmus). Unser „Zvieri" ist beispielsweise ein Apfel, eine halbe Gurke.

Gute Erfahrungen habe ich mit dem regelmäßigen Essen gemacht, wozu bei mir (und hoffentlich auch bei Ihnen) das großzügige Trinken von lebendigem Wasser und Gewürztees gehört. Die beste Erfahrung habe ich aber damit gemacht, daß ich das Frühstück zur wichtigsten Mahlzeit des Tages geadelt habe.

Frühstück: Was auf die Löffel

Mein Mighty Muessli, das ein Muß ist Immer wieder verändert habe ich die Zusammensetzung meines bewußt so geschriebenen Muesslis – Leser meiner Bücher werden es merken. Aber ich wollte eben für die wichtigste Mahlzeit des Tages das Optimum erzielen. Die Novität bei dieser Komposition: Die Körner quetschen statt mahlen, was den glykämischen Index deutlich senkt. So hält sich der gerade am Morgen oft problematische Blutzuckeranstieg in Grenzen.

Viele frühstücken nicht – sagen sie jedenfalls. Sie „frühstücken" aber trotzdem, nämlich abends um zehn mit Heißhunger vor dem Kühlschrank. Damit Ihnen das nicht passiert, ran an die Quetsche.

Achtung 1: Dieses Muessli ist wirklich ein Muß – und es ist ein Hammer! Messen Sie deshalb den Zuckerspiegel eine Stunde nach dem Essen, ob Sie auch nicht über 140 mg/dl kommen. Sonst reduzieren Sie einfach die Mengen, was Sie eh tun sollten, wenn Ihr Nüchternwert über 110 lag. Auf jeden Fall hält diese Morgenmacht für mindestens zwei kraftvolle Stunden.

Spezialtrick: Das Muessli geht nicht ganz so schnell ins Blut, wenn Sie vorher eine viertel Grapefruit essen. Aber Vorsicht, wenn Sie Medikamente nehmen: Die Pampelmuse kann die Wirkung von Medikamenten verstärken.

Achtung 2: Präsentiert habe ich hier die Optimalvariante. Das funktioniert natürlich auch, wenn Sie etwa keine Erdmandeln, keinen Hanf bekommen. Aber auf jeden Fall sollten Sie sich die Körner besorgen, den Dinkel vor allem.

Hoffnung: Es ist mein Wunsch, Ihnen diese optimale Mischung fertig anzubieten. Ich werde nach dem Erscheinen des Buches eine geeignete Mühle suchen, die mir das

Muessli in Bio-Qualität herstellt, schrieb ich in der ersten Auflage. Die Mühle habe ich schnell gefunden – nur die viele tausend Euro Vorschuß, die ich hätte bezahlen sollen, die habe ich bis heute nicht gefunden.

Wo bleibt das gute Vollkornbrot von den Essenern werden Sie nun fragen? Das esse ich einfach später, denn das Muessli reicht meist dicke. Manchmal wird es Mittag, bis ich dann ein Tomatenbrot esse – und schon habe ich ein feines Mittagessen. Natürlich geht das mittags bei mir nicht immer so schlicht – manchmal orientiere ich mich auch an der benachbarten kulinarischen Großmacht.

Mittag: Von Frankreich lernen

Von Frankreich lernen, heißt genießen lernen. Wahre Schlemmergelage veranstalten die Franzosen, vor allem am Sonntag mittag. Mehrere Vorspeisen, üppige Hauptgerichte, opulente Desserts werden da aufgefahren. Hoher Genußfaktor also – und erträglicher Blutzuckerfaktor angenehmerweise. Schlemmen in Maßen ist gar nicht so schlimm, wie viele denken. Aus zwei Gründen.

Zum einen dämpft das Fett, das solche Gerichte oft haben, den schnellen Anstieg des Blutzuckers. Ich habe gerade nach solchen Essen in Frankreich (etwa bei Europas bestem GeEmüsekoch Michel Bras in Laguiole; es ist wirklich jede Reise wert) den „Zucker" gemessen – und der Anstieg war marginal, obwohl ich auch das Dessert nicht ausgelassen hatte. So zwei, drei Mal im Jahr gönne ich mir solche Desserts – und das sind dann richtige Genußorgien für mich.

Genießendes Schlemmen ist aber auch deshalb „bekömmlich", weil es ein gemeinsamer Spaß ist – und solche Freude beim Essen honoriert der Körper mit mäßigen Werten. Eine verwegene These? Die Statistiker geben mir Recht, in Frankreich gibt es deutlich weniger Übergewich-

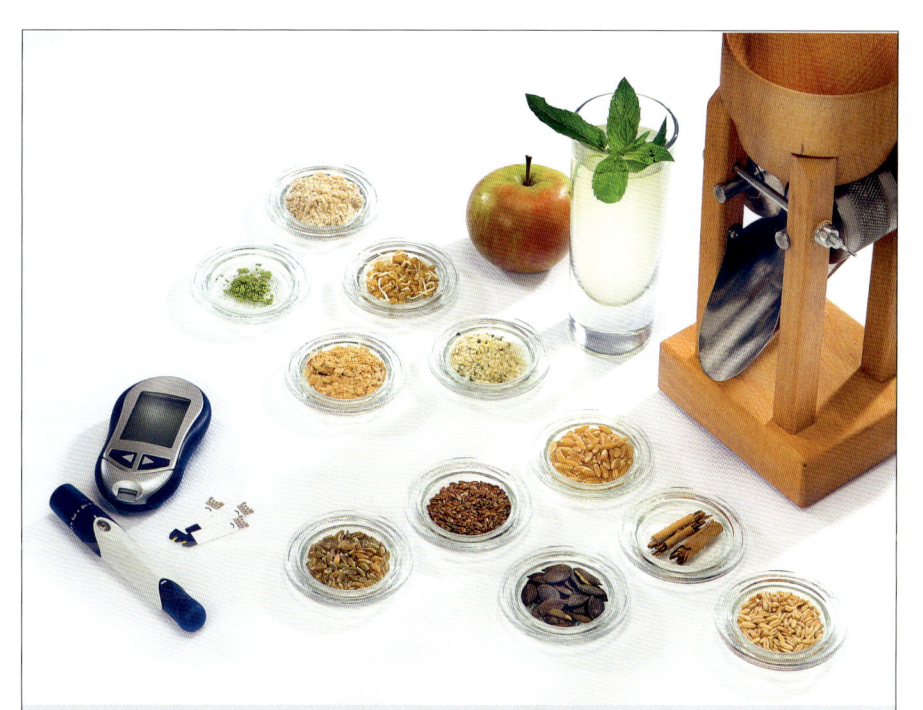

Was auf die Löffel

MEIN MIGHTY MUESSLI, DAS EIN MUSS IST

ZUTATEN:
ZU QUETSCHEN:
- 1 TL DINKEL: DAS SÄUREPOSITIVE GETREIDE
- 1 TL KAMUT: DIE UNVERFÄLSCHTE KRAFT FRÜHERER ZEITEN
- 1 TL LEINSAMEN: DIE ERSTE LADUNG OMEGA-3-FETTSÄURE
- 1 TL KÜRBISKERNE: KRAFT FÜR DIE UNTEREN ORGANE
- 1 TL HAFER: EINE PRISE SEROTONIN-GLÜCK AM MORGEN
- ½ ZIMTSTANGE: DER ERSTE TÄGLICHE INSULINVERSTÄRKER

HINZUFÜGEN:
- 1 TL ERDMANDELN: DER ZWEITE INSULINVERSTÄRKER, WEIL VERZÖGERTE GLUKOSEAUFNAHME
- 3 TL GEKEIMTE BOCKSHORNKLEESPROSSEN: DER DRITTE INSULINVERSTÄRKER
- ½ TASSE GRÜNTEE: SIE AHNEN´S – INSULIN WIRKT BESSER
- 1 TL HANF: DIE ZWEITE LADUNG HERZSTÄRKENDE OMEGA-3-SÄURE
- 1 TL GETROCKNETE HEFE: ORDENTLICH NERVENBERUHIGENDES B-VITAMIN PLUS ZINK
- 2 EL DICKMILCH: GUT VERTRÄGLICHE „MILCH"
- 1 GEWÜRFELTER KLEINER APFEL, AM BESTEN DER FÜR DIABETIKER HERVORRAGENDE TOPAZ

Zubereitung
Die Körner quetschen, den Rest hinzugeben, umrühren, sofort essen

Gut dazu passen feingezupfte Minzeblätter

tige als bei uns. Aber das liegt sicher auch daran, daß das Schlemmen meist mittags stattfindet – da ist schlicht das Insulin am besten in Form, putzt die Kohlenhydratmengen nur so weg. Was übrigens noch besser gelingt, wenn es durch einen kleinen Verdauungsspaziergang (der heißt zu Recht so!) unterstützt wird.

Also, wenn Sie mal richtig schlemmend genießen wollen, dann bitte mittags. Und wenn das Gala-Dinner für den Abend angesetzt ist? Dann hingehen, aber vorher eine Walkingrunde einlegen – und auf jeden Fall das Dessert weglassen.

„Nach dem Essen 300 Schritte, und Du brauchst keinen Arzt."
Chinesisches Sprichwort

Abend: Schmalhans regiert

„Degressiv Essen", nenne ich es manchmal in meinen Vorträgen. Damit meine ich, daß je später der Tag, desto kleiner die Portionen werden. „Es liegt mir schlecht auf die Nacht im Magen", ist eine wunderschöne sprichwörtliche Umschreibung dafür. Wer regelmäßig abends das meiste ißt, wird halt fast automatisch dick – und die Zuckerwerte werden ebenfalls nicht berauschend sein.

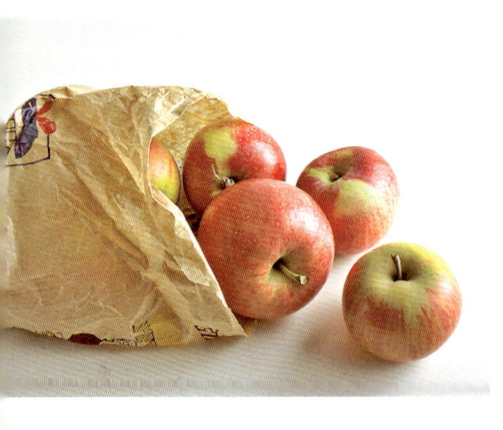

Was tun? Fünf Mal täglich ist sicher eine gute Voraussetzung gegen den abendlichen Heißhunger. Und wenn er schon kommt, dann wirklich erst mal einen Salat essen, kleingeschnittene Möhren dazu – wenn Sie nicht sofort weiteressen, werden Sie schon ein erstes Sättigungssignal verspüren (rund 20 Minuten braucht der Körper bekanntlich dafür, bis er die Nachricht vom Magen ins Gehirn transportiert hat). Dann können die folgenden Portionen schon kleiner ausfallen. Und halt abends bloß nichts Süßes mehr. Wenn Sie das regelmäßig machen, wird es etwas mit einem medikamentenfreien Weg.

Nicht vergessen: „An apple a day keeps the doctor away". Nie ist dieses Sprichwort wertvoller als am Abend. Er versorgt den Körper noch einmal mit natürlichen Vitalstoffen und befördert sogar den Schlaf.

Unterwegs: Wie ein Inder

„You travel just like we in India", sagte mir mal in New York ein Inder, als er mich mit meiner Essenstüte sah. Wer mich kennt, weiß das schon: Neben der Reisetasche sind in der Papiertüte immer Lebens-Mittel. Meine Basisration habe ich übrigens aus dem gleichen Grund wie die Inder immer dabei. Ich mißtraue schlicht dem, was ich unterwegs kaufen kann. Versuchen Sie mal rund um den Bahnhof Zoo in Berlin was Gescheites zu kriegen. Da ist Junk-Food-Land.

Heilfroh bin ich da, wenn ich mein eigenes Brot, meine Tomaten, meine Möhren, meine Dickmilch, mein lebendiges Wasser dabei habe. „Das ist aber gar nicht chic mit so ner Tüte rumzulaufen", finden viele. Mag sein. Noch weniger chic ist es aber, mit Anfang 50 als tablettenschluckender Diabetiker rumlaufen zu müssen. Da trage ich lieber an meinen Genuß-Mitteln zum Leben.

Ach so, daß ich nicht mißverstanden werde: Meine „Basisration" habe ich dabei, was für den berühmten „schnellen Hunger" gebraucht wird. Genau für die Momente, wo auch ich schwach würde und nach dem süßen Fett griffe. Was aber außerhalb dieser Grundversorgung liegt, das kaufe ich natürlich vor Ort – und meist weiß ich vorher schon, wo der örtliche Markt ist. Da habe ich dann schon richtig tolle Entdeckungen gemacht.

Ich hoffe, Sie sind gut durch den Tag gekommen. Jetzt sage ich Ihnen noch, wie Sie das Messen des Blutzuckers als etwas Selbstverständliches in Ihr Leben integrieren.

GeMessen Essen: **Schlemmen nach Maß**

Messen gehört zum Essen! Ganz besonders, wenn´s in Richtung Fast Food geht wie auf unserem Foto. Hier zeige ich auch mein Verständnis vom Messen des Blutzuckers: Das Meßgerät ist Teil der Mahlzeit wie Messer und Gabel. Auch drückt sich in dem Begriff „GeMessen Essen" zweierlei aus: Einmal das Messen, aber auch „gemessen" im Sinne von gemählich essen. Wer sich bei den Mahlzeiten Zeit läßt, ißt lange nicht soviel wie der „Schlinger" – und seine Blutzuckerwerte sind auch besser. Was sich wiederum messen läßt.

Wie ich messe: Intensiv situativ

Seit Jahren schon sind meine Zuckerwerte im Normbereich. Bewegen sich nüchtern um die 100, mit einem Schwerpunkt zwischen 80 und 100. Auch der Langzeitwert 1c pendelt zwischen 5,5 und 6 – ist also auch absolut in Ordnung.

Deshalb messe ich vor allem, um herauszufinden, welche Lebens-Mittel besonders starke Anstiege bringen und welche tendenziell zuckersenkend sind. In beiden Richtungen habe ich bei der Recherche für dieses Buch interessante Überraschungen erlebt. Überglücklich war ich an einem Frühlingsmorgen, als mein Nüchternwert bei 81 lag. Also gleich beim morgendlichen Joggen auf dem Markt in Lörrach grad geerntete Kirschen und Erdbeeren gekauft – und gegen jede Gewohnheit auch gleich auf nüchternen Magen gegessen, „hab ja einen guten Wert".

Messen bildet Aber ich habe auch mein Blutzuckermeßgerät. Und das zeigte nach einer Stunde unbarmherzige 139 Punkte an – soviel zum „harmlosen" Fruchtzucker. „Da ist nur Fruchtzucker drin", wie ich diesen Satz inzwischen hasse. Solche Erlebnisse waren mit entscheidend für meine Reihenfolge „Gemüse und Obst" statt dem für Diabetiker nicht richtigen „Obst und Gemüse", wie es in den „offziellen" Empfehlungen immer steht.

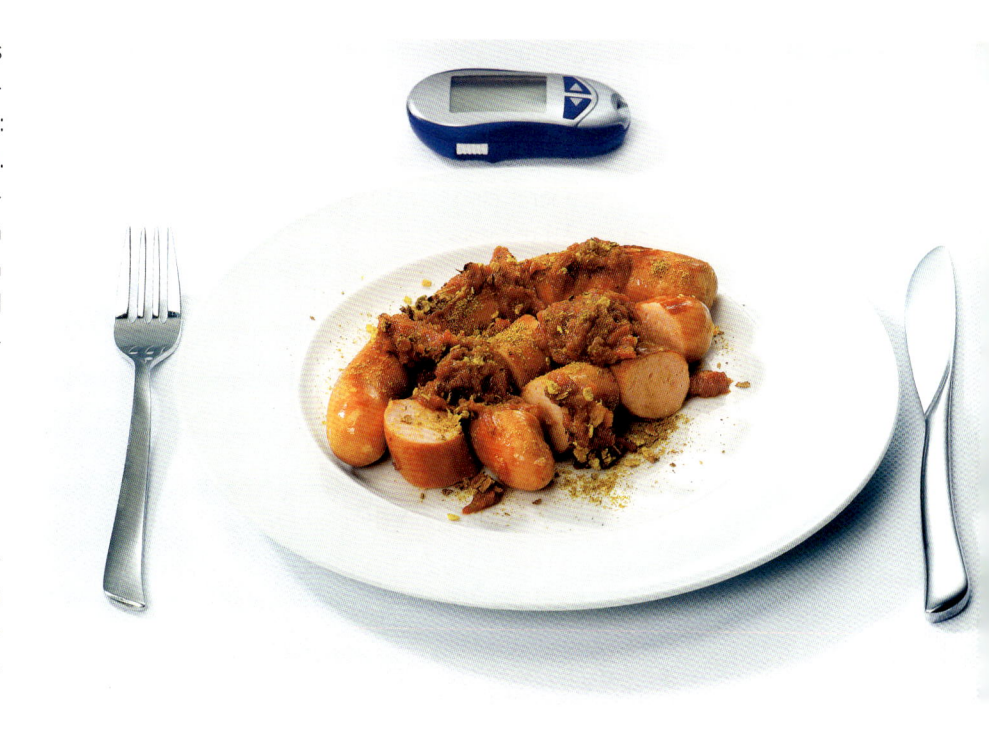

Positiv waren für mich die Meß-Erfahrungen mit den Wildkräutern, vor allem im Frühjahr, wenn Löwenzahn, Brennessel und Co. voll im Saft stehen. Dann sind signifikant niedrige Werte an der Tagesordnung. Aber auch für den Rest des Jahres habe ich etwas Wunderbares entdeckt: die frischen Blätter der Stevia. Rund zehn Pflanzen habe ich inzwischen über Deutschland verteilt, damit ich bei meinen Reisen immer an frischen „Stoff" gelange.

Bewußt habe ich diese doppeldeutige Formulierung gewählt, da das südamerikanische Süßkraut bei uns nicht als Lebens-Mittel zugelassen ist (siehe Liste Zuckersenker). Für das Konzentrat, das Steviosid heißt, kann ich das teilweise verstehen, da es den künstlichen Süßstoffen vergleichbare negative Wirkungen hat. Aber ich nutze ja die natürliche Form – und dafür kann ich eine Lanze brechen. Eben weil ich die Ergebnisse messen kann.

FUTURE

Future: **Nouvelle Cuisine Diabète**

Ein gewagter Ausblick sei mir gestattet zum Schluß von „Schlemmen wie ein Diabetiker": Die Küche von morgen wird die Diabetes-Küche sein. „Sie haben einen gestörten Stoffwechsel", müssen sich Diabetiker oft anhören. Ich glaube, es ist genau umgekehrt: Die Lifestyle-Diabetiker haben einen besonders sensiblen Stoffwechsel. Einer, der ihnen über das Messen sagt: Vorsicht süß! Vorsicht Fett! Achtung, Stoffe wechseln!

Nicht auf den Herzinfarkt warten müssen Lifestyle-Diabetiker. Sie können früher reagieren, sie können den Diabetes „wegessen", weil sie instinktiv auf die Urprogrammierung unseres Körpers umschalten, wozu auch lustvoll Laufen zählt. Damit werden die scheinbar „kranken" Diabetiker plötzlich die **Avantgarde einer neuen Essenskultur.** Denn was den Menschen mit dem seismographischen Stoffwechsel nutzt, frommt natürlich auch den „Normalen".

Zu dick, zu übersäuert, zu cholesterinig – diese Malaisen einer „modernen" Gesellschaft packt die Diabetes-Küche von der Wurzel aus an. Und präveniert damit gleich auch Folgen wie Schlaganfall, Arterienverkalkung, womöglich gar Krebs. Soweit die Theorie, nun die Praxis.

100 Lebens-Mittel habe ich zusammengetragen, die genau diesen Forderungen entsprechen. Ein Großteil ist Gemüse. „Lassen Sie mich bloß mit diesem Grünzeug in Ruhe", empören sich da die Liebhaber der Leberwurst. Da kann ich nur sagen: „Gehen Sie ins Margaux nach Berlin zum Gemüse-Magier Michael Hoffmann". Noch nicht alle Köche sind so weit: „Was, ich soll mit Brennesseln kochen?" sagte fassungslos der Koch Thomas Linke, der für das Fotoshooting die Gerichte vorbereitete. Aber ich habe gemerkt, über die „Hanswurst" komme ich mit ihm ins Gespräch. Hoffnung keimt.

In „Schlemmen wie ein Diabetiker" habe ich einen ersten Anlauf genommen, **Natural Functional Food** mit kulinarischem Leben zu erfüllen. Habe mit meinen Lebens-Mitteln, mit den Zuckersenkern, die Professor Kolb analysiert hat (und die natürlich auch Nicht-Diabetikern nützlichst sind) Gerichte kreiert. Gottseidank freundlichst unterstützt von intelligenten Köchen wie Joachim Wissler, Nils Henkel, Andree Köthe, dem Magier der Gewürze. Aber dieser Anlauf muß weiter mächtig voranschreiten, was wir brauchen ist eine

Nouvelle Cuisine Diabète. Eine Küche, wo Wissenschaftler wie der Stoffwechselforscher Professor Kolb sagen, was gut ist. Woraus dann Frische-Gerichte gekocht werden, die Gourmets verzaubern – und die Blutwerte entzücken, die der Diabetiker, wie die der „Normalos". Da steht dann „Bestes von der Bittergurke" bei Joachim Wissler im „Vendome" in Bergisch-Gladbach auf der Karte und Andree Köthe serviert „Die Gala der Zuckersenker" in seinem „Essigbrätlein" in der Nürnberger Altstadt. Und beim Fischkoch Klaus Neidhart vom Gottfried in Moos am Bodensee schlemmen die Gourmets „Felchen im Brennesselbett mit geröstetem und gekeimtem Bockshornklee". OK, meine Idee. Klaus Neidhart wird's schon kulinarisch richten.

Eine Vision? Ich glaube, eine greifbare. Ich freue mich mit Ihnen auf aufregende Schlemmerträume, sage herzlich „Prosit" mit einem trockenen Gutedel aus dem Markgräflerland – und verabschiede mich dem, was ich nenne **Kulinarischer Imperativ**:

„Esse stets so, daß die Maxime Deines Essens das Prinzip einer allgemeinen Genußgebung werden könnte".